全国高职高专食品类、保健品开发与管理专业"十三五"规划教材

（供食品营养与检测、食品质量与安全专业用）

食品营养与健康

主　编　张　谦　王　丹

副主编　吕　艳　张　恒

编　者　（以姓氏笔画为序）

王　丹（长春医学高等专科学校）

王　彬（江苏食品药品职业技术学院）

吕　艳（山东药品食品职业学院）

伟　宁（辽宁现代服务职业技术学院）

刘　峰（重庆医药高等专科学校）

张　恒（雅安职业技术学院）

张　谦（重庆医药高等专科学校）

徐　魏（湖南食品药品职业学院）

郭　芸（山西药科职业学院）

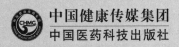

中国健康传媒集团

中国医药科技出版社

内容提要

本教材为"全国高职高专食品类、保健品开发与管理专业'十三五'规划教材"之一,系根据本套教材的编写指导思想和原则要求,结合专业培养目标和本课程的教学目标、内容与任务要求编写而成。本教材具有专业针对性强、紧密结合新时代行业要求和社会用人需求、与职业技能鉴定相对接等特点。内容主要包括人体需要的营养素和热能、各类食物的营养价值、不同生理条件人群的营养与膳食、特殊作业人群的营养与膳食、人群营养状况的评价、常见疾病的营养防治原则、食谱制定和应用方法等。本教材为书网融合教材,即纸质教材有机融合电子教材、教学配套资源(PPT、微课、视频、图片等)、题库系统、数字化教学服务(在线教学、在线作业、在线考试)。

本教材主要供高职高专食品营养与检测、食品质量与安全、保健品开发与管理专业师生使用,也可作为临床医学、护理及其他医学相关专业的教材。

图书在版编目(CIP)数据

食品营养与健康/张谦,王丹主编. —北京:中国医药科技出版社,2019.1

全国高职高专食品类、保健品开发与管理专业"十三五"规划教材

ISBN 978 - 7 - 5214 - 0591 - 0

Ⅰ. ①食…　Ⅱ. ①张…②王…　Ⅲ. ①食品营养 - 关系 - 健康 - 高等职业教育 - 教材　Ⅳ. ①R151.4

中国版本图书馆 CIP 数据核字(2018)第 266030 号

美术编辑　陈君杞
版式设计　南博文化

出版　**中国健康传媒集团** | 中国医药科技出版社
地址　北京市海淀区文慧园北路甲 22 号
邮编　100082
电话　发行:010 - 62227427　邮购:010 - 62236938
网址　www.cmstp.com
规格　889×1194mm $\frac{1}{16}$
印张　11 ½
字数　243 千字
版次　2019 年 1 月第 1 版
印次　2024 年 1 月第 8 次印刷
印刷　大厂回族自治县彩虹印刷有限公司
经销　全国各地新华书店
书号　ISBN 978 - 7 - 5214 - 0591 - 0
定价　29.00 元

获取新书信息、投稿、为图书纠错,请扫码联系我们。

数字化教材编委会

主　　编　张　谦　王　丹
副 主 编　吕　艳　张　恒
编　　者　（以姓氏笔画为序）
　　　　　王　丹（长春医学高等专科学校）
　　　　　王　彬（江苏食品药品职业技术学院）
　　　　　吕　艳（山东药品食品职业学院）
　　　　　伟　宁（辽宁现代服务职业技术学院）
　　　　　刘　峰（重庆医药高等专科学校）
　　　　　张　恒（雅安职业技术学院）
　　　　　张　谦（重庆医药高等专科学校）
　　　　　徐　魏（湖南食品药品职业学院）
　　　　　郭　芸（山西药科职业学院）

出版说明

为深入贯彻落实《国家中长期教育改革发展规划纲要（2010—2020年）》和《教育部关于全面提高高等职业教育教学质量的若干意见》等文件精神，不断推动职业教育教学改革，推进信息技术与职业教育融合，对接职业岗位的需求，强化职业能力培养，体现"工学结合"特色，教材内容与形式及呈现方式更加切合现代职业教育需求，以培养高素质技术技能型人才，在教育部、国家药品监督管理局的支持下，在本套教材建设指导委员会专家的指导和顶层设计下，中国医药科技出版社组织全国120余所高职高专院校240余名专家、教师历时近1年精心编撰了"全国高职高专食品类、保健品开发与管理专业'十三五'规划教材"，该套教材即将付梓出版。

本套教材包括高职高专食品类、保健品开发与管理专业理论课程主干教材共计24门，主要供食品营养与检测、食品质量与安全、保健品开发与管理专业教学使用。

本套教材定位清晰、特色鲜明，主要体现在以下方面。

一、定位准确，体现教改精神及职教特色

教材编写专业定位准确，职教特色鲜明，各学科的知识系统、实用。以高职高专食品类、保健品开发与管理专业的人才培养目标为导向，以职业能力的培养为根本，突出了"能力本位"和"就业导向"的特色，以满足岗位需要、学教需要、社会需要，满足培养高素质技术技能型人才的需要。

二、适应行业发展，与时俱进构建教材内容

教材内容紧密结合新时代行业要求和社会用人需求，与职业技能鉴定相对接，吸收行业发展的新知识、新技术、新方法，体现了学科发展前沿、适当拓展知识面，为学生后续发展奠定了必要的基础。

三、遵循教材规律，注重"三基""五性"

遵循教材编写的规律，坚持理论知识"必需、够用"为度的原则，体现"三基""五性""三特定"。结合高职高专教育模式发展中的多样性，在充分体现科学性、思想性、先进性的基础上，教材建设考虑了其全国范围的代表性和适用性，兼顾不同院校学生的需求，满足多数院校的教学需要。

四、创新编写模式，增强教材可读性

体现"工学结合"特色，凡适当的科目均采用"项目引领、任务驱动"的编写模式，设置"知识目标""思考题"等模块，在不影响教材主体内容基础上适当设计了"知识链接""案例导入"等模块，以培养学生理论联系实际以及分析问题和解决问题的能力，增强了教材的实用性和可读性，从而培养学生学习的积极性和主动性。

五、书网融合，使教与学更便捷、更轻松

全套教材为书网融合教材，即纸质教材与数字教材、配套教学资源、题库系统、数字化教学服务有机融合。通过"一书一码"的强关联，为读者提供全免费增值服务。按教材封底的提示激活教材后，读者可通过电脑、手机阅读电子教材和配套课程资源（PPT、微课、视频、动画、图片、文本等），并可在线进行同步练习，实时反馈答案和解析。同时，读者也可以直接扫描书中二维码，阅读与教材内容关联的课程资源（"扫码学一学"，轻松学习PPT课件；"扫码看一看"，即刻浏览微课、视频等教学资源；"扫码练一练"，随时做题检测学习效果），从而丰富学习体验，使学习更便捷。教师可通过电脑在线创建课程，与学生互动，开展布置和批改作业、在线组织考试、讨论与答疑等教学活动，学生通过电脑、手机均可实现在线作业、在线考试，提升学习效率，使教与学更轻松。

编写出版本套高质量教材，得到了全国知名专家的精心指导和各有关院校领导与编者的大力支持，在此一并表示衷心感谢。出版发行本套教材，希望受到广大师生欢迎，并在教学中积极使用本套教材和提出宝贵意见，以便修订完善，共同打造精品教材，为促进我国高职高专食品类、保健品开发与管理专业教育教学改革和人才培养做出积极贡献。

中国医药科技出版社

2019年1月

全国高职高专食品类、保健品开发与管理专业"十三五"规划教材

建设指导委员会

委　　　员（以姓氏笔画为序）

王　丹（长春医学高等专科学校）

王　磊（长春职业技术学院）

王文祥（福建医科大学）

王俊全（天津天狮学院）

王淑艳（包头轻工职业技术学院）

车云波（黑龙江生物科技职业学院）

牛红云（黑龙江农垦职业学院）

边亚娟（黑龙江生物科技职业学院）

曲畅游（山东药品食品职业学院）

伟　宁（辽宁现代服务职业技术学院）

刘　岩（山东药品食品职业学院）

刘　影（茂名职业技术学院）

刘志红（长春医学高等专科学校）

刘春娟（吉林省经济管理干部学院）

刘婷婷（安庆医药高等专科学校）

江津津（广州城市职业学院）

孙　强（黑龙江农垦职业学院）

孙金才（浙江医药高等专科学校）

杜秀虹（玉溪农业职业技术学院）

杨玉红（鹤壁职业技术学院）

杨兆艳（山西药科职业学院）

杨柳清（重庆三峡医药高等专科学校）

李　宏（福建卫生职业技术学院）

李　峰（皖西卫生职业学院）

李时菊（湖南食品药品职业学院）

李宝玉（广东农工商职业技术学院）

李晓华（新疆石河子职业技术学院）

吴美香（湖南食品药品职业学院）

张　挺（广州城市职业学院）

张　谦（重庆医药高等专科学校）

张　镝（长春医学高等专科学校）

张迅捷（福建生物工程职业技术学院）

张宝勇（重庆医药高等专科学校）

陈　瑛（重庆三峡医药高等专科学校）

陈铭中（阳江职业技术学院）

陈梁军（福建生物工程职业技术学院）

林　真（福建生物工程职业技术学院）

欧阳卉（湖南食品药品职业学院）

周鸿燕（济源职业技术学院）

赵　琼（重庆医药高等专科学校）

赵　强（山东商务职业学院）

赵永敢（漯河医学高等专科学校）

赵冠里（广东食品药品职业学院）

钟旭美（阳江职业技术学院）

姜力源（山东药品食品职业学院）

洪文龙（江苏农林职业技术学院）

祝战斌（杨凌职业技术学院）

贺　伟（长春医学高等专科学校）

袁　忠（华南理工大学）

原克波（山东药品食品职业学院）

高江原（重庆医药高等专科学校）

黄建凡（福建卫生职业技术学院）

董会钰（山东药品食品职业学院）

谢小花（滁州职业技术学院）

裴爱田（淄博职业学院）

前言

QIANYAN

食品营养与健康是高等职业院校食品相关专业的一门必修专业基础课程，本教材编写在保证科学性、先进性和实用性的基础上，尽可能地体现食品专业营养学教材的特点，注重本专业的针对性和适应性，同时触及本学科的前沿，反映当代的发展水平，力求做到内容丰富、条理清晰、突出特色。

全书共分为十章，主要介绍了食物的消化和吸收，能量和宏量营养素、微量营养素及其他膳食成分，各类食品的营养价值，不同人群的营养及膳食要求，常见营养相关性疾病的营养预防等内容。本教材在注重基本理论、基本技能的前提下，突出人群营养、食品营养、改善食品营养及营养配餐等方面的知识，根据本套教材的编写指导思想和原则要求，结合专业培养目标和本课程的教学目标，由全国多所高职高专院校从事教学和生产一线的教师、学者悉心编写而成。

本教材由张谦担任主编。具体编写分工为：第一章和第三章由伟宁编写，第二章由王彬编写，第四章和实训二、实训三由张谦编写，第五章由徐魏编写，第六章由张恒编写，第七章由郭芸编写，第八章由吕艳编写，第九章由刘峰编写，第十章和实训一、实训四由王丹编写。

本教材内容丰富，通俗易懂，可读性强，主要供全国高职高专食品营养与检测、食品质量与安全、保健品开发与管理专业教学使用，也可作为食品加工技术、食品贮运与营销、食品检测技术、食品营养与卫生、农产品加工与质量检测、绿色食品生产与检验等食品类专业用书，同时可作为从事营养、食品、生物、保健品专业工作人员的参考用书。

本教材在编写过程中，得到教材建设指导委员会专家的悉心指导和各参编院校的大力支持，在此谨致以诚挚的谢意。编写过程中，编者参考的资料、材料来源未能一一注明，在此向原作者表示诚挚的感谢。

由于时间仓促，编者水平和经验有限，疏漏和不足之处在所难免，恳请广大读者批评指正，以便进一步修改、完善。

编　者
2019 年 1 月

目录
MULU

第一章 绪 论

扫码"学一学"

> **知识目标**
>
> 1. **掌握** 食品、营养、营养价值的概念；人体必需的七大营养素的种类。
> 2. **熟悉** 营养不良的概念；营养与健康的关系。
> 3. **了解** 营养学发展的历史；我国居民膳食营养的现状。
>
> **能力目标**
>
> 能运用健康和营养的知识做宣传，影响身边的人。

民以食为天。食品是人类生存的基本条件，它不仅为人体生长发育和维持健康提供所需的能量和营养物质，而且在预防人体的许多疾病方面起着重要的作用，甚至会对人的思想方法和行为举止产生一定的影响。

第一节 食物与营养的基本概念

食物是人类赖以生存和发展的物质基础。人类从胚胎发育、婴幼儿成长、青少年身体与智力发展，到中壮年的健康与活力维持、老年人的健康与长寿，营养在其中都起到了举足轻重的作用。充足的营养供给是保持人体健康的必要条件，健康的体魄一定是以营养为基础的。

一、食物

食物是人类赖以生存和发展的物质基础，人一出生就需要食物，食物会陪伴人的一生。对人体而言，食物是指各种供人食用或者饮用的成品和原料，以及按照传统既是食品又是药品的物品，但是不包括以治疗为目的的物品。食物按来源可分为植物性食物和动物性食物两大类。

二、营养及相关概念

（一）营养

营养，从字面上讲，"营"就是谋求的意思，"养"就是养生的意思，合起来就是谋求养生，即利用食物或食物中的有益成分谋求养生。确切地说，营养是指人体摄取、消化、吸收和利用食物中的营养物质以满足机体生理需要的生物学过程。营养是一个作用过程，用以构建机体的组织器官、满足人体生理功能和体力活动的需要。

（二）营养素

营养素是指食物中对机体有生理功效且为机体正常代谢所需的成分，是保证人体健康的物质基础。人体需要的营养素可概括为七大类：水、蛋白质、脂类、碳水化合物、矿物质、维生素和膳食纤维。各种营养素都有各自独特的生理功能，一种营养素也可兼有几种生理功能，营养素在体内的生理功能可归纳为三个方面：给机体提供能量、参与机体组织构成和修复、维持和调节生理功能。

（三）营养价值

营养价值是指食物中营养素及能量满足人体需要的程度。食物营养价值的高低，取决于食物中所含营养素的种类是否齐全、数量是否充足及相互比例是否适宜。除了婴儿是靠母乳提供全部营养外，在自然界中没有任何一种食物含有人体所需要的全部营养素。所以将多种食物科学合理地搭配食用，构成均衡膳食，才能使膳食中所含的营养素充足且能够最大化的吸收并利用，满足人体正常的需要。

（四）营养不良

营养不良是指由于一种或一种以上营养素的缺乏或过剩所造成的机体健康异常或疾病状态。如果一个人的膳食营养摄入充足，则精力充沛，学习工作的效率自然就高；当一个人营养状况不良，某种营养素的供给不足时，则感染疾病的风险会提高。营养素供给过量也是不行的，热能与营养素的摄入过多，会因为肥胖而引起各种心血管疾病，对健康也会造成威胁。

第二节　膳食营养素参考摄入量

为了科学地指导人们合理获取均衡的营养，衡量人群的营养状况，为食品的生产、加工、调配以及人群的营养教育提供基础依据，需了解和制订营养素的需要量和供给量。

一、营养素的需要量

营养素的需要量（nutritional requirement）是机体为维持正常生理功能及良好的健康状态，在一定时期内必须平均每天吸收该营养素的最低量，有时也称为"生理需要量"。个体对某种营养素的需要量受年龄、性别、生理特点、劳动状况等多种因素的影响。低于或高于需要量，都将对机体健康产生不利影响。

二、营养素的供给量

营养素的供给量（recommended dietary allowance，RDA）指为满足机体营养需要，每日必须由膳食供给的各种营养素的数量。它是在需要量的基础上考虑了人群的安全性、饮食习惯、食物生产、社会条件及经济条件等因素而制定的适宜数值。供给量是针对群体而言，是在营养素需要量的基础上，为确保满足群体中绝大多数个体需要而提出的一个较安全的数量。由于存在个体差异，供给量一般略高于需要量。短期内摄入量低于供给量，并不一定会危及健康。

三、膳食营养素参考摄入量

膳食营养素参考摄入量（dietary reference intakes，DRIs）评价膳食营养素供给量能否满足人体需要、是否存在过量摄入风险以及有利于预防某些慢性非传染性疾病的一组参考值，包括平均需要量、推荐摄入量、适宜摄入量、可耐受最高摄入量以及建议摄入量、宏量营养素可接受范围。

1. 平均需要量（estimated average requirement，EAR） EAR 是某一特定性别、年龄及生理状况群体中对某营养素需要量的平均值，是根据个体需要量的研究资料制定的。摄入量达到 EAR 水平时可以满足群体中 50% 个体对该营养素的需要。EAR 是制定 RNI 的基础。

2. 推荐摄入量（recommended nutrient intake，RNI） RNI 相当于传统使用的 RDA，是可以满足某一特定群体中绝大多数（97%～98%）个体营养素需要量的摄入水平。长期摄入 RNI 水平，可以满足身体对该营养素的需要，并保证健康和维持组织中有适当的储备。RNI 的主要用途是作为个体每日摄入该营养素的目标值。RNI 是以 EAR 为基础制订的。

3. 适宜摄入量（adequate intake，AI） 在个体需要量的研究资料不足，不能计算 EAR，因而不能求得 RNI 时，可设定 AI 来代替 RNI。AI 是通过观察或实验获得的健康人群某种营养素的摄入量。AI 的准确性远不如 RNI，可能高于 RNI。AI 是个体摄入该营养素的目标值，同时用作限制过多摄入的标准。当健康个体摄入量达到 AI 时，出现营养缺乏的危险性很小，如长期摄入超过 AI 值，则有可能产生毒副作用。

4. 可耐受最高摄入量（tolerable upper intake level，UL） 可耐受最高摄入量是平均每日摄入营养素的最高限量，这个量对一般人群中的几乎所有个体都不至于产生不良反应。其主要用途是防止个体摄入量过高，避免发生中毒。UL 可用于指导营养素强化食品和膳食补充剂的安全消费。

人体每天都需要从膳食中获得一定量的各种必需营养成分。当一个人群的平均摄入量达到 EAR 水平时，人群中有半数个体的需要量可以得到满足；当摄入量达到 RNI 水平时，几乎所有个体都没有发生缺乏症的危险。摄入量在 RNI 和 UL 之间是一个安全摄入范围，一般不会缺乏也不会中毒。摄入量超过 UL 水平若再继续增加，则产生毒副作用的可能性随之增加。

5. 宏量营养素可接受范围（acceptable macronutrient distribution range，AMDR） AMDR 指蛋白质、脂肪和碳水化合物理想的摄入量范围，该范围既可以预防产能营养素缺乏，同时又有利于降低非传染性慢性病（NCD）风险，常用占能量摄入量的百分比表示。AMDR 包括每日摄入量的下限和上限，如果个体摄入量高于或低于推荐范围，可能引起必需营养素缺乏或罹患慢性病的风险增加。

6. 预防非传染性慢性病的建议摄入量（propose intakes for preventing non－communicable chornic diseases，PI－NCD，PI） 是以非传染性慢性病（NCD）的一级预防为目标，提出的必需营养素的每日摄入量。涉及的慢性病有肥胖、高血压、血脂异常、脑卒中、心肌梗死、糖尿病以及某些癌症等。当非传染性慢性病易感人群某些营养素的摄入量接近或达到 PI 时，可以降低他们发生 NCD 的风险。此处提出 PI 值的有维生素 C、钾、钠。

7. 特定建议值（specific proposed levels，SPL） SPL 专用于营养素以外的其他成

分，其中多数属于食物中的植物化合物，如大豆异黄酮、番茄红素、叶黄素、原花青素、花色苷等。近年来研究表明，这些食物成分具有改善人体生理功能、预防慢性疾病的作用。一个人每日膳食中这些食物成分的摄入量达到这个建议水平时有利于维护人体健康。

2013 版 DRIs 的制定为我国居民预防非传染性慢性病提供了新的依据，也标志着我国营养预防慢性病的开启。其最主要的特点是对"合理摄入"有了新的诠释。"合理摄入"不再仅仅是满足生理需要（既不缺乏也不过量），而是在此基础上添加了新的使命——预防慢性病，减少慢性病的发生风险。DRIs 中宏量营养素可接受范围（AMDR）、预防非传染性慢性病的建议摄入量（PI－NCD）和特定建议值（SPL）的提出，其根本目的是以慢性病的一级预防为目标，降低人群中与膳食营养因素有关的慢性病的发生率。

第三节　营养学的发展

一、营养学的形成与发展

（一）古代传统营养学的萌芽

营养学的形成和发展与社会的经济和科学技术水平是紧密相连的，在漫长的生活实践中人类对营养是逐渐由感性经验上升到科学认识的。我们的祖先很早就认识到饮食营养在保健中的重要作用，远在 3000 多年前的周代，就把医生根据不同职责分成了四类：食医、疾医、疡医和兽医。食医是负责周王及王后饮食的专职营养医生，主要任务是保证王室的健康，在医生中地位最高，可见，那个年代就十分重视健康的营养调理。2000 多年前，我国最古老的医书《黄帝内经·素问》就提出了"五谷为养、五果为助、五畜为益、五菜为充"，这是中国最早的膳食指南。明代李时珍的《本草纲目》提出了"药食同源"的思想，其中有各种食物本草对食物功能的论断。

国外，公元前 900 年前的古埃及纸莎草纸卷宗中就有"患夜盲症的人最好多吃牛肝"的记载；西方公认的"现代医学之父"希波克拉底在公元前 40 年就曾说过"我们应该以食物为药，饮食就是你首选的医疗方式。"这一论断同我国传统营养学"寓医于食"的理论不谋而合。

在漫长的历史发展过程中，我国对营养现象的认知与分析，主要限于食物营养作用的经验汇总和阴阳五行学说的抽象演绎，缺乏实验技术的科学基础。

（二）现代营养学的崛起

现代营养学奠基于 18 世纪中叶，关于生命过程是一呼吸过程、呼吸是氧化燃烧的理论、消化是化学过程等一系列的生物科学成就将营养学引进现代科学发展的轨道。在此之后，人们逐渐认识到蛋白质、脂肪、碳水化合物及无机盐、维生素、微量元素的重要生理作用，建立了食物组成与物质代谢的概念，发现了蛋白质、氨基酸、必需氨基酸、必需脂肪酸等物质，并开始研究维生素以及微量元素，整个 19 世纪到 20 世纪是发现和研究各种营养素的鼎盛时期。现代营养学发展分为三个阶段。

1. 第一阶段　18 世纪中叶，被称为营养学之父的法国化学家拉瓦锡（Lavoisier）在强调生命过程是呼吸过程的基础上，提出呼吸是氧化燃烧的理论；德国化学家李比希（Liebig）用动物生理实验将不同事物对动物的功能进行分类；李比希的学生 Voit、Rubner 分别创建氮平衡学说和碳水化合物、蛋白质、脂肪的能量系数；李比希的另一名学生 Lusk 在研究基础代谢和食物热效应基础上出版了经典著作 *The Science of nutrition*。

2. 第二阶段　19 世纪到 20 世纪，大量的营养学实验研究充实了营养学本身的理论体系，特别是分析手段的提高，使人们对营养素的认识不断扩大：氨基酸的发现、蛋白质的命名、必需脂肪酸和必需氨基酸的提出、氮平衡学说、热能代谢的体表面积法则、生热系数的测定、血糖和肝糖原概念的建立、维生素的意义、微量元素的作用、营养素与疾病的关系等。

3. 第三阶段　在第二次世界大战结束以后，营养科学的发展进入了鼎盛时期。20 世纪中叶随着生物化学与分子生物学的研究，各种分析技术也应用到营养学的研究。20 世纪末功能食品与功能因子的建立更说明现代营养学科发展的迅猛与深入。分子生物学的理论与实验方法的发展使营养科学进入了分子水平、亚细胞水平。同时营养工作的社会性得到不断地加强，营养学研究更明显地重视如何将营养学的研究成果应用于提高广大人民群众的健康水平。

二、营养对健康的作用

（一）健康

健康是指一个人在身体、精神和社会等方面都处于良好的状态。传统的健康观是"无病即健康"，现代人的健康观是整体健康，根据世界卫生组织给出的定义：健康不仅是没有疾病或不虚弱，且是身体的、精神的健康和社会适应良好的总称。现代养生学者宋一夫率先提出"养生之前必先修心"的理论，由此可见心理上的健康与生理上的健康一样重要，这就是现代关于健康的较为完整的科学概念。因此，现代人的健康内容包括躯体健康、心理健康、心灵健康、社会健康、智力健康、道德健康、环境健康等。健康是人的基本权利，是人生的第一财富，是一种心态。

（二）亚健康

现代医学研究发现，人体除了健康状态和疾病状态之外，还存在着一种非健康又非疾病的中间状态，称为亚健康状态，这种状态是指无器质性病变的一些功能性改变，又称"第三态"或"灰色状态"。包括身体成长亚健康、心理素质亚健康、情感亚健康、思想亚健康、行为亚健康等。

在我国的人群中处于亚健康状态的群体占整个人群的 62% 左右。亚健康状态会不同程度地存在各种元素和微量元素缺乏的情况。这种状态就像汽车到了保养期一样，应该进行保养，需要摄入均衡营养。

国民营养与健康状况是反映一个国家或地区经济与社会发展、卫生保健水平和人口素质的重要指超标。良好的营养和健康状况既是社会经济发展的基础，也是社会经济发展的重要目标。我国曾于 1959 年、1982 年、1992 年、2002 年和 2012 年分别进行过五次全国营养调查。营养调查对于了解我国城乡居民膳食结构和营养水平及其相关疾病的流行特点、变化规律，评价城乡居民营养与健康水平，制定相关政策和疾病防治措施发挥了积极的作用。居民营养与健康问题不容忽视。当城市居民膳食结构不合理时，一些营养缺乏病依然会存在，慢性非传染性疾病发病率就会上升。

（三）我国居民膳食营养状况

近年来，随着国民经济的发展和居民收入的提高，我国城乡居民的膳食、营养状况有了明显改善，营养不良和营养缺乏患病率继续下降，但同时也面临营养缺乏和营养摄入结构失衡双重挑战，这些主要体现在：①居民膳食质量明显提高；②儿童青少年生长发育水平稳步提高；③儿童营养不良患病率下降；④居民贫血患病率有所下降；⑤城市居民膳食结构不太合理；⑥一些营养缺乏病依然存在；⑦高血压患病率有加大幅度升高；⑧糖尿病患者增加；⑨超重和肥胖患病率呈明显上升趋势；⑩血脂异常值得关注。

在食物消费量上，我国居民豆类、奶类、水产类和水果消费量均低于目标的50%。营养素摄入量上，脂肪供能比偏高、蛋白质摄入量偏低、维生素摄入不足和钙缺乏，脂肪供能比过高是目前我国心血管疾病、脑血管疾病、肥胖病、直肠癌等发病率高的一个重要原因；维生素摄入不足可能会影响视觉功能；钙缺乏对儿童生长发育影响重大。另外，我国居民钠摄入量约为适宜摄入量的4倍，过高的钠摄入可能引发高血压。营养性疾病上，我国农村5岁以下儿童生长迟缓率和贫血率与目标差距较大，因此农村5岁以下儿童营养状况急需改善。另外，6~17儿童青少年超重率和肥胖率增幅尤为明显，需要重点调整儿童青少年的膳食结构。

（四）我国居民营养知识

积极开展营养知识宣传、正确引导人们合理膳食，提高人们健康水平尤为重要，营养知识调查显示，中国居民对营养知识的掌握情况不容乐观。

对城市人口营养知识、态度、行为的调查显示，人们对疾病相关营养知识以及重要营养素的食物来源了解较少，但是对营养知识的需求都很高，希望获得更多的营养信息，由于没有足够的营养知识，人们的饮食行为也就存在很多不足，如三餐热量分配不合理、大多数人选择食物时主要是根据自己口味而非营养需求、平时较少关注营养信息等。城市居民获取营养知识的途径较多，包括报纸、杂志、电视广播和专业书籍等，调查显示年龄、文化程度和职业都会对居民的营养知识、营养态度和行为产生影响。农村居民以进食粮食为主，蛋白质进食量较少且来源差，新鲜蔬菜进食充足，但品种单一，与当地种植情况有关，铁摄入量达到要求，但主要来源于植物性食物，而这会影响人体吸收，锌和硒摄入不足，主要与进食较少的动物性食物和海产品有关。农村居民获得营养知识的途径较为单一，主要是亲人、朋友以及电视广播的宣传。

因此，大量普及营养知识，以科学的理论和实践指导食物消费和维持膳食平衡，才能够达到促进健康的目的。

拓展阅读

中国居民营养与健康状况三大发展目标

2014 年 2 月 10 日，国务院办公厅正式发布《中国食物与营养发展纲要（2014—2020 年）》（以下简称《纲要》），这是我国政府制定的第三部关于食物与营养发展的纲领性文件。《纲要》绘制了 2014—2020 年中国食物与营养发展的新蓝图，其中包含与中国居民营养与健康状况最为相关的三大发展目标，即食物摄入量目标、营养素摄入量目标和营养性疾病控制目标。

国外公共营养发展

我们的邻居日本拥有专业营养师 40 万人，与该国人口的比例达到 1∶300，广泛分布在医院、学校、食堂、宾馆、食品加工企业和政府部门等，可为全国民众及时提供营养指导。在美国，为了改善食物结构，公布了"食物指南金字塔"，动员全国的教师、医药卫生专家、营养学家广泛进行宣传解释，这一营养指导措施使食源性疾病的发生率、死亡率均有所下降。

思考题

1. 简述人体需要的七种营养素的共同生理功能。
2. 现代营养学的发展分为哪三个阶段？
3. 中国居民的膳食营养结构发生了哪些变化？存在什么营养问题？

（伟 宁）

第二章　食物的消化与吸收

　　人体在生命活动过程中，必须不断地从外界摄取营养物质，才能满足机体新陈代谢的需要，摄取营养物质的过程是由消化系统来完成的。食物在消化道内通过消化道的运动和消化腺分泌物的酶解作用，使大块的、分子结构复杂的食物，分解为能被吸收的、分子结构简单的小分子化学物质的过程称为消化，包括机械消化和化学消化两种消化形式。分解后的小分子物质透过消化管壁进入血液循环的过程称为吸收。消化与吸收是两个紧密联系的过程，不能被吸收的物质残渣则由消化道末端排出体外。

第一节　食物的消化

　　消化是指食物在物理或化学因素作用下，由大分子逐渐分解为小分子的过程。食物的消化主要包括口腔内消化、胃内消化、小肠内消化和大肠内消化。

一、消化系统的组成与功能

消化系统由消化道和消化腺两部分组成。

（一）消化道的组成与功能

消化道包括口腔、咽、食管、胃、小肠（十二指肠、空肠和回肠）、大肠（盲肠、结肠和直肠）。临床营养上常把口腔到十二指肠的这一段称为上消化道，空肠以下的部分称为下消化道。

　　1. 口腔　是消化道的起始部。其前壁为唇，两侧壁为颊，下壁（底）为软组织和舌，上壁（顶）为腭（前2/3为硬腭，后1/3为软腭）。软腭后缘有个区域叫咽峡，为口腔和咽分界线。口腔内有上、下颌牙，是人体最硬的器官，嵌于上、下颌骨的牙槽内。人有乳牙和恒牙，乳牙通常在出生后6个月萌出，3岁初出全，共20颗，6岁开始先后脱落并逐渐长出恒牙替换全部乳牙，恒牙共32颗。牙是对食物进行机械加工的器官，对发音、语言亦有辅助的作用。舌位于口腔底，具有协助咀嚼、吞咽、辅助发音和感受味觉的功能。在舌

扫码"学一学"

背面及侧缘有不同形状的黏膜突起称舌乳头。有些舌乳头上的黏膜上皮中含有味蕾，是味觉感受器，可以感受各种味觉的刺激。舌下有舌下腺，是唾液腺的主要来源之一，具有湿润口腔黏膜、清洁口腔、混合食物和促进食物消化的作用。

2. 咽 是一个垂直的肌性管道，略呈漏斗形，前后略扁，位于鼻腔、口腔的后方。其上方的顶接颅底，下方与食管相连，自上而下分别与鼻腔、口腔、喉相通；咽上部的侧壁上，左右各有一个咽鼓管口，咽通过咽鼓管和中耳鼓室相通。

3. 食管 是一前后扁窄的肌性长管，是消化管最狭窄的部分。上端在第 6 颈椎下缘平面续咽，向下穿过膈肌进入腹腔，与胃的贲门连接，全长约 25 cm。食管后贴脊柱，前与气管、支气管、心脏等器官相邻。食管全长有三处狭窄，分别距切牙 15 cm、25 cm 和 45 cm。

4. 胃 是消化管最膨大的部分，上缘为凹缘，较短，朝右上方，称胃小弯，下缘为凸缘称胃大弯。胃与食管连接处的入口称为贲门，胃的下端与十二指肠连接处的出口称为幽门，幽门处的环形肌特别发达，形成幽门括约肌。胃可分为贲门部、胃底、幽门部和胃体。胃液是胃腺各种细胞分泌的混合物，纯净的胃液是一种无色透明的酸性液体，pH 为 0.9 ~ 1.5。正常成人每日胃液分泌量为 1.5 ~ 2.5 L。

5. 小肠 是消化道最长的一段，上端起自胃的幽门，下端与盲肠相连，成人的小肠全长 5 ~ 7 m，分为十二指肠、空肠和回肠三部分。十二指肠位于上腹部，紧贴腹后壁，长约 25 cm，呈 "C" 形，包绕胰头。空肠和回肠迂曲盘旋于腹腔中下部，借肠系膜固定于腹后壁，二者间无明显界限。空肠比回肠的管径大、管壁厚，黏膜环状皱襞和绒毛结构较多。小肠中的消化液主要包括胰液、胆汁和小肠液。胰液是由胰腺的外分泌部分泌，pH 为 7.8 ~ 8.4，日分泌量为 1 ~ 2 L。胰液由无机物和有机物组成，无机物成分中最重要的是碳酸氢盐，其主要作用是中和进入十二指肠的胃酸，使肠黏膜免受胃酸的侵蚀，并为小肠内多种消化酶的活动提供适宜的 pH 环境。胰液中的有机物主要是消化三种营养物质的消化酶，即胰淀粉酶、胰脂肪酶、胰蛋白酶原和糜蛋白酶原。胰淀粉酶可将淀粉水解为麦芽糖和葡萄糖。胰脂肪酶可分解甘油三酯为脂肪酸、甘油一酯和甘油。后两种酶原均不具活性，只有当胰液进入十二指肠后，胰蛋白酶原被肠液中的肠激酶激活成为具有活性的胰蛋白酶，而糜蛋白酶原则由胰蛋白酶激活为糜蛋白酶。胰蛋白酶和糜蛋白酶都能分解蛋白质，二者共同作用时，可使蛋白质分解为更小分子的多肽和氨基酸。胆汁是由肝细胞不断生成的具有苦味的有色汁液。成人每日分泌量为 800 ~ 1000 mL。胆汁的颜色由所含胆色素的种类和浓度决定，由肝脏直接分泌的肝胆汁成金黄色或橘棕色，而在胆囊储存过的胆囊胆汁则因浓缩使颜色变深。肝胆汁呈弱碱性（pH = 7.4），胆囊胆汁因碳酸氢盐被吸收而呈弱酸性（pH = 6.8）。胆汁除水分外，还有胆色素、胆盐、胆固醇、卵磷脂、脂肪酸、无机盐等成分。胆汁中没有消化酶，但胆汁对脂肪的消化和吸收具有重要作用。胆汁中的胆盐为肝脏所分泌的胆汁酸与甘氨酸或牛磺酸结合的钠盐或钾盐。胆汁的作用主要是胆盐的作用。胆盐、胆固醇和卵磷脂等均可降低脂肪的表面张力，使脂肪乳化成许多微滴，从而增加胰脂肪酶的作用面积，有利于脂肪的消化。胆盐可与脂肪酸、甘油一酯等结合，形成水溶性复合物，促进脂肪消化产物的吸收，并能促进脂溶性维生素（维生素 A、维生素 D、维生素 E、维生素 K）的吸收。小肠液是由小肠黏膜中的小肠腺分泌，呈弱碱性，pH 约为 7.6。成人每日分泌量为 1 ~ 3 L。小肠液边分泌边吸收，这种液体的交流为小肠内营养物质的吸收提供了媒介。小肠液中除水和电解质外，还含有黏液、免疫球蛋白和肠激酶及小肠淀粉酶。

小肠液具有消化食物和保护肠黏膜免受机械性损伤和胃酸侵蚀的作用。

6. 大肠 是消化道的末端，长约 1.5 m，起自右髂窝，止于肛门，包括盲肠、阑尾、升结肠、横结肠、降结肠、乙状结肠和直肠。大肠在腹腔内围成一个半封闭的方框。盲肠是大肠的起始部，位于右髂窝内，上通升结肠，左接回肠，回肠末端突入盲肠处，环形肌增厚，并覆有黏膜，形成上下两个半月形皱襞，叫回盲瓣，具有括约肌的作用，在回盲瓣的下方约 2 cm 处，有阑尾的开口。阑尾位于盲肠后内侧壁，为一细长的蚓状突起，长 6～8 m。大肠口径较粗，肠壁较薄。直肠位于盆腔内，长 15～16 cm，穿过盆膈终于肛门。大肠中的消化液主要是大肠液。大肠黏膜的上皮和大肠腺均含有许多分泌黏液的杯状细胞，分泌的大肠液富含黏液，起到保护肠黏膜和润滑粪便的作用。

（二）消化腺的组成与功能

消化腺包括口腔唾液腺、肝脏、胰腺及消化管壁内的小腺体（如胃腺、肠腺）等，它们均借排出管道将分泌物排入消化管腔内，对食物进行化学性消化。

1. 唾液腺 唾液腺主要分为 3 对：腮腺、颌下腺、舌下腺。其中腮腺最大，位于外耳道的前下方，两侧面颊近耳垂处。腮腺的主要作用是分泌唾液，并通过腮腺导管排泄到口腔内，帮助消化食物。颌下腺小于腮腺，位于颌下三角，腺体主要在下颌舌骨肌下方，颌下腺能够分泌黏液和浆液状性质的口水，为进食时大量分泌口水的来源。舌下腺是唾液腺中最小的 1 对，细长而略扁，位于口底黏膜深面。其排泄管有大小两种，小管有 5～15 条，直接开口于口底黏膜。舌下腺与味觉有很大的联系，舌下腺受损直接影响舌头对味道的辨别。

2. 肝脏 肝脏位于腹腔的上部、膈肌的下面，是维持生命活动的重要器官之一。肝脏分泌胆汁除了参与食物的消化外，还为体内碳水化合物、脂类、蛋白质、维生素、激素等物质代谢中起着重要的作用。同时，肝脏还有解毒和防御的作用。

3. 胰腺 胰腺由外分泌腺和内分泌腺组成。它是一个狭长形的腺体，横卧于上腹部腹后壁的前方。在消化系统中，胰腺分泌的胰液经胰管注入十二指肠。有分解消化蛋白质、碳水化合物和脂肪的功能。

4. 胃腺 胃腺分泌的胃液所含的重要成分有盐酸、胃蛋白酶原、黏液和"内因子"。盐酸一种为游离酸，另一种为结合酸，与蛋白质结合成盐酸蛋白质，二者的浓度合称为总酸度，其中游离酸占绝大多数。盐酸的作用包括：①能激活胃蛋白酶原，并提供胃蛋白酶发挥作用所需的酸性环境；②可抑制和杀死随食物进入胃内的细菌；③盐酸进入小肠后能促进胰液、胆汁和小肠液的分泌；④盐酸所造成的酸性环境，有助于小肠对铁和钙的吸收。内因子是由壁细胞分泌的一种糖蛋白。内因子与食入的维生素 B_{12} 结合，形成一种复合物，可保护维生素 B_{12} 不被小肠内水解酶破坏。当复合物移行至回肠，与回肠黏膜的特殊受体结合，从而促进回肠上皮细胞吸收维生素 B_{12}。若机体缺乏内因子，则维生素 B_{12} 吸收不良，影响红细胞的生成，造成巨幼细胞贫血。

二、主要营养物质的消化

消化是指食物在物理或化学因素作用下，由大分子逐渐分解为小分子的过程。

（一）蛋白质的消化

生命的产生、存在和消亡都与蛋白质有关，蛋白质是生命的物质基础，没有蛋白质就没有生命。食物蛋白质是人体必需的主要营养物质之一。食物蛋白质未经消化不易吸收，一般需先水解成氨基酸及小肽后方能被吸收。由于唾液中不含水解蛋白质的酶而胃中含有，所以食物蛋白质的消化从胃开始。

胃内消化蛋白质的酶是胃蛋白酶。胃蛋白酶是由胃黏膜主细胞合成并分泌的胃蛋白酶原经胃酸激活而生成的；胃蛋白酶也能再激活胃蛋白酶原生成新的胃蛋白酶。胃蛋白酶最适宜的 pH 为 1.5 ~ 2.5。胃蛋白酶对乳中的酪蛋白有凝乳作用，这对婴儿较为重要，因为乳液凝成乳块后在胃中停留时间延长，有利于充分消化。

食物在胃内停留时间较短，蛋白质在胃内消化很不完全，消化产物及未被消化的蛋白质在小肠内经胰液及小肠黏膜细胞分泌的多种蛋白酶及肽酶的共同作用，进一步水解为氨基酸，所以小肠是蛋白质消化的主要部位。蛋白质在小肠内消化主要依赖于胰腺分泌的各种蛋白酶，可分为两类。

1. 内肽酶　可以水解蛋白质分子内部的肽键，包括胰蛋白酶、糜蛋白酶和弹性蛋白酶。

2. 外肽酶　可将肽链末端的氨基酸逐个水解，包括氨基肽酶和羧基肽酶。

（二）脂类的消化

脂类是脂肪和类脂的总称，是一大类具有重要生物学作用的化合物。其共同特点是溶于有机溶剂而不溶于水。正常人体内，按体重计算，脂类为 14% ~ 19%，肥胖者可达 30% 以上。食物脂肪的消化从进入口腔就已开始，因为唾液腺可以分泌少量的脂肪酶，但这种消化能力很弱。婴儿口腔中的脂肪酶可有效地分解奶中短链和中链脂肪酸。脂肪的消化在胃内也有限，主要消化场所是小肠。来自胆囊中的胆汁首先将脂肪乳化，胰腺和小肠分泌的脂肪酶将甘油三酯水解生成游离脂肪酸和甘油单酯。

（三）碳水化合物的消化

碳水化合物是一大类有机化合物，其化学本质为多羟基醛或多羟基酮。由于食物在口腔停留时间短暂，以致口腔唾液淀粉酶对碳水化合物的消化作用不大。胃液不含任何能水解碳水化合物的酶，其所含的胃酸对碳水化合物只可能有微小或极局限的水解，故碳水化合物在胃中几乎完全没有消化。碳水化合物的消化部位主要是小肠。小肠内消化分为肠腔消化和小肠黏膜上皮细胞表面上的消化。极少部分非淀粉多糖可在结肠内通过发酵消化。

肠腔中的主要水解酶来自胰液的 α - 淀粉酶，称胰淀粉酶，可使淀粉变成麦芽糖、麦芽三糖（约占 65%）、异麦芽糖、α - 临界糊精及少量葡萄糖等。淀粉在口腔及肠腔中消化后的上述各种中间产物，可以在小肠黏膜上皮细胞表面进一步彻底消化，最后消化成大量的葡萄糖及少量的果糖及半乳糖。小肠内不被消化的碳水化合物到达结肠后被结肠菌群分解，产生氢气、甲烷、二氧化碳和短链脂肪酸等，这一系列过程称为发酵。发酵也是消化的一种方式。所产生的气体经体循环转运，经呼气和直肠排出体外，其他产物如短链脂肪酸被肠壁吸收并被机体代谢。

第二节　食物的吸收

吸收是指消化后的小分子被胃肠道吸收到体内为机体利用的过程。

扫码"学一学"

一、吸收的部位与形式

按照消化系统的组成顺序，口腔基本没有吸收功能，胃的吸收功能也很弱，正常情况下仅吸收少量水分和乙醇，小肠才是吸收的主要场所，大肠仅可以吸收部分水分和盐类。

小肠是消化管中最长的部分，小肠黏膜形成许多环形皱褶和大量绒毛凸于肠腔，每条绒毛的表面是一层柱状上皮细胞，柱状上皮细胞顶端的细胞膜又形成许多细小的突起，称微绒毛。环状皱褶、绒毛和微绒毛的存在，使小肠黏膜的表面积增加，达到 200 m² 左右。这就使小肠具有巨大的吸收面积。小肠是吸收的主要场所，绝大部分营养成分在小肠内已吸收完毕。食物经过在小肠内的消化作用，已被分解成可被吸收的小分子物质。食物在小肠内停留的时间较长，一般是 3~8 小时，为充分吸收提供了充裕的时间。小肠细胞膜的吸收作用主要依靠被动转运和主动转运两种形式来完成。

（一）被动转运

被动转运形式主要包括被动扩散、易化扩散、滤过、渗透等作用。

1. 被动扩散　通常物质透过细胞膜，总是和它在细胞膜内外的浓度有关。不借助载体，不消耗能量，物质从浓度高的一侧向浓度低的一侧透过称被动扩散。由于细胞膜的基质是类脂双分子层，脂溶性物质更易进入细胞。物质进入细胞的速度决定于它在脂质中的溶解度，则较小的分子透过较快。

2. 易化扩散　易化扩散指非脂溶性物质或亲水物质，如 Na^+、K^+、葡萄糖和氨基酸等，不能透过细胞膜的双层脂质，需在细胞膜蛋白质的帮助下，由膜的高浓度一侧向低浓度一侧扩散或转运的过程。与易化扩散有关的膜内转运系统和它们所转运的物质之间，具有高度的结构特异性，即每一种蛋白质只能转运具有某种特定化学结构的物质；易化扩散的另一个特点是所谓的饱和现象，即扩散通量一般与浓度梯度的大小成正比，当浓度梯度增加到一定限度时，扩散通量就不再增加。

3. 滤过作用　胃肠细胞膜的上皮细胞可以看作是滤过器，如果胃肠腔内的压力超过毛细血管时，水分和其他物质就可以滤入血液。

4. 渗透　渗透可看作是特殊情况下的扩散。当膜两次产生不相等的渗透压时，渗透压较高的一侧将从另一侧吸引一部分水过来，以求达到渗透压的平衡。

（二）主动转运

在许多情况下，某种营养成分必须要逆着浓度梯度（化学的或电荷的）的方向穿过细胞膜，这种形式称主动转运。营养物质的主动转运需要有细胞上载体的协助。所谓载体，是一种运输营养物质进出细胞膜的脂蛋白。营养物质转运时，先在细胞膜同载体结合成复合物，复合物通过细胞膜转运入上皮细胞时，营养物质与载体分离而释放细胞中，而载体又转回到细胞膜的外表面。主动转运的特点是：载体在转运营养物质时，需有酶的催化和提供能量，能量来自三磷酸腺苷的分解；这一转运系统可以饱和，且最大转运量可被抑制；载体系统有特异性，即细胞膜上存在着几种不同的载体系统，每一系统只运载某些特定的营养物质。

二、主要营养物质的吸收

（一）蛋白质的吸收

蛋白质经过小肠腔内的消化，被水解为可被吸收的氨基酸和 2～3 个氨基酸的小肽。过去认为只有游离氨基酸才能被吸收，现在发现 2～3 个氨基酸的小肽也可以被吸收。被吸收的氨基酸通过肠黏膜细胞进入肝门静脉而被运送到肝脏和其他组织或器官被利用。

（二）脂类的吸收

脂肪水解后的小分子，如甘油、短链和中链脂肪酸很容易被小肠细胞吸收直接进入血液。甘油单酯和长链脂肪酸被吸收后先在小肠细胞中重新合成甘油三酯，并和磷脂、胆固醇以及蛋白质形成乳糜微粒，由淋巴系统进入血液循环。血中的乳糜微粒是一种颗粒最大、密度最低的脂蛋白，是食物脂肪的主要运输形式，随血液流遍全身以满足机体对脂肪和能量的需要，最终被肝脏吸收。食物脂肪的吸收率一般在 80% 以上，最高的如菜籽油可达 99%。

类脂中磷脂的消化吸收与甘油三酯类似。胆固醇则可直接被吸收，如果食物中的胆固醇和其他脂类呈结合状态，则先被水解成游离的胆固醇再被吸收。

（三）碳水化合物的吸收

碳水化合物吸收的主要部位是在小肠的空肠。单糖首先进入肠黏膜上皮细胞，再进入小肠壁的毛细血管，并汇合于门静脉而进入肝脏，最后进入大循环，运送到全身各个器官。在吸收过程中也可能有少量单糖经淋巴系统而进入大循环。

单糖的吸收过程不仅仅是被动扩散吸收，也是一种耗能的主动吸收。目前普遍认为，在肠黏膜上皮细胞上有一特异的运糖载体蛋白，不同的载体蛋白对各种单糖的结合能力不同，有的单糖甚至完全不能与之结合，故各种单糖的相对吸收速率也就各异。

（四）维生素和矿物质的吸收

维生素和矿物质吸收的主要部位是在小肠。大肠细菌能利用大肠的内容物合成人体必需的某些维生素，如硫胺素、核黄素、叶酸等 B 族维生素和维生素 K。

？思考题

1. 胆汁的生理功能有哪些？
2. 被动转运形式有哪些？
3. 什么是主动转运？

（王　彬）

第三章　能　量

扫码"学一学"

第一节　概　述

热能，又称为热量、能量，是人类赖以生存的基础，是生命的能源。人体每时每刻都在消耗热能，如维持心脏跳动、血液循环、肺部呼吸、腺体分泌、物质转运等重要生命活动及体力活动等都要消耗热能，人体不仅在劳动时需要消耗热能，就是机体处于安静状态时也要消耗一定的热能，人体所消耗的热能是都由摄取的食物供给。人体在生命活动过程中必须不断地从外界环境中摄取食物，从中获得人体必需的营养物质，其中包括三大产热营养素：蛋白质、脂类和碳水化合物，它们在体内经过氧化产生热能，用于生命活动的各种过程。

能量在自然界有多种形式，如电能、化学能、机械能等，各种能量之间可以相互转换，为了计量上的方便，国际单位和我国法定计量单位规定各种形式的能量以焦耳（J）为单位来表示，通常多采用 kJ 作为单位。以往在营养学上通常采用千卡（kcal）表示热能单位，千卡，又称为大卡，1 千卡（kcal）就等于 1 kg 纯水从 15℃ 上升到 16℃ 所需要的能量。焦耳与千卡之间换算关系如下：

$$1 \text{ kcal} = 4.184 \text{ kJ} \qquad 1 \text{ kJ} = 0.239 \text{ kcal}$$
$$1000 \text{ kcal} = 4.184 \text{ MJ} \qquad 1 \text{ MJ} = 239 \text{ kcal}$$

第二节　人体能量的消耗

机体的热能需要与其消耗是一致的。一方面，人体不断地从外界摄取食物获得所需要的热能；另一方面，人体又在各项生理、生活活动中不断地消耗热能，在理想的平衡状态下，个体的热能需要量等于其消耗量。人体热能需要量的多少，主要决定于基础代谢、食物热效应以及体力活动三个方面所消耗的能量。其中最主要的是基础代谢和体力活动所消耗的能量，所占的比重较大。另外，对于处于生长发育过程中儿童、青少年则应包括生长发育所需的能量，孕妇还包括子宫、乳房、胎盘、胎儿的生长及体脂储备所需能量，乳母则需要合成乳汁的能量，情绪、精神状态、身体状态等也会影响到人体对能量的需要。为了达到能量平衡，人体每天摄入的能量应满足人体对能量的需要，这样才能有健康的体质和良好的工作效率。

一、基础代谢

基础代谢（BM）是指人体为了维持生命，各器官进行最基本生理功能的最低能量需要，即机体处于安静和松弛的休息状态下，空腹（进餐后 12～16 小时）、清醒、静卧于18～25℃的舒适环境中维持心跳、呼吸、血液循环、某些腺体分泌、维持肌肉紧张度等基本生命活动时所需的热量。其能量代谢不受精神紧张、肌肉活动、食物和环境温度等因素的影响。

（一）基础代谢率

单位时间内的基础代谢，称为基础代谢率（BMR），一般是以每小时所需要的能量为指标，即指机体处于基础代谢状态下，每小时每平方米体表面积的基础代谢热。单位为：$kJ/(m^2 \cdot h)$ 或 $kJ/(kg \cdot h)$。一日基础代谢耗能为基础代谢率×24 h。

基础代谢 = 体表面积（m^2）×基础代谢率 [$kJ/(m^2 \cdot h)$ 或 $kcal/(m^2 \cdot h)$] ×24

人体的体表面积，可根据身高和体重来推算：

$$A = 0.00659H + 0.0126W - 0.1603$$

式中，A 为体表面积（m^2）；H 为身高（cm）；W 为体重（kg）。

中国人正常基础代谢率平均值见表 3-1。

表 3-1　中国人正常基础代谢率平均值　　单位：$kJ/(m^2 \cdot h)$ [$kcal/(m^2 \cdot h)$]

年龄	11～15	16～17	18～19	20～30	31～40	41～50	51 以上
男	195.5	193.4	166.2	157.8	158.7	154.1	149.1
	(46.7)	(46.2)	(39.7)	(37.7)	(37.9)	(36.8)	(35.6)
女	172.5	181.7	154.1	146.5	146.4	142.4	138.6
	(41.2)	(43.4)	(36.8)	(35.0)	(35.0)	(34.0)	(33.1)

（二）基础代谢率的影响因素

1. 体表面积　人体的身材大小不同，基础代谢总量也不同，基础代谢与人体的体表面积基本上成正比关系。

2. 年龄　在人的一生中，婴幼儿阶段是代谢最活跃的阶段，青春期又是一个较高代谢的阶段。成年以后，随着年龄的增加代谢缓慢地降低，其中也有一定的个体差异。相对来说，婴幼儿、儿童和青少年的基础代谢比成人要高。

3. 性别　实际测定表明，在同一年龄、同一体表面积的情况下，女性的基础代谢率低于男性。

4. 环境温度与气候　环境温度对基础代谢有明显影响，在舒适环境（18～25℃）中，代谢最低；在低温和高温环境中，代谢都会升高。环境温度过低可能引起身体不同程度的颤抖而使代谢升高；当环境温度较高，散热需要出汗，呼吸及心跳加快，因而致使代谢升高。另外，在寒冷气候下基础代谢比温热气候下的要高。

5. 激素 激素对细胞的代谢及调节都有较大的影响，如甲状腺素可以增强细胞的生化反应速率，因此，甲状腺素的增多会引起基础代谢率的升高。甲状腺亢进者，基础代谢率比正常平均值高40% ~ 80%，甲状腺机能低下时，基础代谢低于正常状态。

6. 其他因素 影响人体基础代谢率的还有生理状况、病理状况、食物等，不同劳动强度人群中也存在一定的差别。

二、体力活动

除了基础代谢外，体力活动是人体能量需要的主要因素。因为生理情况相近的人，基础代谢消耗的热能是相近的，而体力活动情况却相差很大。体力活动的能量消耗也称为运动的生热效应（TEE），通常各种体力活动所消耗的能量占人体总能量消耗的15% ~ 30%。但随着人体活动量的增加，其所需能量也将大幅度增加。这是人体热能需要量变化最大，也是人体保持能量平衡、维持健康最重要的部分。

人体从事体力活动所消耗的热能主要与劳动强度和劳动持续时间有关，另外与工作熟练的程度也有一定的关系。劳动强度越大、持续时间越长，工作越不熟练，能量消耗越多。人类的体力活动种类很多，一般根据能量消耗水平的不同，即劳动强度的不同分为三个等级（表3 - 2）。

表3 - 2 中国成人活动水平分级

活动水平	职业工作时间分配	工作内容举例	PAL 值	
			男	女
轻	75%时间坐着或站立	办公室工作、修理电器钟表、售货员	1.55	1.56
	25%时间站着活动	酒店服务员、化学实验操作、讲课等		
中	25%时间坐着或站立	学生日常活动、机动车驾驶	1.78	1.64
	75%时间特殊职业活动	电工安装、车床操作、金工切割等		
重	40%时间坐着或站立	非机械化农业劳动、炼钢	2.10	1.82
	60%时间特殊职业活动	舞蹈、体育运动、装卸、采矿等		

注：PAL值，表示体力活动水平，即人体24小时总能量消耗除以人体24小时的基础能量消耗。

1. 轻体力劳动 如办公室工作、修理电器钟表、售货员、酒店服务员、化学实验操作、讲课等。

2. 中等体力劳动 如学生日常活动、机动车驾驶、电工安装、车床操作、金工切割等。

3. 重体力劳动 如非机械化农业劳动、炼钢、舞蹈、体育运动、装卸、采矿等。

在2013版《中国居民膳食营养素参考摄入量》中，不仅对各年龄组人群的能量摄入有具体的推荐量，还根据不同的体力活动等级来推荐能量摄入量。

在一般情况下，在较长时间内健康成年人摄入的热能与所消耗的热能经常保持着平衡状态。一旦失去平衡，就会影响机体的正常活动。摄入热能过多，剩余的能量则转变为脂肪储存于体内，久而久之可引起肥胖。反之，摄入的能量少于消耗时，机体则会动用自身储备的热能，引起体重下降，这两种情况对人体的健康都不利。

三、食物热效应

食物热效应（thermic effect of food，TEF）是指因摄食而引起的机体能量代谢的额外消耗，也称食物特殊动力作用（specific dynamic action，SDA）。这是由于人体在摄食过程中，对食物中的营养素进行消化、吸收、代谢转化，同时引起体温升高和散发能量，需要外消耗能量。它只是增加机体能量消耗，并非增加能量来源。

不同的产能营养素其食物热效应不同。蛋白质最高，其消化吸收和代谢需额外消耗的能量可相当于蛋白质本身所产生热能的30%；脂肪的食物热效应消耗本身产生能量的4%～5%；碳水化合物为5%～6%。一般情况下，摄取普通混合膳食时，食物热效应所引起的额外能量为627～836 kJ，相当于基础代谢的10%。

食物热效应与食物营养成分、进食量和进食频率有关。吃得越多，能量消耗也越多；进食快比进食慢者食物热效应高。这是因为进食快时人的中枢神经系统更活跃，激素和酶的分泌速度快、量更多，吸收和储存的速率更高，其能量消耗也相对更多。

第三节　能量来源与参考摄入量

扫码"学一学"

生物中的能量最终来源是太阳的辐射能。植物借助叶绿素的功能吸收并利用太阳辐射能，通合作用将二氧化碳和水合成碳水化合物，植物还可以吸收利用太阳辐射能合成脂类、蛋白质。而动物在食用植物时，实际上是从植物中间接吸收利用太阳辐射能，人类则是通过摄取动、植物性食物中的蛋白质、脂类和碳水化合物这三大产热营养素获得所需要的能量。

一、三大产热营养素

（一）碳水化合物

碳水化合物是体内的主要供能物质，是为机体提供热能最多的营养素，一般来说，机体所需热能的55%～65%都是由食物中的碳水化合物提供的。食物中的碳水化合物经消化产生的葡萄糖被吸收后，约有20%是以糖原的形式储存在肝脏和肌肉中。肌糖原是储存在肌肉中随时可动用的储备能源，可提供肌体运动所需要的热能，尤其是高强度和持久运动时的热能需要。肝糖原也是一种储备能源，储存量不大，主要用于维持血糖水平的相对稳定。

脑组织所需能量的唯一来源是碳水化合物，在通常情况下，脑组织消耗的热能均来自碳水化合物在有氧条件下的氧化，这使碳水化合物在能量供给上更具有其特殊重要性。脑组织消耗的能量相对较多，因而脑组织对缺氧非常敏感。另外，由于脑组织代谢消耗的碳水化合物主要来自血糖，所以脑功能对血糖水平有很大的依赖性。人体虽然可以依靠其他物质供给能量，但必须定时进食一定量的糖类，维持正常血糖水平以保障大脑的功能。

（二）脂肪

脂肪也是人体重要的供能物质，是单位产热量最高的营养素。一般而言，人体所需的能量中有 20%～30% 是由脂肪提供的。脂肪还构成人体内的储备热能，当人体摄入能量不能及时被利用或过多时，无论是蛋白质、脂肪还是碳水化合物，都是以脂肪的形式储存下来。所以，在体内的全部储备脂肪中，一部分是来自食物的外源性脂肪，另一部分则是来自体内碳水化合物和蛋白质转化成的内源性脂肪。当体内热能不足时，储备脂肪可被动用释放出热量以满足机体的需要。

（三）蛋白质

蛋白质在体内的功能主要是构成机体蛋白，而供给能量并不是它的主要生理功能，人体每天所需要的能量有 10%～15% 由蛋白质提供。蛋白质分解成氨基酸，进而再分解成非氮物质与氨基，其中非氮物质可以氧化供能。人体在一般情况下主要是利用碳水化合物和脂肪氧化供能，但在某些特殊情况下，机体所需能源物质供能不足，如长期不能进食或消耗量过大时，体内的糖原和储存脂肪已被大量消耗之后，将依靠组织蛋白质分解产生氨基酸来获得能量，以维持必要的生理功能。

二、热能系数

碳水化合物、脂肪和蛋白质在氧化燃烧生成 CO_2 和 H_2O 的过程中，释放出大量的热能。根据实验测定，1 g 碳水化合物在体外燃烧时平均产能 17.15 kJ（4.1 kcal），1 g 脂肪平均产能 39.54 kJ（945 kcal），1 g 蛋白质平均产能 23.64 kJ（5.65 kcal）。同样，食物也可以在体内氧化，体内氧化和体外燃烧的化学本质是一致的，每克碳水化合物、脂肪、蛋白质在体内氧化所产生的热能值称为热能系数（或能量系数）。由于食物中的能量营养素不可能全部被消化吸收，且消化率也各不相同，消化吸收后，在体内生物氧化的过程和体外燃烧的过程不尽相同，不一定会完全彻底被氧化分解产生能量，因此营养学在实际应用时，碳水化合物、脂肪、蛋白质的热能系数为：1 g 碳水化合物产生热能为 16.7 kJ（4.0 kcal）；1 g 脂肪产生热能为 37.6 kJ（9.0 kcal）；1 g 蛋白质产生热能为 16.7 kJ（4.0 kcal）。

三、能量的参考摄入量

能量平衡与否和健康的关系极大，能量摄入不足，可使体力下降、工作效率低下，体内脂肪贮存太少，身体对环境的适应能力和抗病能力下降。另一方面，过多的能量摄入已成为发达国家居民严重的健康问题，如肥胖、高血压、心脏病、糖尿病和某些癌症发病率明显高于其他国家，我国近几年来也有类似的危险趋势。膳食中能量供给量依不同性别、年龄、活动强度而不同，因此，各个国家都有相应的能量供给量的推荐值，包括三大产能营养素合理的摄入比。中国营养学会在 2013 年制定的中国居民膳食营养素参考摄入量中，不仅对各年龄组人群的能量摄入有具体的推荐量，而且也根据不同的活动强度，按轻体力劳动、中等体力劳动和重体力劳动来推荐能量需要量（表 3-3）。

表 3 - 3　中国居民膳食能量需要量（EER）

年龄（岁）/生理状况	轻体力活动水平		中体力活动水平		重体力活动水平	
	男	女	男	女	男	女
0 ~	—	—	90 kcal/（kg·d）	90 kcal/（kg·d）	—	—
0.5 ~	—	—	80 kcal/（kg·d）	80 kcal/（kg·d）	—	—
1 ~	—	—	900	800	—	—
2 ~	—	—	1100	1000	—	—
3 ~	—	—	1250	1200	—	—
4 ~	—	—	1300	1250	—	—
5 ~	—	—	1400	1300	—	—
6 ~	1400	1250	1600	1450	1800	1650
7 ~	1500	1350	1700	1550	1900	1750
8 ~	1650	1450	1850	1700	2100	1900
9 ~	1750	1550	2000	1800	2250	2000
10 ~	1800	1650	2050	1900	2300	2150
11 ~	2050	1800	2350	2050	2600	2300
14 ~	2500	2000	2850	2300	3200	2550
18 ~	2250	1800	2600	2100	3000	2400
50 ~	2100	1750	2450	2050	2800	2350
65 ~	2050	1700	2350	1950	—	—
80 ~	1900	1500	2200	1750	—	—
孕妇（1 ~ 12 周）	—	+0	—	+0	—	+0
孕妇（13 ~ 27 周）	—	+300	—	+300	—	+300
孕妇（≥28 周）	—	+450	—	+450	—	+450
乳母	—	+500	—	+500	—	+500

注：未制定参考值者用 "—"，1 kcal = 4.184 kJ。

? 思考题

1. 孙同学是一名高中生，请分析其能量的来源和能量的消耗都有哪些途径？

2. 小李，女，26 岁，身高 167 cm，体重 55 kg，请推算出其一日用于基础代谢的能量是多少？

3. 能量的三种来源有哪些？并说明这三种来源所占比例是多少？

（伟　宁）

第四章　宏量营养素

知识目标

1. **掌握** 必需氨基酸、氮平衡、必需脂肪酸、膳食纤维的概念。
2. **熟悉** 各类营养素的功能、膳食来源及参考摄入量；蛋白质、脂类营养价值的评价方法。
3. **了解** 氨基酸模式、限制氨基酸、血糖生成指数的概念。

能力目标

1. 能针对人群及个体进行营养调查，并结合营养调查结果进行评价，提出合理意见与建议。
2. 能运用营养学知识开展人群健康教育，积极开展临床营养预防与治疗。

人类从胚胎期开始至生命终止，为了维持机体自身的各种生命活动，每天都需要摄入各种营养素和能量。其中，蛋白质、脂类和碳水化合物的摄入量较大，称为宏量营养素，又因它们在体内代谢中释放能量，又被称为产能营养素；维生素和无机盐的需要量相对较小，被称为微量营养素。各种营养素以不同的形式存在于各种食物中，共同维持人类健康。

第一节　蛋白质

👉 案例讨论

案例： 我国安徽阜阳等地区，自2003年开始，约有100多名婴儿陆续患上一种怪病，脸大如盘，四肢短小，当地人称之为"大头娃娃"。只因这些婴儿长期食用脂肪、蛋白质和碳水化合物等基本营养物质不及国家标准的三分之一的劣质奶粉，这种奶粉被人们称为"空壳奶粉"，长期食用这种奶粉会导致婴儿出现"蛋白质－能量营养不良"。据统计，2003年5月以来，因食用劣质奶粉出现营养不良的婴儿共171例，死亡13例。

问题： 1. 这些婴儿为何会变成"大头娃娃"？
2. 对这类问题应如何防治？

蛋白质是一切生命的物质基础，是构成人体组织的基本材料，也是一种产能营养素，没有蛋白质就没有生命。蛋白质与人类的生长发育和健康有着密切关系，在人类营养中占有非常重要的地位。

扫码"学一学"

一、概述

蛋白质是由氨基酸组成的化学结构复杂的一大类有机化合物。蛋白质是生命的物质基础，没有蛋白质就没有生命。蛋白质是由碳、氢、氧、氮、硫等元素组成的，由于碳水化合物和脂肪中不含氮，因此蛋白质是人体氮的唯一来源。

（一）必需氨基酸

氨基酸是组成蛋白质的基本单位，以肽键相连接并形成一定的空间结构。人体中性质不同、千差万别的各种蛋白质是由 20 种氨基酸按不同的组合构成的。构成人体蛋白质的 20 种氨基酸中，有 8 种（婴儿为 9 种）是人体不能合成或合成速度不能满足机体需要，必须从食物中直接获得的，称为必需氨基酸（essential amino acid，EAA），包括亮氨酸、异亮氨酸、赖氨酸、蛋氨酸、色氨酸、苏氨酸、苯丙氨酸、缬氨酸和组氨酸（婴儿必需）。其余为非必需氨基酸，可在人体由其他氨基酸转变而来。在人体合成蛋白质时，非必需氨基酸与必需氨基酸同等重要。

（二）氮平衡

由于碳水化合物和脂肪中仅含碳、氢、氧，不含氮，因此蛋白质是人体氮的唯一来源。当膳食蛋白质摄入量适宜时，机体蛋白质代谢处于动态平衡。氮的摄入量和排出量的关系称为氮平衡。用氮平衡可以了解机体对蛋白质的消化和吸收情况，蛋白质总代谢状况以及机体对蛋白质的需要量。氮平衡的表达公式为：

$$B = I - (U + F + S)$$

（B = 氮平衡，I = 摄入氮，U = 尿素氮，F = 粪氮，S = 从皮肤损失的氮）

摄入氮和排出氮相等时为零氮平衡，如摄入氮多于排出氮则为正氮平衡，摄入氮少于排出氮则为负氮平衡。健康成年人应维持零氮平衡并富余 5%。正氮平衡，见于生长发育期的儿童、青少年和孕妇、乳母，疾病恢复期的患者，以及运动、劳动等需要增加肌肉的人群。负氮平衡，见于饥饿、衰老和消耗性疾病患者。蛋白质如长期摄入不足，能量供给不足，或活动量过大或应激状态，都可促使机体趋向负氮平衡，使机体出现生长发育迟缓、体重减轻、贫血、免疫功能低下、易感染、智能发育障碍，严重者可引起营养性水肿等。

二、蛋白质的生理功能

（一）构成和修复机体组织

蛋白质是构成机体组织、器官不可缺少的重要成分，人体一切组织器官都含有蛋白质。正常成年人体内蛋白质含量相对稳定，占体重的 16%~19%，即一个体重 60 kg 的成年人，体内有 10~11 kg 的蛋白质。同时，人体蛋白质处于不断分解和合成的动态变化中，人体每天约有 3% 的组织蛋白质需要更新。人体的生长过程，就包含了蛋白质不断地更新与增加。另外，各类疾病的患者还需要蛋白质作为组织损伤的修复材料。因此，构成和更新、修复机体组织是蛋白质最重要的生理功能。

（二）调节生理功能

机体生命活动能够有条不紊地进行，依赖于多种生理活性物质的调节。蛋白质在体内是构成多种重要生理活性物质的成分，参与调节多种生理功能。蛋白质是酶、抗体和某些激素的主要成分。酶能催化体内一切物质分解和合成；抗体能抵御外来微生物及其他有害物质入侵；激素使内环境稳定，并调节许多生理过程；细胞膜和血液中的蛋白质担负着各类物质的运输与交换；蛋白质还参与体内渗透压和酸碱平衡的维持，在记忆、遗传和解毒等方面也起到重要作用；此外，血液凝固、视觉形成、人体运动等都与蛋白质有关。蛋白质是生命的物质基础，是生命存在的形式。

（三）供给能量

人体每天所需能量的 10%~15% 应来自食物中的蛋白质。当机体需要时，蛋白质可以被代谢分解，释放出能量。1 g 食物蛋白质在体内约产生 16.7 kJ（4.0 kcal）能量。由于蛋白质的这种功能可以由碳水化合物和脂肪所代替，因此，供能是蛋白质的次要功能，利用蛋白质作为能量来源是不经济的。

三、食物蛋白质的营养价值评价

各种食物蛋白质的氨基酸组成不同，其营养价值也就不一样。评价食物蛋白质营养价值，可以从"质"和"量"两个方面考虑。

（一）蛋白质含量

蛋白质含量是评价一种食物蛋白质营养价值的基础指标。一般而言，动物性食物蛋白质含量较高，可达到 20% 左右，而植物性食物蛋白质含量普遍较低，但大豆和坚果类食物蛋白质含量较高。由于大多数蛋白质的含氮量非常接近，平均约为 16% 左右，故可通过凯氏定氮法测定食物中的氮含量并乘以 6.25 来表示食物的蛋白质含量。

（二）蛋白质消化率

蛋白质消化率指一种食物蛋白质可被消化酶分解的程度，即蛋白质在消化道内被吸收的蛋白质占摄入蛋白质的百分比，是反映食物蛋白质在消化道内被分解和吸收程度的一项指标。蛋白质消化率越高，被机体吸收利用的可能性越大，营养价值也越高。

根据是否考虑内源性粪代谢氮（通过粪便排出的肠道脱落的黏膜细胞和消化液中的氮等），可以将蛋白质消化率分为表观消化率和真消化率。实际工作中，由于表观消化率比真消化率安全且测定方法简便，故一般采用表观消化率。其计算公式如下：

$$蛋白质表现消化率（\%）=\frac{摄入氮-粪氮}{摄入氮}\times100\%$$

$$蛋白质真消化率（\%）=\frac{摄入氮-（粪氮-粪代谢氮）}{摄入氮}\times100\%$$

食物蛋白质消化率受到蛋白质性质、膳食纤维、多酚类物质和酶反应等因素影响。由于植物性食物的蛋白质被纤维素包裹，与消化酶接触程度较差，故其消化率较动物性食物低，如鸡蛋和牛奶蛋白质的消化率分别为 97% 和 95%，而玉米和大米蛋白质的消化率分别只有 85% 和 88%，土豆为 74%。但植物性食物可通过适当的加工烹调来提高消化率，如黄豆整粒食用时，其蛋白质消化率只有 65%，加工成豆腐后可提高到 90% 以上。

（三）蛋白质利用率

蛋白质利用率是指食物蛋白质经机体消化吸收后在体内被利用的程度。反映蛋白质利用率的指标如下。

1. 蛋白质生物学价值（biological value，BV） 反映蛋白质利用率最常用的指标是蛋白质生物学价值，简称生物价。它是以氮储留量对氮吸收量的百分比来表示的，表示蛋白质吸收后被机体储留的程度。生物学价值越高，该种食物蛋白质利用率就越高。

$$BV = 氮储留量/氮吸收量 \times 100\%$$

$$氮储留量 = 氮吸收量 - （尿氮 - 尿内源性氮）$$

$$氮吸收量 = 摄入氮 - （粪氮 - 粪代谢氮）$$

构成人体组织和细胞的蛋白质的氨基酸比值是一定的，食物蛋白质中的氨基酸比值与人体组织蛋白质中的氨基酸比值一致时才能被充分利用。食物蛋白质中各种必需氨基酸的构成比值称为氨基酸模式。一般将蛋白质中色氨酸的含量定为1，计算出其他必需氨基酸与色氨酸的相应比值。几种食物蛋白质和人体蛋白质氨基酸模式见表4-1。

表4-1 几种食物蛋白质和人体蛋白质氨基酸模式

必需氨基酸	人体	全鸡蛋	牛奶	牛肉	大豆	面粉	大米
异亮氨酸	4.0	3.2	3.4	4.4	4.3	3.8	4.0
亮氨酸	7.0	5.1	6.8	6.8	5.7	6.4	6.3
赖氨酸	5.5	4.1	5.6	7.2	4.9	1.8	2.3
蛋氨酸 + 半胱氨酸	3.5	3.4	2.4	3.2	1.2	2.8	2.8
苯丙氨酸 + 酪氨酸	6.0	5.5	7.3	6.2	3.2	7.2	7.2
苏氨酸	4.5	2.8	3.1	3.6	2.8	2.5	2.5
缬氨酸	5.0	3.9	4.6	4.6	3.2	3.8	3.8
色氨酸	1.0	1.0	1.0	1.0	1.0	1.0	1.0

各种食物蛋白质的生物学价值不相同，一般动物性食物比植物性食物要高。蛋白质生物学价值的高低取决于必需氨基酸的含量和比值。食物蛋白质的必需氨基酸模式与人体组织蛋白质的氨基酸模式越接近，该食物蛋白质生物学价值就越高。如肉、奶、蛋、鱼等动物蛋白质及大豆蛋白质，与人体蛋白质的氨基酸模式就很接近，被称为优质蛋白质。其中鸡蛋蛋白质的氨基酸模式与人体蛋白质的氨基酸模式最为接近，被称为参考蛋白质。而在植物蛋白质中，赖氨酸、蛋氨酸、苏氨酸含量相对较低，所以营养价值也相对较低。常见食物蛋白质生物学价值见表4-2。

表4-2 常见食物蛋白质生物学价值

蛋白质	生物学价值	蛋白质	生物学价值	蛋白质	生物学价值
鸡蛋黄	96	牛肉	76	玉米	60
全鸡蛋	94	白菜	76	花生	59
牛奶	90	猪肉	74	绿豆	58
鸡蛋白	83	小麦	67	小米	57
鱼	83	豆腐	65	生黄豆	57
大米	77	熟黄豆	64	高粱	56

在食物中，由于某一种或几种氨基酸数量不足，导致其他氨基酸也不能被充分利用，从而使蛋白质营养价值降低，这些含量相对较低的氨基酸称为限制氨基酸，即由于这些氨

基酸的不足，限制了其他氨基酸的利用。其中含量最低的称为第一限制氨基酸，依此类推，称为第二限制氨基酸、第三限制氨基酸等。为提高蛋白质营养价值，可将富含某种必需氨基酸的食物与缺乏同种氨基酸的食物混合食用，可使必需氨基酸互通有无，互相补充，使氨基酸模式更接近人体的需要，从而提高蛋白质的生物学价值，这种作用称为蛋白质互补作用。养成良好的饮食习惯，不偏食、不挑食、尽量杂食，有利于提高食物蛋白质的营养价值（表4-3）。如果平时饮食单调，节假日大吃大喝，对于发挥蛋白质的互补作用是不利的。

表4-3　几种食物混合蛋白质互补作用后的生物价

食物名称	混合食用方式Ⅰ（%）	混合食用方式Ⅱ（%）
小麦（67*）	—	31
小米（57*）	40	46
大豆（64*）	20	8
玉米（60*）	40	—
牛肉干（76*）	—	15

注：* 为蛋白质生物价；混合食用方式Ⅰ蛋白质生物价为73，混合食用方式Ⅱ蛋白质生物价为89。

2. 蛋白质净利用率（net protein utilization，NPU）　用以表示蛋白质实际被利用的程度。是将蛋白质生物学价值与消化率结合起来测定蛋白质营养价值的一个指标。

$$蛋白质净化利用率（\%）=生物价×消化率=氮储留量/氮摄入量×100\%$$

3. 氨基酸评分（amino acid score，AAS）　是将被测食物蛋白质的必需氨基酸组成与推荐的参考蛋白质氨基酸模式进行比较，是目前应用比较广泛的一种食物蛋白质营养价值的评价方法，不仅适用于单一食物蛋白质的营养价值评价，还适用于混合食物蛋白质营养价值的评价。被测食物蛋白质的第一限制氨基酸与参考蛋白质中同种必需氨基酸的比值即为该种蛋白质的氨基酸评分。参考蛋白质可以使用FAO/WHO 2002年提出的新氨基酸评分模式。

$$AAS=\frac{被测蛋白质每克氮（或蛋白质）中某种必需氨基酸含量（mg）}{参考蛋白质中每克氮（或蛋白质）中该种氨基酸含量（mg）}$$

例如，小麦粉蛋白质的第一限制氨基酸是赖氨酸，每克蛋白质中赖氨酸含量为25.7 mg，FAO/WHO 2002年提出的新氨基酸评分模式中赖氨酸为55 mg/g，故小麦粉蛋白质的氨基酸评分为25.7/55×100＝46.7（表4-4）。

表4-4　氨基酸评分举例

氨基酸	小麦粉（标准粉）（mg/g 蛋白质）	FAO/WHO 评分模式（mg/g 蛋白质）	AAS
异亮氨酸	37.5	40	92.5
亮氨酸	70.5	70	100.7
赖氨酸	25.7	55	46.7
蛋氨酸＋半胱氨酸	36.1	35	103.1
苯丙氨酸＋酪氨酸	78.3	60	130.5
苏氨酸	28.3	40	70.8
缬氨酸	12.4	10	124.0
色氨酸	47.2	50	94.4

拓展阅读

膳食调配原则

为充分发挥蛋白质互补作用，在混合膳食时应遵循以下原则。

1. 混合食用的食物的生物学种属越远越好。如动物性食物与植物性食物混合比单纯植物性食物间的混合要好。

2. 混合食用的食物种类越多越好。食物种类越多样，越有利于蛋白质之间取长补短，从而越有利于蛋白质互补。

3. 食用时间越近越好，最好同时食用。

四、蛋白质缺乏与过量

（一）蛋白质营养不良

蛋白质长期摄入不足时，临床表现常见疲倦、体重减轻、贫血、免疫和应激能力下降、营养性水肿、皮肤伤口愈合不良以及生殖功能障碍等。幼儿、青少年主要表现为生长发育迟缓、消瘦，甚至智力发育障碍。成人缺乏时，可以引起体力下降、水肿和抵抗能力降低。

蛋白质不足常与能量缺乏同时发生，称为"蛋白质－能量营养不良"（protein－energy malnutrition，PEM）。

1. 恶性营养不良 以蛋白质摄入严重不足为主，其主要表现为全身性水肿，尤其以腹部和腿部水肿明显，多见 3 ~ 13 岁儿童。

2. 消瘦型营养不良 蛋白质和能量摄入均严重不足，主要表现为消瘦，多见于 2 岁以下的幼儿。

3. 混合型营养不良 既有水肿又有消瘦的特征。

（二）蛋白质摄入过量

蛋白质摄入过多可增加肝脏和肾脏的负担，同时，蛋白质摄入过多还会引起膳食纤维、某些维生素和矿物质摄入量减少及饱和脂肪酸和胆固醇摄入增加，从而引起心血管疾病及骨骼损害的发生。此外，过多摄入蛋白质还与一些癌症如结肠癌、乳腺癌、胰腺癌和前列腺癌的发生有关。

五、蛋白质的食物来源与参考摄入量

（一）蛋白质的食物来源

膳食蛋白质可来源于植物性食物和动物性食物，一般而言，动物性食物蛋白质的营养价值比植物性食物要高。动物性食物中，蛋类蛋白质含量为 12% ~ 14%，氨基酸模式比较适合，是优质蛋白质的重要来源。奶类蛋白质含量为 1.5% ~ 4%，是婴幼儿蛋白质的最佳来源。禽、畜肉类和鱼虾类的蛋白质含量为 10% ~ 20%。植物性食物中，粮谷类含蛋白质6% ~ 10%，是我国居民的主食，是膳食蛋白质的主要来源。大豆是植物中优质蛋白质的良好来源，蛋白质含量最高，且含赖氨酸较多，对粮谷类蛋白质有较好的互补作用。

（二）蛋白质的推荐摄入量

一般成人蛋白质供能占总能量的 10% ~ 12%，儿童、青少年为 12% ~ 14%。中国营养学会推荐的膳食蛋白质参考摄入量（表 4 - 5），成年男性为 65 g/d，女性为 55 g/d。

表 4 - 5　中国居民膳食蛋白质参考摄入量（g/d）

年龄（岁）/ 生理状况	男性		女性	
	EAR	RNI	EAR	RNI
0 ~	—	9[a]	—	9[a]
0.5 ~	15	20	15	20
1 ~	20	25	20	25
2 ~	20	25	20	25
3 ~	25	30	25	30
4 ~	25	30	25	30
5 ~	25	30	25	30
6 ~	25	35	25	35
7 ~	30	40	30	40
8 ~	30	40	30	40
9 ~	40	45	40	45
10 ~	40	50	40	50
11 ~	50	60	45	55
14 ~	60	75	50	60
18 ~	60	65	50	55
孕妇（1 周 ~ 12 周）	—	—	50	55
孕妇（13 周 ~ 27 周）	—	—	60	70
孕妇（≥28 周）	—	—	75	85
乳母	—	—	70	80
0.5 ~	15	20	15	20
1 ~	20	25	20	25
2 ~	20	25	20	25
3 ~	25	30	25	30
4 ~	25	30	25	30

注："—"表示未制定；[a]AI 值。

第二节　脂　类

扫码"学一学"

一、概述

脂类指生物体内不溶于水而易溶于有机溶剂的一大类有机物，包括脂肪和类脂。脂肪是由 1 分子甘油和 1 ~ 3 分子脂肪酸所形成的酯。营养学上特别重要的类脂有磷脂和固醇。

脂类的含量占正常人体重的 14% ~ 19%，肥胖者可达 30% 以上。其中脂肪约占脂类的 95%，主要分布于皮下、大网膜、肠系膜等脂肪组织中。人体脂肪含量可随营养和体力活动情况而增减，称为动脂或可变脂。类脂约占脂类的 5%，在体内的含量比较稳定，不易受营养和体力活动情况的影响，称为定脂。

二、脂肪酸与必需脂肪酸

（一）脂肪酸

脂肪酸是构成脂类的基本物质，已知天然的脂肪酸有五十多种。脂肪酸按碳原子数可分为短链、中链和长链脂肪酸；按其碳链上是否存在双键分为饱和脂肪酸和不饱和脂肪酸。不饱和脂肪酸按含双键数目分为单不饱和脂肪酸和多不饱和脂肪酸；按羧酸不饱和双键出现的位置分为 $\omega-3$、$\omega-6$、$\omega-7$ 和 $\omega-9$ 系或 $n-3$、$n-6$、$n-7$ 和 $n-9$ 系脂肪酸；按羧酸的空间结构又分为顺式和反式脂肪酸。

1. 按脂肪酸碳链长度分类 可分为长链脂肪酸（含 14 碳以上），中链脂肪酸（含 6 ~ 12 碳）和短链脂肪酸（含 2 ~ 4 碳）。人体含有的各种脂肪酸大多数为长链脂肪酸。

2. 按脂肪酸饱和程度分类 可分为饱和脂肪酸、单不饱和脂肪酸和多不饱和脂肪酸。饱和脂肪酸碳链中不含双键，如软脂酸、硬脂酸。单不饱和脂肪酸碳链中只含一个双键，如油酸、棕榈油酸。多不饱和脂肪酸碳链中含两个以上的双键，如亚油酸、亚麻酸、花生四烯酸。不饱和脂肪酸含量高的脂肪多呈液态，如大部分植物油；饱和脂肪酸含量高的脂肪多呈固态，如大部分动物脂肪。

其中不饱和脂肪酸按双键的位置可分为 $\omega-3$（或 $n-3$）、$\omega-6$（或 $n-6$）等脂肪酸。如 $\alpha-$ 亚麻酸就属于 $n-3$ 脂肪酸，亚油酸就属于 $n-6$ 脂肪酸。

按不饱和脂肪酸空间结构可分为顺式脂肪酸（其连接到双键两端碳原子上的两个氢原子都在碳链的同侧）和反式脂肪酸（其连接到双键两端碳原子上的两个氢原子都在碳链的不同侧）。自然界中天然存在的脂肪酸大多是顺式脂肪酸。大部分反式脂肪酸是对植物油进行氢化处理时产生的。氢化植物油口感好，价格便宜，易于保存，在食品加工中被广泛应用。反式脂肪酸摄入过多会对机体健康产生不利影响，能明显增加心血管疾病的风险，还可诱发肿瘤、2 型糖尿病等。

（二）必需脂肪酸

必需脂肪酸是指人体不能合成，必须由膳食供给的多不饱和脂肪酸，现在认为人类的必需脂肪酸是亚油酸和 $\alpha-$ 亚麻酸两种。必需脂肪酸是人体不可缺少的营养素，主要有以下生理功能。

1. 构成磷脂重要组成成分 磷脂是细胞膜的主要结构成分，因此必需脂肪酸与细胞膜的结构和功能直接相关。必需脂肪酸缺乏可导致线粒体肿胀、细胞膜结构和功能改变及膜透性和脆性增加。

2. 合成前列腺素的前体 前列腺素有多种生理功能，如使血管扩张和收缩、神经刺激的传导、作用肾影响水的排泄，母乳中的前列腺素还可防止婴儿消化系统损伤等。

3. 促进胆固醇的转运和代谢 在高密度脂蛋白（HDL）中，胆固醇与亚油酸形成亚油酸胆固醇酯，然后被转运往肝脏而被代谢分解。

4. 参与动物精子的形成 膳食如长期缺乏必需脂肪酸，动物可出现不孕症，授乳过程也发生障碍。动物实验证明必需脂肪酸缺乏还会使动物生长发育受阻。

5. 预防辐射损害　必需脂肪酸对 X 射线引起的皮肤损害有保护作用。

6. 保护视力　机体内由 α - 亚麻酸衍生的 DHA 是视网膜受体中最丰富的多不饱和脂肪酸，为维持视紫红质正常功能所必需，对增强视力有良好作用。

三、脂类的生理功能

（一）供给机体能量

脂肪是机体内产生能量最高的营养素，1 g 脂肪在体内完全氧化能产生 37.7 kJ（9 kcal）能量。全天总能量的 20% ~30% 应该由脂肪来提供。

（二）构成机体组织的重要物质

脂肪广泛存在于人体内，主要分布于皮下、腹腔、脏器周围及肌间隙等处；脂类也是构成人体细胞的重要成分，是细胞维持正常结构和功能所必不可少的重要成分；磷脂是所有生物膜的重要组成成分，固醇也是构成细胞的主要原料，脑髓和神经组织中含有丰富的磷脂和糖脂。所有生物膜的结构和功能与所含脂类成分有密切关系，膜上许多酶蛋白需要与脂类结合而存在并发挥作用。胆固醇则是机体合成胆汁酸和类固醇激素的必需物质。

（三）促进脂溶性维生素的吸收

食物脂肪含有脂溶性维生素，如鱼肝油中含丰富的维生素 A 和维生素 D；植物油富含维生素 E 和维生素 K 等。脂肪不仅是脂溶性维生素的重要食物来源，同时还可以促进脂溶性维生素在肠内吸收。长期脂肪摄入不足或消化吸收障碍，可造成脂溶性维生素缺乏。

（四）供给必需脂肪酸

人体必需脂肪酸，主要靠食物脂肪提供。

（五）改善食物感官性状、促进食欲及增加饱腹感

油脂烹调食物可以改善食物的色、香、味、形等感官性状和口感，促进食欲；同时，脂肪由胃进入十二指肠，刺激产生肠抑胃素，使肠蠕动受抑，延迟胃的排空，增加饱腹感。

（六）其他生理功能

脂肪除了具有上述功能外，还有维持体温，支持和保护脏器、关节，并具有隔热保温作用。

> **拓展阅读**
>
> ### EPA 和 DHA
>
> n - 3 脂肪酸是指第一个双键位于从甲基端开始的第 3，4 位碳之间的多不饱和脂肪酸，包括 α - 亚麻酸、二十碳五烯酸、二十二碳五烯酸和二十二碳六烯酸。
>
> 二十碳五烯酸（EPA）和二十二碳六烯酸（DHA）的主要作用有：①降低炎症反应；②降压作用；③DHA 是大脑及视网膜的组成成分，可以促进胎儿大脑及视网膜的发育；④EPA、DHA 可以抑制血小板凝集，防止血栓形成，降低血脂，防治冠心病。其主要食物来源有深海鱼油（深海鱼类体内的不饱和脂肪酸），如三文鱼、沙丁鱼等。

四、膳食脂肪营养价值评价

（一）脂肪的消化率

脂肪的消化率与其熔点密切相关，熔点越低，越容易消化。脂肪酸的饱和程度越高、碳链越长，脂肪的熔点越高。动物脂肪主要由饱和脂肪酸组成，植物脂肪则含不饱和脂肪酸较多，故植物油的消化率一般高于动物脂肪。

（二）必需脂肪酸的含量

一般植物油中亚油酸含量高于动物脂肪，其营养价值优于动物脂肪，但有例外，如椰子油、棕榈油，其亚油酸含量很低，饱和脂肪酸含量高。

（三）脂溶性维生素含量

一般脂溶性维生素含量高的脂肪，营养价值也高。动物的肝脏脂肪含维生素 A 和维生素 D 丰富，以鲨鱼肝油的含量为最多，奶油次之，猪油内不含维生素 A 和维生素 D，所以营养价值较低。植物油特别是麦胚芽油，富含维生素 E。

（四）脂类的稳定性

稳定性的大小与不饱和脂肪酸和维生素 E 的含量有关。不饱和脂肪酸不稳定，容易氧化、酸败。维生素 E 有抗氧化作用，可防止脂类酸败。

五、膳食脂类食物来源及脂肪参考摄入量

（一）脂类的食物来源

脂肪主要来源于动物的脂肪组织、肉类和植物种子；亚油酸在植物油中，α-亚麻酸在豆油和紫苏子油中含量多，n-3 长链多不饱和脂肪酸主要来自海产品、深海鱼油；含磷脂丰富的食物为蛋黄、肝脏、大豆、麦胚和花生等；胆固醇含量高的食物是动物脑、肝、肾等内脏及蛋类、肉类和奶类也含有一定量的胆固醇。

（二）膳食脂肪适宜摄入量

成年人脂肪供热占膳食总能量的 20%～30%，必需脂肪酸的摄入量，通常应不少于总能量的 3%。建议膳食脂肪中的 SFA∶MUFA∶PUFA 为 1∶1∶1 为宜（表 4-6）。

表 4-6　中国居民膳食脂肪、脂肪酸参考摄入量和可接受范围　　　能量百分比（%E）

年龄（岁）/生理状况	脂肪 AMDR	饱和脂肪酸 U-AMDR	n-6 多不饱和脂肪酸[a] AI	n-6 多不饱和脂肪酸[a] AMDR	n-3 多不饱和脂肪酸 AI[b]	n-3 多不饱和脂肪酸 AMDR
0～	48[c]	—	7.3	—	0.87	—
0.5～	40[c]	—	6.0	—	0.66	—
1～	35[c]	—	4.0	—	0.60	—
4～	20～30	<8	4.0	—	0.60	—
7～	20～30	<8	4.0	—	0.60	—
18～	20～30	<10	4.0	2.5～9.0	0.60	0.5～2.0
60～	20～30	<10	4.0	2.5～9.0	0.60	0.5～2.0
孕妇和乳母	20～30	<10	4.0	2.5～9.0	0.60	0.5～2.0

注：[a] 亚油酸的数值；[b] α-亚麻酸的数值；[c] AI 值。

六、过量与缺乏

摄入脂肪过多易引起肥胖及与肥胖相关的疾病，如高脂血症、高血压、冠心病、胆石症及癌症等，甚至影响寿命。脂肪摄入过少，有可能引起必需脂肪酸、脂溶性维生素和能量等不足，也会影响人体健康。

第三节 碳水化合物

一、概述

碳水化合物又称糖类，是由碳、氢、氧 3 种元素组成的一大类有机化合物。碳水化合物是人类最廉价而安全的能量来源，也是食物中的主要成分之一。碳水化合物根据聚合度，可将其分为糖、寡糖和多糖三类，见表 4-7。

表 4-7 碳水化合物的分类

分类（含单糖分子数）	亚组	组成
糖（1~2）	单糖	葡萄糖、半乳糖、果糖
	双糖	蔗糖、乳糖、麦芽糖、海藻糖
	糖醇	山梨醇、甘露醇、木糖醇
寡糖（3~9）	麦芽低聚寡糖	麦芽糊精
	其他杂寡糖	棉子糖、木苏糖、低聚果糖
多糖（≥10）	淀粉	直链淀粉、支链淀粉、变形淀粉
	非淀粉多糖	纤维素、半纤维素、果胶、亲水胶质物

单糖是不能水解成更简单糖的糖类，双糖可以水解成 2 个单糖分子，糖醇是一类多羟基醇，热量比较低，可以作为糖尿病患者食品的甜味剂。寡糖又称低聚糖，某些寡糖如低聚果糖，可以刺激肠道中有益菌群的生长繁殖，对人体健康有益，被称为益生元。多糖一般不溶于水，无甜味，按功能可分为储存多糖和结构多糖。植物细胞的储存多糖主要是淀粉，又可以分为直链淀粉和支链淀粉。淀粉可以在胰淀粉酶的作用下降解为单糖。糖原是动物体内多糖的储存形式，其结构与支链淀粉类似，也是葡萄糖的聚合物，在维持血糖的过程中发挥重要作用。结构多糖是构成植物细胞壁的主要成分，包括纤维素、半纤维素、果胶、亲水胶质物等非淀粉多糖。

二、碳水化合物的生理功能

（一）贮存和供给能量

碳水化合物是人体最重要、最经济的能量来源，每克碳水化合物在体内氧化可提供 16.7 kJ（4 kcal）的能量。人体每天所需能量 55%~65% 应该由碳水化合物提供。碳水化合物消化吸收后转变成的葡萄糖除了被机体直接利用外，可以糖原的形式储存在肝脏和肌肉中，当机体需要时，肝脏中的糖原即可被分解成葡萄糖以提供能量。碳水化合物在体内氧化迅速，供能快，是神经系统和心肌的主要能源，也是肌肉活动时的主要燃料。中枢神经系统只能利用葡萄糖提供能量。

（二）构成机体的重要成分

碳水化合物是构成机体组织细胞的重要物质，并参与多种生理活动。如结缔组织中的黏蛋白，神经组织中的糖脂，细胞膜表面具有信息传递功能的糖蛋白，都是寡糖复合物。此外，核糖是遗传物质 DNA 和 RNA 的重要组成成分。

（三）节约蛋白质作用

当碳水化合物摄入不足，能量供给不能满足机体需要时，膳食蛋白质中的一部分就会通过糖原异生分解成葡萄糖以满足机体对能量的需求。当体内碳水化合物供给充足时，就可以节约这一部分蛋白质，使其发挥蛋白质特有的生理功能而避免被作为能量消耗，可以增加体内氮的储留。某些人群在减重时，因过度节食致碳水化合物摄入不足时，机体就要动用体内蛋白质，甚至是组织器官（如肌肉、肝、肾、心脏等）的蛋白质，久了就会对人体造成损害。过度节食减肥的危害性即与此有关。

（四）抗生酮作用

脂肪在体内彻底被代谢需要葡萄糖的协同作用。若碳水化合物不足，脂肪酸不能被彻底氧化而产生酮体，过多的酮体会引起酮血症，影响酸碱平衡。体内有充足的碳水化合物，可起到抗生酮作用。人体至少需 50～100 g/d 碳水化合物才能防止酮血症的产生。

（五）解毒作用

碳水化合物经糖醛酸途径代谢生成的葡萄糖醛酸，是体内重要的结合解毒剂，在肝脏中能与许多有害物质如细菌毒素、乙醇、砷等结合，从而起到解毒作用。不能消化的碳水化合物在肠道细菌的作用下发酵产生的短链脂肪酸也有一定的解毒作用。

（六）提供膳食纤维

膳食纤维是指食物中不能被人体消化吸收利用的多糖类物质，主要来自植物性食物。根据膳食纤维的水溶性可分为可溶性纤维和不可溶性纤维。前者包括果胶、树胶和黏胶等，后者包括纤维素、半纤维素和木质素等。因膳食纤维具有重要营养价值，故又称为"第七营养素"。膳食纤维的生理功能如下。

1. 改善肠道功能 膳食纤维能促进肠蠕动，并具有较强的吸水性，使粪便保持柔软并增加粪便体积，有利于排便。此外，膳食纤维及发酵产物可促进肠道有益菌生长繁殖，有益于维持肠道正常菌群平衡。因此膳食纤维对预防肠道疾病和结肠癌等肿瘤具有重要意义。

2. 降低血糖和血浆胆固醇 可溶性纤维如果胶、树胶等可吸附胆酸，减少胆酸的重吸收，从而促进胆固醇转化为胆酸排出，降低血浆胆固醇，尤其是可降低低密度脂蛋白胆固醇。可溶性纤维可减少小肠对糖吸收，使血糖不至于因进食而快速升高，也就可减少胰岛素的释放。而胰岛素可刺激肝脏合成胆固醇，所以胰岛素释放减少也有助于降低血浆胆固醇水平。因此膳食纤维对防治心脑血管疾病、糖尿病和胆石症有良好作用。

3. 控制体重和减肥 膳食纤维，特别是可溶性纤维，可减缓食物由胃进入肠道的速度和吸水作用，从而产生饱腹感而减少能量摄入，达到控制体重和减肥作用。

4. 吸附作用 膳食纤维能吸附某些食品添加剂、残留农药、洗涤剂等有害物质，减少对人体的伤害。

膳食纤维的 RNI 为 25 ~ 35 g/d。过多摄入膳食纤维会造成腹部不适，增加肠蠕动和产气量，造成大便次数增多，影响人体对蛋白质、脂肪、某些脂溶性维生素和钙、镁、锌、铁等矿物质的吸收。

三、血糖的调节与血糖生成指数

（一）血糖的调节

血糖是指血液中的葡萄糖，主要来源于食物中消化吸收的葡萄糖，以及来自肝糖原酵解和糖异生作用。正常情况下人体的血糖水平保持相对稳定，空腹时为 3.9 ~ 6.1 mmol/L，餐后血糖可轻微升高。血糖水平保持稳定具有非常重要的生理意义，是维持细胞正常生理功能的重要条件之一。血糖水平受神经和激素的调节，胰岛素是调节血糖水平的主要激素。当体内胰岛素分泌不足时，会出现高血糖症，发生糖尿病。

（二）血糖生成指数

血糖生成指数（Glycemic Index，GI）是指不同食物血糖耐量曲线在基线内面积与标准糖（葡萄糖）耐量面积之比，以百分数表示。

$$CI = \frac{\text{某食物在餐后 2 小时血糖曲线下面积}}{\text{相当含量葡萄糖在餐后 2 小时血糖曲线下面积}} \times 100\%$$

GI 是衡量某种食物或某种膳食组成对血糖浓度影响的一个指标。GI 高的食物或膳食，表示进入胃肠道后消化快、吸收完全，葡萄糖迅速进入血液，血糖浓度波动大；反之则表示在胃肠道内停留时间长、吸收率低，葡萄糖释放缓慢，葡萄糖进入血液后的峰值低、下降速度也慢，血糖浓度波动小。血糖生成指数低于 55 的为低 GI 食物，在 55 ~ 70 之间的为中等 GI 食物，在 70 以上的为高 GI 食物。

无论对健康人还是糖尿病患者来讲，都需要保持一个稳定的血糖浓度，要达到这个状态就需要利用低 GI 的食物。食物的 GI 可以作为糖尿病患者选择食物的参考标准，也可广泛用于高血压患者和肥胖者的饮食管理、居民营养教育等多个领域。常见食物的 GI 见表 4 - 8。

表 4 - 8　常见食物的 GI

食物名称	GI （100%）	食物名称	GI （100%）	食物名称	GI （100%）
馒头	88.1	南瓜	75.0	香蕉	52.0
面包	87.9	西瓜	72.0	藕粉	32.6
大米饭	83.2	小米	71.0	牛奶	27.6
面条	81.6	熟土豆	66.4	绿豆	27.2
熟红薯	76.7	荞麦	54.0	大豆	18.0

四、碳水化合物的食物来源与参考摄入量

（一）食物来源

碳水化合物主要来源于植物性食物，如粮谷类中碳水化合物含量为 60% ~ 80%，薯类中含量为 20% ~ 30%，豆类中含量为 40% ~ 60%；奶和奶制品中的乳糖，是婴儿主要的能

量来源；蔬菜、水果含有少量单糖和大量纤维素、果胶，是膳食纤维的主要来源。

（二）参考摄入量

人体对碳水化合物的需要量，常以可提供的能量的百分比来表示。膳食碳水化合物的 AI 为占总能量的 50% ~ 65%，这些碳水化合物应有不同的来源，包括复合碳水化合物、不消化的抗性淀粉、非淀粉多糖和低聚糖等。因为蔗糖等精制糖吸收迅速，易于转化成脂肪储存下来，故精制糖不宜摄入过多，应占总能量的 10% 以下。充足的不同来源的碳水化合物既可以保障人体能量及营养素的需要，又可以改善肠道微环境和预防龋齿的发生（表4-9）。

表4-9 中国居民膳食碳水化合物参考摄入量和可接受范围

年龄（岁）/ 生理状况	碳水化合物		添加糖
	EAR（g/d）	AMDR（%E）	AMDR（%E）
0 ~	—	60[a]	—
0.5 ~	—	85[a]	—
1 ~	120	50 ~ 65	—
4 ~	120	50 ~ 65	< 10
7 ~	120	50 ~ 65	< 10
11 ~	150	50 ~ 65	< 10
14 ~	150	50 ~ 65	< 10
18 ~ 65	120	50 ~ 65	< 10
孕妇	130	50 ~ 65	< 10
乳母	160	50 ~ 65	< 10

注：[a] AI 值，单位为克（g）。

五、过量与缺乏

碳水化合物摄入量过多可致肥胖和高甘油三酯血症；摄入量过少可致生长发育迟缓，体重减轻。

?思考题

1. 如何评价食物蛋白质的营养价值？用蛋白质互补原理说说为何要提倡食物多样化？

2. 碳水化合物有何生理功能？减重时碳水化合物摄入太少对健康有什么危害？

3. 何谓膳食纤维？其有何保健功能？

（张 谦）

第五章　微量营养素

扫码"学一学"

第一节　维生素

一、概述

（一）维生素的共同特点

维生素又名维他命，是维持身体健康所必需的一类有机化合物。这类物质在体内既不是构成身体组织的原料，也不是能量的来源，而是一类调节物质，但这类物质在新陈代谢中起重要作用。维生素具有以下共同特点。

1. 维生素均以维生素原的形式存在于食物中。

2. 维生素不是构成机体组织和细胞的组成成分，它也不会产生能量，它的作用主要是参与机体代谢的调节。

3. 大多数的维生素机体不能合成或合成量不足，不能满足机体的需要，必须通过食物才能获得。

4. 人体对维生素的需要量很小，日需要量常以毫克或微克计算，但一旦缺乏就会引发相应的维生素缺乏症，对人体健康造成损害。

由此可见，维生素与碳水化合物、脂肪和蛋白质三大产能营养素不同，在天然食物中仅占极少比例，但又为人体生长所必需的有机化合物，对机体的新陈代谢、生长、发育、健康有极重要作用。如果长期缺乏某种维生素，就会引起生理功能障碍而发生某种疾病。

（二）维生素的命名及分类

维生素的种类很多，化学性质不同，生理功能各异，根据其溶解性可分为两大类，即脂溶性维生素和水溶性维生素两大类。脂溶性维生素包括维生素 A、维生素 D、维生素 E、维生素 K；水溶性维生素包括维生素 B_1、维生素 B_2、烟酸、维生素 B_6、维生素 B_{12}、叶酸、泛酸、胆碱、生物素及维生素 C 等。

（三）维生素的缺乏与过量

维生素的缺乏通常是指由于膳食中维生素供给不足或其生物利用率过低引起；也包括由于生理或病理原因妨碍了维生素的消化、吸收、利用，或因需要量增加、排泄或破坏增多而引起的继发性维生素缺乏。常见维生素缺乏的原因主要为：①食物中维生素供给不足；②人体吸收障碍；③特殊人群需要量增加，但食物中的供给量未增加。

脂溶性维生素只能够溶解储存在脂肪组织中，故排泄率不高，可在体内长期大量地储存，长期摄入过多可在体内蓄积以至引起中毒。水溶性维生素可以轻易地溶于体内水溶液中，产生毒害作用的可能性很小，摄入过量一般不会引起中毒，但常会干扰其他营养素的代谢。体内缺乏水溶性维生素的可能性较大。补充维生素必须遵循合理的原则，不宜盲目加大剂量。

二、脂溶性维生素及其功能

（一）维生素 A

1. 结构与理化性质 维生素 A 又叫视黄醇，抗干眼病维生素。是人类最早发现的维生素，是指含有视黄醇结构，并具有其生物活性的一大类物质。狭义的维生素 A 仅指视黄醇，但植物来源的类胡萝卜素在人体内可转化为视黄醇，故而也是人类维生素 A 的重要来源。某些有色植物含有的类胡萝卜素统称为维生素 A 原，包括 α－胡萝卜素、β－胡萝卜素、γ－胡萝卜素等。维生素 A 与胡萝卜素在高温和碱性的环境中比较稳定，在一般的烹调和加工过程中不易被破坏。但对酸不稳定，且容易被空气中的氧气所氧化破坏，尤其是在高温条件下，紫外线对维生素 A 的氧化有促进作用。因此，维生素 A 或富含维生素 A 的食物应在避光及低温环境下保存较好。

2. 生理功能

（1）维持正常视觉 维生素 A 能促进视网膜上的感光物质视紫红质的合成与再生，视紫红质由维生素 A 与视蛋白结合而成，为暗视觉的必需物质。若缺乏维生素 A，就会影响视紫红质的合成，引发暗适应恢复时间延长，严重时导致夜盲症。

（2）维护上皮细胞的正常生长与分化 维生素 A 对上皮细胞的细胞起稳定作用，参与维持上皮细胞的形态完整和健全，增强抵抗力。维生素 A 营养良好时，人体上皮组织黏膜细胞中的糖蛋白的生物合成正常，分泌黏液正常，而缺乏时上皮不分泌糖蛋白，导致上皮组织萎缩，皮肤干燥、粗糙，毛囊角质化，汗腺和皮脂腺萎缩。

（3）促进生长发育和维护生殖功能，并维持和促进免疫功能 维生素 A 参与调节机体多种组织细胞的生长和分化，包括神经系统、心血管系统、眼睛、四肢和上皮组织等。维生素 A 通过调节细胞免疫和体液免疫来提高免疫功能，这也与增强巨噬细胞和自然杀伤细胞的活力以及改变淋巴细胞的生长和分化有关。维生素 A 还参与软骨内成骨，缺乏时长骨的形成和牙齿的发育均会受到影响。维生素 A 缺乏时还会导致男性睾丸萎缩，精子数量减少、活力下降，也可影响胎盘发育。缺乏维生素 A 的儿童生长停滞、发育迟缓、骨骼发育不良，缺乏维生素 A 的孕妇所生的新生儿体重减轻。

此外，类胡萝卜素也是人体内不可缺少的营养物质。β－胡萝卜素不仅是食物中维生素

A 的良好来源，研究发现它在防癌方面和预防心血管疾病方面也有明显作用。β - 胡萝卜素是极好的抗氧化剂，在人体内能捕捉自由基，提高机体抗氧化防御能力，有助于提高正常机体的免疫功能。

3. 缺乏与过量 维生素 A 缺乏的最早症状是暗适应能力下降，严重时可导致夜盲症。缺乏维生素 A 可使细胞过度角质化，对所有器官均有影响，使其机能发生障碍。最早受影响的是眼睛的结膜和角膜，表现为结膜或角膜干燥、软化甚至穿孔，以及泪腺分泌减少。消化道表现为舌味蕾上皮角化、肠道黏膜分泌减少、食欲减退等。呼吸道黏膜上皮萎缩、干燥，纤毛减少，抗病能力减退。消化道和呼吸道感染疾病的危险性提高，而且感染后不易痊愈，特别是儿童、老人容易引起呼吸道炎症，严重时可引起死亡。泌尿和生殖系统的上皮细胞同样也会发生改变，从而影响其功能。

婴幼儿和儿童维生素 A 缺乏的发生率远高于成人，这是由于孕妇血中的维生素 A 不易通过胎盘屏障进入胎儿体内，故初生儿体内维生素 A 储存量低。儿童缺乏维生素 A 最主要的症状是眼结膜毕脱氏斑，其为脱落细胞的白色泡沫状聚积物，使正常结膜上皮细胞和杯状细胞被角化细胞取代的结果。另外，维生素 A 缺乏时，会造成血红蛋白合成代谢障碍，免疫功能低下，儿童生长发育迟缓。

由于维生素 A 为脂溶性维生素，其在体内的排泄率不高，食入过量可在体内蓄积而导致中毒。主要表现为厌食、恶心、呕吐、肝脾肿大、长骨变粗及骨关节疼痛、过度兴奋、肌肉僵硬、皮肤干燥、搔痒、鳞皮、脱发等。成人每天摄入 22500 ~ 150000 μgRE，3 ~ 6 个月后可出现上述症状，但大多数是由于摄入维生素 A 纯制剂或吃了某些野生动物肝、鱼肝而引起的，一般食物中摄入的维生素 A 不会引起中毒。通过食物摄入大量胡萝卜素，除在皮肤脂肪积累使其呈黄色外，尚未发现有其他的毒性。

4. 供给量及食物来源 在计算膳食中维生素 A 的供给量时，除了应考虑维生素 A 本身外，还应考虑其前体物质类胡萝卜素（以 β - 胡萝卜素为主）。膳食或食物中全部具有视黄醇活性物质常用视黄醇当量（RE）来表示，包括已形成的维生素 A 和维生素 A 原的总量。它们常用的换算关系是：

$$1 \ \mu gRE = 1 \ \mu g \ 视黄醇 = 6 \ \mu g \ \beta - 胡萝卜素 = 12 \ \mu g \ 其他类胡萝卜素$$

$$膳食中总视黄醇当量 RE（\mu g）= 视黄醇（\mu g）+ \beta - 胡萝卜素 \times 0.167 +$$
$$其他类胡萝卜素（\mu g）\times 0.084$$

我国推荐的每日膳食中维生素 A 的参考摄入量为：男性 800 μgRE，女性 700 μgRE，孕妇与乳母 800 ~ 1000 μgRE。

维生素 A 在动物性食物如动物的肝、肾、蛋及乳中含量丰富，尤其以肝脏中最为丰富。在绿色蔬菜及红黄色蔬菜与水果中含有类胡萝卜素，如西兰花、胡萝卜、豌豆苗、红心甜薯、菠菜、苋菜、油菜、橘子、枇杷等中含量比较丰富。满足人体中维生素 A 需要量的主要食物来源是这些有色蔬菜，动物性食物膳食结构中所占的比例较少，单纯只靠动物性食物并不能完全满足人体对维生素 A 的需要，而人体每天都要摄入大量的有色蔬菜，其中的类胡萝卜素可在体内转化形成维生素 A 供人体的需要。一般认为，人体每日所需维生素 A 1/3 由视黄醇提供，2/3 由类胡萝卜素提供较好。

（二）维生素 D

维生素 D 为一组存在于动植物组织中的类固醇的衍生物，因其有抗佝偻病作用，也称之为抗佝偻病维生素。目前已知的维生素 D 至少有 10 种，但最重要的是维生素 D_2（麦角钙化醇）和维生素 D_3（胆钙化醇）。麦角固醇和 7 - 脱氢胆固醇分别是维生素 D_2 和维生素 D_3 的前体。麦角固醇主要存在于植物油、酵母菌和麦角中，人体中不存在，经消化道也不能吸收，但经紫外光照射后可转变为维生素 D_2，并且能为人体吸收。但麦角固醇在自然界中的存量很少。7 - 脱氢胆固醇存在于人体的皮肤和皮下脂肪中，经紫外线照射可转变为维生素 D_3。维生素 D_2 和维生素 D_3 的生理功能和作用机制是完全相同的，二者都具有维生素 D 的生理活性，常被统称为维生素 D。$1,25 - (OH)_2 - D_3$ 是维生素 D 的活性形式，具有类固醇激素的作用。

1. 理化性质　维生素 D 为白色晶体，溶于脂肪及脂溶剂，对热、碱较稳定。在 130℃ 加热 90 分钟，其活性仍能保存，故通常的烹调加工不会造成维生素 D 的损失。维生素 D 油溶液中加入抗氧化剂后更稳定。维生素 D 在酸性环境中易分解，故脂肪酸败可引起其中维生素 D 的破坏。

2. 生理功能　维生素 D 的最主要的生理功能就是它能促进钙、磷在人体肠道中的吸收，维持血清中钙、磷浓度的稳定，促进骨骼和牙齿的钙化，保证正常的生长发育。

$1,25 - (OH)_2 - D_3$ 作用于小肠、骨骼、肾脏等器官中，在甲状旁腺素的共同作用下，维持血钙水平。血钙浓度低时，可促进肠道主动吸收钙、肾脏对钙的重吸收以及从骨骼中动员钙；而当血钙浓度过高时，促使甲状旁腺产生降钙素，阻止钙从骨中动员出来，增强骨骼钙化，并增加钙、磷从尿液中的排出量。维生素 D 也能激发肠道对磷的转运过程，且这种转运是独立的，与钙的转运相互并不影响。

3. 吸收与代谢　人体中的维生素 D_2 是由从食物中摄取的维生素 D 和由皮肤和皮下脂肪中的 7 - 脱氢胆固醇经日照转化成的维生素 D_3 而来。

从食物中摄取的维生素 D，进入小肠后，在胆汁的作用下与其他脂溶性物质一起形成胶团被动吸收入小肠黏膜细胞中。食物中有 50% ~ 80% 的维生素 D 是在小肠吸收。吸收后的维生素 D 经淋巴进入血液，部分与血液中的维生素 D 结合蛋白结合并由其携带输送至全身各组织器官中发挥生理作用。脂肪吸收受干扰时，如慢性胰腺炎、脂肪痢及胆道阻塞都会影响维生素 D 的吸收。

在皮肤中产生的维生素 D，会缓慢扩散进入血液，由维生素 D 结合蛋白携带运输。在血浆中约有 60% 的维生素 D 与维生素 D 结合蛋白结合运输。

维生素 D 主要储存在脂肪组织与骨骼肌中，其次是肝脏，在大脑、脾、皮肤、肺中也存有少量。维生素 D 的分解代谢主要在肝脏，在其转化为极性较强的代谢产物后，随胆汁进入肠中由粪便排出，仅有少量从尿液中排出。

4. 缺乏与过量　膳食供应不足或人体日照不足是维生素 D 缺乏的主要原因。若日照充足、户外活动正常，一般情况下不易发生维生素 D 的缺乏。

婴幼儿缺乏维生素 D 可引起佝偻病，以钙、磷代谢障碍为特征，严重者出现骨骼畸形，如方头、鸡胸、漏斗胸、肋骨串珠、"O" 形退和 "X" 形腿等。成人维生素 D 缺乏会使已成熟的骨骼脱钙，表现为骨质软化症，特别是孕妇和乳母及老年人容易发生，常见的症状是骨痛、肌无力，易变形，活动加剧时，严重时骨骼脱钙而引起骨质疏松症和骨质软化病，发生自发性或多发性骨折。

通过膳食来源的维生素 D 一般认为不会引起中毒，但摄入过量的维生素 D 补充剂或强化维生素 D 的乳制品，有发生维生素 D 过量和中毒的可能。目前认为维生素 D 的每日摄入量不宜超过 25 μg。

维生素 D 中毒表现主要有厌食、恶心、多尿、烦躁、皮肤瘙痒、血钙、血磷增高，尿中钙、磷也会增高，钙可大量沉积在一些软组织，如心、肾、肝、血管中，引起功能障碍，甚至引起肾、心脏及大动脉钙化。严重的维生素 D 中毒可导致死亡。

5. 供给量及食物来源　由于维生素 D 既可由膳食提供，又可经暴露在日光之下的皮肤自身合成，并且维生素 D 的供给量与食物中钙、磷的供给量相联系，皮肤中合成量的多少又受到地理位置、暴露面积、阳光照射时间、紫外线强度、皮肤颜色等方面的影响，所以维生素 D 的需要量很难确切估计。我国推荐的每日膳食中维生素 D 的参考摄入量为：在钙、磷供给量充足的条件下，儿童、少年、孕妇、乳母、老年人维生素 D 的适宜摄入量为 10 μg，16 岁以上成人为 5 μg。

经常晒太阳是人体廉价获得充足有效的维生素 D 的最好来源，在阳光不足或空气污染严重的地区，也可采用紫外线灯作预防性照射。成年人只要经常接触阳光，一般不会发生维生素 D 缺乏症。婴儿若仅暴露面部和前手臂，每天户外活动 2 小时即可预防维生素 D 缺乏病的发生。儿童和年轻人应每周保证 2~3 次的短时户外活动以满足对维生素 D 的需要。老年人皮肤产生维生素 D 的能力较低，衣服往往又穿的较多，接触阳光照射较少，使维生素 D 产生较少，加上老年人的易有乳糖不耐症，乳制品摄入少，维生素 D 的来源往往较少。因此，对老年人应鼓励在春、夏、秋季的早晨或下午多接触阳光，使产生的维生素 D 满足身体的需要。

维生素 D 在天然食物中存在并不广泛，主要是存在于海水鱼（如鲱鱼、鲑鱼和沙丁鱼）、动物的肝脏、蛋黄、牛肉、黄油等食品中，其中以鱼肝和鱼油中的含量最为丰富。植物性食物如蘑菇、蕈类中含有一定的维生素 D。人乳和牛乳中的维生素 D 含量较低，蔬菜、谷类及其制品和水果只含有少量的维生素 D 或几乎不含维生素 D。

（三）维生素 E

维生素 E 又名生育酚，是所有具有生育酚生物活性化合物的总称。它包括 4 种生育酚和 4 种生育三烯酚共八种化合物。即 α、β、γ、δ 生育酚和 α、β、γ、δ 生育三烯酚。虽然维生素 E 的这 8 种化合物的化学结构极为相似，但其生物学活性却相差甚远。其中 α-生育酚的生物活性最高，是自然界中分布最广泛、含量最丰富、活性最高的维生素 E 的形式，所以通常以 α-生育酚作为维生素 E 的代表。

1. 理化性质　维生素 E 为黄色油状液体。溶于乙醇与脂溶剂，不溶于水。极易被氧化，光照、热、碱及铁或铜等微量元素可加速其氧化过程，所以是极为有效的抗氧化剂。在酸性环境中比在碱性环境中稳定，在无氧条件下比较稳定，酯化维生素 E 要比游离维生素 E 稳定。脂肪酸败可加速维生素 E 的破坏。食物中维生素 E 在一般烹调过程中损失不大，但油炸时可使其活性明显降低。

2. 生理功能

（1）抗氧化作用 维生素 E 是极为重要的抗氧化剂，它与其他抗氧化物质以及抗氧化酶包括超氧化物歧化酶、谷胱甘肽过氧化物酶等一起构成了体内抗氧化系统，能清除体内的自由基并阻断其引发的链反应，可防止生物膜（包括细胞膜、细胞器膜）和脂蛋白中多不饱和脂肪酸、细胞骨架及其他蛋白质的巯基受自由基和氧化剂的攻击。维生素 E 还可与过氧化物反应，预防过氧化脂质的产生。从而维持细胞膜的完整性和机体的正常功能。

（2）保持红细胞的完整性 膳食中长期维生素 E 摄入不足，可导致人体中红细胞数量的减少，并使其脆性增加，寿命缩短。维生素 E 还可抑制血小板凝聚，降低心肌梗死和脑卒中的危险性。

（3）预防衰老 血及组织中脂类过氧化物（内脂褐质）水平随着人们年龄的增长而不断增加。脂褐质俗称老年斑，是细胞内某些成分被氧化分解后的沉积物，补充维生素 E 可减少细胞中脂褐质的形成。维生素 E 还可改善皮肤的弹性，延迟性腺萎缩，提高免疫力，在预防和延缓衰老方面具有一定的作用。

（4）与生殖功能有关 维生素 E 缺乏时可使雄性动物精子的形成被严重抑制，雌性动物孕育异常。在临床上常用维生素 E 治疗先兆性流产和习惯性流产。

此外，维生素 E 还可抑制体内胆固醇合成限速酶，从而降低血浆中胆固醇的水平，抑制肿瘤细胞的生长和繁殖，维持正常的免疫功能；并对神经系统和骨骼具有保护作用等。

3. 吸收与代谢 生育酚在食物中可以以游离的形式存在，而生育三烯酚则是以酯化的形式存在，它必须经水解后才能被吸收。维生素 E 及其酯的吸收率仅占摄入量的 20% ~ 50%，取决于摄入的水平。当大量摄入时，其吸收率反而降低。它与脂类的消化吸收有着密切关系，故影响脂肪吸收的因素也影响维生素 E 的消化吸收。

维生素 E 主要是储存在脂肪细胞中，少量储存在肝、肺、心脏、血液、肾上腺和大脑。脂肪组织中的维生素 E 的储存量随维生素 E 摄入量的增加而增加，而其他组织中的维生素 E 基本不变或很少增加。当膳食中缺乏维生素 E 时，机体先从血浆及肝脏获得维生素 E，其次为骨骼肌及心脏，而脂肪组织中的消耗最慢，细胞膜上的维生素 E 则不易变动。

4. 缺乏与过量 维生素 E 缺乏在人类中较为少见，但可出现在低体重的早产儿、血 β－脂蛋白缺乏症和脂肪吸收障碍的患者中。缺乏维生素 E 时可出现视网膜褪变、蜡样质色素积聚、溶血性贫血、肌无力、神经退行性病变、小脑共济失调和振动感觉丧失等。

在脂溶性维生素中，维生素 E 的毒性相对较小，人体使用大剂量维生素 E 也尚未发现有明显的中毒症状，有可能会出现肌无力、视物模糊、复视、恶心、腹泻以及维生素 K 的吸收和利用障碍等现象。人体每天摄入量以不超过 400 mg 为宜。

5. 供给量及食物来源 维生素 E 的需要量因人而异，不同生理时期对维生素 E 的需要量不同。婴幼儿、孕妇、乳母、老年人对维生素 E 的需求量较大。一般来说，我国成人维生素 E 的每日摄入量为 14 mg，儿童依年龄而有所不同。

维生素 E 只能在植物中合成。植物的叶子和其他绿色部分均含有维生素 E，绿色植物中的维生素 E 含量要高于黄色植物。维生素 E 存在于各种油料种子及植物油中，麦胚油、棉子油、玉米油、花生油及芝麻油是维生素 E 的良好来源，在坚果类及绿叶菜中也含有一定的数量。维生素 E 还存在于肉、禽蛋、乳及鱼肝油中。维生素 E 性质不稳定，容易被氧化，在储存于烹调过程中都有损失，加热时损失更大。

（四）维生素K

维生素K也称凝血维生素，是肝脏中凝血酶原和其他因子合成必不可少的。

1. 理化性质 维生素K有三种形式，维生素K_1（叶绿醌）存在于绿叶植物中，维生素K_2（甲萘醌）存在于发酵食品中，由细菌合成，具有天然维生素K的基础结构，生物活性最高。天然存在的维生素K是黄色油状物，人工合成的则是黄色结晶粉末。这三种维生素K都抗热和抗水，但易遭酸、碱、氧化剂和光（特别是紫外线）的破坏。由于天然食物中维生素K对热稳定，并且不是水溶性的，在正常的烹调过程中只损失很少部分。

2. 生理功能 维生素K控制血液凝结。维生素K是四种凝血蛋白（凝血酶原、转变加速因子、抗血友病因子和司徒因子）在肝内合成必不可少的物质。

3. 缺乏与过量 缺乏维生素K会延迟血液凝固。天然形式的维生素K不会产生毒性，甚至大量服用也无毒。

4. 供给量及食物来源 我国推荐的每日膳食中维生素K的参考摄入量为：青少年每千克体重2 mg，成年人每日摄入量为120 mg。

人体中维生素K的来源有两个方面：一方面由肠道细菌合成，占50%～60%；另一方面来自于食物，占40%～50%。维生素K广泛分布于植物性食物和动物性食物中，绿叶蔬菜中的含量最高，其次是乳及肉类，水果及谷类含量低。因为人体对维生素K的需要量低，大多数食物基本可以满足机体的需要，人体一般不会缺乏维生素K。但母乳例外，其中维生素K的含量低，甚至不能满足6个月以内婴儿的需要，应注意补充。

三、水溶性维生素及其功能

（一）维生素B_1

维生素B_1因其分子中含有硫和胺，又称硫胺素。因还发现其与预防和治疗脚气病有关，还可称为抗脚气病因子、抗神经炎因子。是维生素中最早发现的一种。

1. 理化性质 维生素B_1常以其磷酸盐的形式出现，硫胺素磷酸盐为白色结晶，极易溶于水，微溶于乙醇，不溶于其他有机溶剂。气味似酵母，不易被氧化，比较耐热。在酸性环境中比较稳定，加热不易溶解，在pH＜5时，加热至120℃仍可保持其生物活性，在pH＝3时，即使高压蒸煮至140℃，1小时破坏也很少。但在中性或碱性环境中很易破坏。加工过程的高压灭菌、紫外线照射、亚硫酸盐的存在可破坏食物中的硫胺素，如亚硫酸盐在中性或碱性媒质中能加速硫胺素的分解破坏，所以在保存硫胺素含量较高的食物时，不宜用亚硫酸盐作为防腐剂或以二氧化硫作为熏蒸剂。另外，软体动物、鱼类的肝脏中含硫胺素酶，它能分解破坏硫胺素，可通过加热使之破坏。含有多羟基酚（如单宁、咖啡酸、绿原酸）的食物可使硫胺素失活。在一般的烹调过程中硫胺素的损失不多。

2. 生理功能

（1）参与细胞中的糖代谢 维生素B_1是糖代谢中辅酶的重要成分。焦磷酸硫胺素（TPP）是维生素B_1的活性形式，是糖类代谢中氧化脱羧酶的辅酶，参与糖代谢中α－酮酸的氧化脱羧作用。若缺乏维生素B_1时，糖代谢至丙酮酸阶段就不能进一步氧化，造成丙酮酸在体内堆积，降低能量供应，影响人体正常的生理功能，并对机体造成广泛损伤。因此，硫胺素是体内物质代谢和热能代谢的关键物质。

（2）对兴奋的传导作用起着重要作用　维生素 B_1 对神经生理活动有调节作用。神经组织能量不足时，出现相应的神经肌肉症状，如多发性神经炎、肌肉萎缩及水肿，甚至会影响心肌和脑组织功能。

此外，维生素 B_1 还与心脏活动、维持食欲、胃肠道的正常蠕动及消化液的分泌有关。

3. 吸收与代谢　食物中的维生素 B_1 有三种形式：游离形式、硫胺素焦磷酸酯和蛋白磷酸复合物。结合形式的维生素 B_1 需在消化道裂解后才被吸收，浓度高时为扩散，低时为主动吸收，且需要钠离子及焦磷酸硫胺素（TPP），缺乏钠离子及 ATP 酶可抑制其吸收。叶酸缺乏可影响维生素 B_1 的吸收，另长期饮酒者可干扰小肠对维生素 B_1 的吸收。

正常成年人体内维生素 B_1 的含量为 25 ~ 30 mg，其中约 50% 在肌肉中。心脏、肾脏、肝脏和脑组织中含量也比较高。由于肌肉的量大，肌肉组织中储存的维生素 B_1 约占总储存量的 50%。在所有维生素中，维生素 B_1 的储存量是最少的。体内维生素 B_1 的每日转换量为 1 mg，膳食中若缺乏维生素 B_1，1 ~ 2 周后人体组织中正常的维生素 B_1 含量就会降低。所以，人体需定期摄取维生素 B_1 以保证维持组织中的正常含量。人体内的肠道菌群能合成维生素 B_1，但不能被人体利用。

4. 维生素 B_1 的缺乏　人体中维生素 B_1 的缺乏主要是由于摄入不足、需要量增加或机体的吸收利用发生障碍。如长期大量食用精白米面，同时膳食中又缺乏其他的维生素 B_1 含量高的食物，就容易造成维生素 B_1 的缺乏；在煮粥、煮豆、蒸馒头时若加入过量的碱也会大量破坏维生素 B_1；如果高能量膳食中的绝大部分能量来自糖类也易造成维生素 B_1 缺乏；高温环境下、神经高度紧张时、孕妇、乳母对维生素 B_1 的需要量也会相应增加；肝损害、饮酒会影响体内维生素 B_1 的合成等。

维生素 B_1 缺乏引起的病称为脚气病。一般分成几类：①干性脚气病。以多发性神经炎症状为主，出现上行性周围神经炎，表现为指趾麻木、肌肉酸痛、压痛，尤以腓肠肌为甚。②湿性脚气病。以水肿和心脏症状为主。③婴儿脚气病。多发生于 2 ~ 5 月龄的婴儿，且多是维生素 B_1 缺乏的母乳所喂养的婴儿，其发病突然，病情急。初期食欲不振、呕吐、兴奋、心跳快，呼吸急促和困难。④急性暴发性脚气病。以心肌衰竭为主，伴有膈神经和喉神经瘫痪症状。

5. 供给量及食物来源　维生素 B_1 是人体能量代谢，特别是糖代谢所必需的，故人体对其需要量通常与摄取的热量有关。膳食中维生素 B_1 的供给量与机体能量总摄入量成正比。当人体的能量主要来源于糖类时，维生素 B_1 的需要量最大。一般供给量标准按 0.5 mg/4184 kJ（1000 kcal）计。

我国推荐的每日膳食中维生素 B_1 的参考摄入量为：成年男性 1.4 mg，成年女性 1.3 mg，孕妇 1.5 mg，乳母 1.8 mg。

维生素 B_1 广泛存在于天然食物中，但其含量随食物的种类及储存、加工、烹调等条件的影响而有很大的差异。谷物是维生素 B_1 的主要来源，多存在于种子的外皮及胚芽中。此外，黄豆、干酵母、花生、动物内脏、蛋类、瘦猪肉、新鲜蔬菜等中也含有较多的维生素 B_1。

（二）维生素 B_2

维生素 B_2，又称核黄素。

1. 理化性质　纯净的核黄素为橘黄色晶体，味苦，微溶于水，可溶于氯化钠溶液，易溶于稀的氢氧化钠溶液。核黄素水溶性较低，但在碱性溶液中容易溶解，在强酸溶液中稳定，光照及紫外照射引起不可逆的分解。食物中的核黄素一般为与磷酸和蛋白质结合的复合化合物，对光比较稳定。

2. 生理功能　维生素 B_2 在体内是以磷酸酯的形式存在于黄素单核苷酸（FMN）和黄素腺嘌呤二核苷酸（FAD）两种形式参与氧化还原反应，同时也参与维生素 B_6 和烟酸的代谢。

（1）参与体内生物氧化与能量代谢　维生素 B_2 以黄素单核苷酸（FMN）和黄素腺嘌呤二核苷酸（FAD）两种形式与特定的蛋白质结合生成黄素酶。黄素酶在物质代谢中起传递氢的作用，参与组织的呼吸过程。

（2）参与维生素 B_6 和烟酸的代谢　FMN 和 FAD 分别作为辅酶参与维生素 B_6 转变为磷酸吡哆醛、色氨酸转变为烟酸的过程。

（3）参与体内的抗氧化防御系统　由维生素 B_2 形成的 FAD 作为谷胱甘肽还原酶的辅酶，被谷胱甘肽还原酶及其辅酶利用，参与体内的抗氧化防御系统。

（4）与体内铁的吸收、储存和动员有关　维生素 B_2 缺乏时铁的吸收、储存和动员常会受到干扰，严重时可导致缺铁性贫血。

3. 吸收与代谢　食物中大部分维生素 B_2 是以黄素单核苷酸（FMN）和黄素腺嘌呤二核苷酸（FAD）辅酶形式与蛋白质结合形成复合物，即以黄素蛋白的形式存在。摄入后经过消化道内蛋白酶、焦磷酸酶或磷酸酶水解为游离的维生素 B_2，在小肠近端吸收。大肠内也可吸收维生素 B_2，小剂量时为主动吸收，大剂量是扩散吸收。

储存于体内的维生素 B_2，大部分与专一蛋白结合，作为辅酶发挥它的生物催化作用。从血流到组织细胞中，也只有游离的维生素 B_2 才能通过细胞膜到细胞内。人体在长期摄入大量维生素 B_2 时，体内肝脏、肾脏中的含量会常明显增加，其排出量也增加。机体储存维生素 B_2 的能力有限。

机体内的维生素 B_2 主要是经由尿液排出体外，排出量与摄入量成正比。另外，蛋白质的摄入量减少时，尿液中维生素 B_2 的排出量会增加。此外，维生素 B_2 还可通过乳汁、汗液和粪便等排出少量。

4. 维生素 B_2 的缺乏　维生素 B_2 是维持人体正常生长所必需的因素。人体缺乏维生素 B_2 的主要原因为膳食供应不足、食物的供应限制、储存和加工不当而导致维生素 B_2 被破坏和损失。酗酒、胃肠道功能紊乱，如腹泻、感染性肠炎、过敏性肠综合征等也可引起人体中维生素 B_2 的缺乏。

维生素 B_2 缺乏主要表现在眼、口腔、皮肤的非特异性炎症反应。如角膜血管增生、眼对光敏感并易于疲劳、视物模糊、夜间视力降低、眼睑炎、眼部发红、发痒和流泪；口角干裂、口角糜烂、舌炎、舌肿胀并呈青紫色；脂溢性皮炎、轻度红斑、鼻周皮炎、男性阴囊皮炎等。长期缺乏维生素 B_2 还可导致儿童生长迟缓，轻中度缺乏性贫血，妊娠期缺乏可导致胎儿骨骼畸形。

5. 供给量及食物来源　因为维生素 B_2 参与体内的能量代谢，因此其需要量与热能的需要量、蛋白质的需要量以及机体代谢状况有关。膳食模式对维生素 B_2 的需要量有一定影响，低脂肪、高糖类膳食可使机体对维生素 B_2 需要量减少，高蛋白、低糖类膳食或高蛋白、高脂肪、低糖类膳食可使机体对维生素 B_2 需要增加。我国推荐的每日膳食中维生素 B_2 的参考摄入量为：1～11 岁为 0.6～1.2 mg，成年男性 1.4 mg，成年女性 1.2 mg，孕妇和乳母 1.7 mg。

肠中细菌可以合成一定量的维生素 B_2，但数量不多，主要还须依赖于食物中的供给。维生素 B_2 广泛存在于动植物食物中，但由于来源和收获、加工储存方法的不同，不同食物中维生素 B_2 的含量差异较大。乳类、蛋类、各种肉类、动物内脏中维生素 B_2 的含量丰富，粮谷类的维生素 B_2 主要分布在谷皮和胚芽中，碾磨加工可丢失一部分维生素 B_2，植物性食物中维生素 B_2 的量都不高。

（三）烟酸

烟酸又名尼克酸、维生素 B_5、维生素 PP、抗癞皮病因子，是具有烟酸生物活性的吡啶 -3 -羧酸衍生物的总称，主要包括烟酸和烟酰胺（也叫尼克酰胺），它们具有同样的生物活性。

1. 理化性质 烟酸为无色针状晶体，味苦，溶解于水及乙醇，不溶于乙醚。烟酸在酸、碱、光、氧或加热条件下都较稳定，在高压下 120℃ 加热 20 分钟也不被破坏，是维生素中最稳定的一种。所以在一般加工烹调时损失极小，但会随水流失。

2. 生理功能

（1）参与生物氧化还原反应 烟酸的主要生理功能是作为脱氢酶辅酶 Ⅰ 及辅酶 Ⅱ 的组成成分，在生物氧化还原反应中作为氢的受体和电子的供体。辅酶 Ⅰ 为烟酰胺腺嘌呤二核苷酸（NAD^+ 或 DPN^+），辅酶 Ⅱ 为烟酰胺腺嘌呤二核苷酸磷酸（$NADP^+$ 或 TPN^+）它们都是脱氢酶的辅酶。需要辅酶 Ⅰ、Ⅱ 的脱氢酶有数百种，它们在糖类、脂肪及蛋白质的能量释放上起重要作用。

以 NAD 为辅酶的脱氢酶主要参与呼吸作用，即参与从底物到氧的电子传递作用的中间环节。而以 NADP 为辅酶的脱氢酶类则主要将分解代谢中间物上的电子转移到生物合成反应中所需要电子的中间物上。

NAD 参与蛋白质核糖基化过程，与 DNA 复制、修复和细胞分化有关。NADP 在维生素 B_6、泛酸和生物素存在下参与脂肪酸、胆固醇以及类固醇激素等的生物化合。

（2）增强胰岛素效能 烟酸是葡萄糖耐量因子（GTF）的重要组分，葡萄糖耐量因子（GTF）是由三价铬、烟酸、谷胱甘肽组成的一种复合体，具有增强胰岛素效能的作用，可能是胰岛素的辅助因子，有增加葡萄糖的利用及促使葡萄糖转化为脂肪的作用。游离的烟酸无此作用。

（3）保护心血管 大剂量的烟酸还能降低血液中甘油三酯、总胆固醇、β-脂蛋白的浓度。以及扩张血管，有利于改善心血管功能。大剂量烟酸对复发性非致命的心肌梗死有一定程度的保护作用，但是烟酰胺无此作用，其原因不清。

3. 吸收与代谢 烟酸主要以辅酶 Ⅰ（NAD）及辅酶 Ⅱ（NADP）的形式存在于食物中，它们的胃肠道经甘油水解酶水解成游离的烟酰胺。烟酸和烟酰胺均可在胃中被吸收，但在小肠的吸收速度快，低浓度时为主动方式吸收，高浓度时则通过被动扩散方式吸收。吸收后以烟酸的形式经门静脉入血。通过 ATP 作用形成辅酶 Ⅰ 及辅酶 Ⅱ，在肝内未经代谢转化的盐酸或烟酰胺随血液流入其他组织，再形成含烟酸的辅酶。

入血的烟酸主要以烟酰胺的形式存在，机体组织细胞通过简单扩散的方式摄取烟酰胺或烟酸，然后以辅酶（NAD 或 NADP）的形式存在于所有的组织中，以肝脏浓度最高。从食物中摄入的烟酸量与组织中 NAD 浓度、肌肉与肝脏存留的 NAD 水平呈相关关系。

机体组织细胞可利用色氨酸自身合成烟酸，平均 60 mg 色氨酸可转化为 1 mg 烟酸，其转化过程受维生素 B_2、维生素 B_6、铁等营养状况的影响，亮氨酸过量也会影响色氨酸转化为烟酸的过程。

乳酸可随乳汁分泌，也可以随汗液排出，但主要是通过尿液排出体外。

4. 烟酸的缺乏　烟酸缺乏可引起癞皮病。癞皮病主要损害皮肤、口、舌、胃肠道黏膜以及神经系统。癞皮病起病缓慢，常有前期症状，如体重减轻、疲劳乏力、记忆力差、失眠等。如不及时治疗，则可出现皮肤、消化系统、神经系统症状，表现为皮炎、腹泻和痴呆。其中以皮肤症状最具特征性，主要表现为裸露皮肤及易摩擦部位对称性出现似暴晒过度引起的灼伤、红肿、水泡及溃疡等，皮炎处皮肤会变厚、脱屑、并发生色素沉着，也有因感染而糜烂。口、舌部症状表现为杨梅舌及口腔黏膜溃疡，常伴有疼痛和灼烧感。胃肠道症状可有食欲不振、恶心、呕吐、腹痛、腹泻等。神经症状可表现为失眠、衰弱、乏力、抑郁、淡漠、记忆力丧失，严重时甚至可出现幻觉、神志不清或痴呆症。烟酸缺乏常与维生素 B_1、维生素 B_2 的缺乏同时存在。

5. 供给量及食物来源　烟酸或烟酰胺的来源除食物含有外，尚可在体内由色氨酸转变为烟酸。一般说来，60 mg 色氨酸相当于 1 mg 烟酸。食物中烟酸的当量为烟酸及色氨酸转换而得的盐酸之和。但转换能力因人而异，晚期孕妇转换能力 3 倍于正常妇女。雌激素可刺激色氨酸氧化酶，它是色氨酸转为烟酸过程中的速率限制酶，故孕妇及口服药者转换能力较强。蛋白质摄入增加时烟酸的摄入可相应减少。另外，由于烟酸与能量的代谢有着密切的关系，能量增加时烟酸的需要量也增加，所以，在估计人体对烟酸的需要量时应考虑能量的消耗情况及蛋白质的摄入情况。

膳食中烟酸供给量采用烟酸当量（NE）表示：

$$烟酸当量（mgNE）= 烟酸（mg）+ 1/60 色氨酸（mg）$$

我国推荐的每日膳食中烟酸的参考摄入量为：成年男性 14 mgNE，成年女性 13 mgNE，孕妇 15 mgNE。

烟酸及烟酰胺广泛存在于食物中。植物性食物中存在的主要是烟酸，动物性食物中以酰胺酸为主。其良好的食物来源主要为动物性食物，在肝、肾、瘦畜肉、鱼以及坚果类中含量丰富。乳、蛋中的含量虽然不高，但其所含色氨酸较多，在体内可转化为烟酸。谷类中的 80% ~90% 烟酸存在于它们的种子皮中，故加工精度的影响较大。

玉米中的盐酸含量并不低，甚至高于小麦粉，但玉米中的盐酸主要为结合型而不能被人体吸收利用，所以以玉米为主食的人群容易发生癞皮病。这种结合型烟酸在碱性环境中能发生降解而将游离烟酸释放出来，如果用碱处理玉米，可将结合型的盐酸水解成为游离型的烟酸，易被机体利用。

（四）维生素 B_6

维生素 B_6 又称吡哆醇，它是一组含氮的化合物，属于水溶性维生素，实际包括吡哆醇

（PN）、吡哆醛（PL）、吡哆胺（PM）三种衍生物，均具有维生素 B_6 的生物活性，这三种形式间通过酶可相互转换。它们以磷酸盐的形式广泛分布于动植物体内。

1. 理化性质　维生素 B_6 为白色结晶物质，易溶于水及乙醇，在空气中稳定，在酸性介质中稳定，但在碱性介质中对热不稳定，易被碱破坏。在溶液中，各种形式的维生素 B_6 对光均较敏感，但是降解程度不同，主要与 pH 有关，在中性、碱性环境中易被光破坏。

2. 生理功能

（1）作为许多酶的辅酶参与物质代谢　维生素 B_6 是参与体内代谢最多的一种维生素。现已知有上百种酶需要维生素 B_6 作为辅酶而参与物质代谢，与蛋白质、脂肪、糖类的代谢有密切关系，维生素 B_6 作为磷脂化酶的一个基本成分，参与肌糖原和肝糖原的磷酸化反应，维生素 B_6 还参与由亚油酸合成花生四烯酸和胆固醇的过程。神经鞘磷脂的合成、神经递质、肾上腺素、胃促分泌素以及血红素卟啉前体的合成都需要维生素 B_6 的参与。维生素 B_6 还参与所有氨基酸代谢，为氨基酸代谢中需要的 100 多种酶的辅酶。维生素 B_6 对许多种氨基酸的转氨酶、脱羧酶、脱水酶、消旋酶和异构酶是必需的。在机体组织细胞利用色氨酸自身合成烟酸的过程中，其转化过程受维生素 B_6 的影响，肝脏中维生素 B_6 水平降低时会影响烟酸的合成。

（2）提高机体免疫功能　维生素 B_6 参与抗体的形成，另外，细胞的增长、DNA 的分裂、RNA 遗传物质的形成都需要维生素 B_6 的参与，它可以帮助脑及免疫系统发挥正常的作用。这个过程对维持适宜的免疫功能也是非常重要的。

3. 吸收与代谢　不同形式的维生素 B_6 大部分都能通过被动扩散形式在空肠和回肠被吸收。食物中维生素 B_6 以磷酸盐形式存在，吸收速率较慢，须在非特异性磷酸酶作用下分解后才能被吸收。吸收后维生素 B_6 在体内与血浆白蛋白结合而转运，蓄积和储存在组织中。维生素 B_6 存在于体内大多数组织中，其中以肝脏中浓度最高，肌肉中数量最大，肌肉组织中的量占总储存量的 75% ~80%。体内的维生素 B_6 主要经肝脏的分解代谢而从尿液中排出体外，也可经粪便排出，但排泄量有限，还可经乳汁分泌。

4. 维生素 B_6 的缺乏　维生素 B_6 在动植物性食物中分布较广泛，人体肠道中也可合成一部分，在一般情况下人体不易发生缺乏。而且单纯的维生素 B_6 缺乏较少见，一般还同时伴有其他 B 族维生素的缺乏。维生素 B_6 缺乏的典型临床症状是脂溢性皮炎，可导致眼、鼻与口腔周围皮肤脂溢性皮炎，并可扩展至面部、前额、耳后、阴囊及会阴处。临床可见有口炎、舌炎、唇干裂，个别出现神经精神症状，易急躁、抑郁及人格改变。此外，维生素 B_6 的缺乏还可以导致生长不良、肌肉萎缩、脂肪肝、惊厥、贫血、生殖系统功能破坏、水肿及肾上腺增大。受维生素 B_6 缺乏影响的孕妇，还会影响胎儿脑细胞的发育。

儿童缺乏维生素 B_6 的影响较成人大，可出现烦躁、抽搐、癫痫样惊厥以及脑电图异常等临床症状。肌肉注射补充后症状可消失，但其体内色氨酸转化为烟酸的能力恢复很慢。

5. 供给量及食物来源　人体对维生素 B_6 的需要量主要受膳食中的蛋白质含量、肠道细菌合成维生素 B_6 的量、机体生理状况及药物使用状况等因素的影响。我国推荐的每日膳食中维生素 B_6 的参考摄入量为：·1 ~11 岁 0.5 ~1.1 mg，成人 1.2 mg，50 岁后增加到 1.5 mg，孕妇和乳母为 1.9 mg。

维生素维生素 B_6 的食物来源很广泛，动植物性食物中均含有，其中含量最高的食物为白色肉类，如鸡肉和鱼肉，另外在肝脏、谷类、豆类和坚果类中含量也很高，水果和蔬菜中含量较高，尤其是香蕉中的含量非常丰富。大多数维生素 B_6 的生物利用率相对较低，动物性来源的食物中维生素 B_6 的生物利用率要优于植物性来源的食物，且较易吸收。

（五）叶酸

叶酸也称蝶酰谷氨酸，是含有蝶酰谷氨酸结构的一类化合物的统称，因最初是从菠菜叶中分离提取故称为叶酸。

1. 理化性质 叶酸为淡黄色结晶粉末，微溶于水，不溶于乙醇、乙醚及其他有机溶剂。叶酸的钠盐易溶于水。叶酸对热、光线、酸性介质均不稳定，在水溶液中易被光解破坏，在酸性溶液中对热不稳定，而在中性和碱性溶液中却十分稳定。食物中的叶酸经烹调加工后其损失率可为 50% ~ 90%。

2. 生理功能 叶酸是人体重要的辅酶，在体内的活性形式为四氢叶酸（THFA），四氢叶酸是体内一碳单位转运酶系的辅酶，起着一碳单位传递体的作用。所谓一碳单位，是指在代谢过程中某些化合物分解代谢生成的含一个碳原子的基团，如甲基（—CH3）、亚甲基（—CHO）、次甲基或称甲烯基（—CH）、甲酰基（—CHO）、亚胺甲基（—CH =NH）等。四氢叶酸携带这些一碳单位，与血浆蛋白相结合，主要转运到肝脏储存。

叶酸携带一碳单位的代谢与许多重要的生化过程密切相关。它参与核酸等重要化合物的合成及氨基酸的代谢，而核酸及蛋白质的合成正是细胞增殖、组织生长和机体发育的物质基础，因此，叶酸对于细胞分裂和组织生长具有极其重要的作用。叶酸不仅可以影响 DNA 和 RNA 的合成，而且还可以通过蛋氨酸代谢影响磷脂、肌酸、神经介质以及血红蛋白的合成。

3. 吸收与代谢 混合膳食中的叶酸大约有 3/4 是以碟酰多谷氨酸的形式存在的。这种多谷氨酸叶酸不易被小肠吸收，在吸收之前必须经小肠胃膜细胞分泌的 γ - 谷氨酸酰基水解酶（结合酶）分解为单谷氨酸叶酸后，才能被吸收。叶酸主要在小肠上部吸收，肠道上皮细胞立即将其还原为四氢叶酸。单谷氨酸叶酸可直接被肠黏膜吸收，而叶酸结构中含谷氨酸分子越多，则吸收率越低。另外，乙醇、抗癫痫药物等可抑制结合酶的活性而抑制叶酸的吸收，若缺乏可引起叶酸结合酶的活性降低。人体叶酸总量为 5 ~ 6 mg，主要储存在肝脏内，约占 50%。叶酸在体内的代谢产物主要是通过胆汁和尿液排出体外。

4. 叶酸的缺乏 在正常情况下，人体所需叶酸除从食物摄取外，人体中的肠道细菌也能合成部分叶酸，一般不会造成叶酸的缺乏。但在一些情况下，如膳食供应不足、吸收障碍、生理需要量增加、酗酒等时会造成体内叶酸的缺乏。

叶酸缺乏首先影响细胞增殖速度较快的组织，尤其是更新速度较快的造血系统。叶酸缺乏时红细胞中核酸合成障碍，从而影响红细胞的发育和成熟，表现为红细胞成熟延缓、细胞体积增大、不成熟的红细胞增多、同时引起血红蛋白的合成减少，脆性增加，称为巨幼红细胞贫血。另外，还可出现皮炎、腹泻、精神衰弱、萎靡不振等症状，还可诱发动脉粥样硬化及心血管疾病。儿童叶酸缺乏可使生长发育不良。叶酸缺乏还可使同型半胱氨酸向蛋氨酸转化出现障碍，进而导致同型半胱氨酸血症。

孕妇在孕早期缺乏叶酸是引起胎儿神经管畸形的主要原因。神经管闭合是在胚胎发育的第 3 ~ 4 周，叶酸的缺乏可引起神经管未能闭合而导致脊柱裂和无脑畸形为主的神经管畸形。所以孕妇应在孕前 1 个月至孕后 3 个月内注意补充叶酸摄入，可通过叶酸补充剂进行补充。但也不宜大剂量服用，叶酸过量会影响锌的吸收而导致锌缺乏，使胎儿发育迟缓、低出生体重儿增加，还可诱发惊厥。

5. 供给量及食物来源　我国推荐的每日膳食中叶酸的参考摄入量为：成人 400 μg，孕妇 600 μg，乳母 500 μg。一般不超过 1 mg。

叶酸盐在自然界中广泛存在于动物性食物和植物性食物中。肝、肾、绿叶蔬菜、土豆、麦麸等含量丰富，但在自然界中为多谷氨结合型者。在烹调中暴露于空气及光中易被破坏。在长时间烹调或加工过程中，可破坏 50% ~ 95%。植物的绿叶能合成叶酸，但易被光和热分解，食物经烹调、腌制及热处理后都能使叶酸破坏损失。

（六）维生素 B_{12}

维生素 B_{12}，又称钴胺素、抗恶性贫血维生素，为钴胺素类化合物。

1. 理化性质　维生素 B_{12} 为红色针状结晶，可溶于水和乙醇，不溶于有机溶剂，在 pH4.5 ~ 5.0 的弱酸条件下最稳定，在强酸（pH < 2）或碱性溶液中或有氧化剂、还原剂、二价铁离子存在时则易分解破坏。遇热可有一定程度的破坏，但快速高温消毒损失较小。遇强光或紫外线易被破坏。

2. 生理功能

（1）作为蛋氨酸合成酶的辅酶参与蛋氨酸的合成　维生素 B_{12} 在体内以两种辅酶形式即辅酶 B_{12} 及甲基 B_{12}（甲基钴胺素）发挥生理作用，参与体内生化反应。辅酶 B_{12} 及甲基 B_{12} 为人类组织中最主要的辅酶形式。前者在线粒体内，后者在胞质内，为合成蛋氨酸所必需。它们对光不稳定，光解后形成水钴胺素。在氰存在的条件下变成氰钴胺素。

（2）促进叶酸变为有活性的四氢叶酸　维生素 B_{12} 能促进叶酸变为有活性的四氢叶酸，并进入细胞以促使核酸和蛋白质的合成，有利于红细胞的发育、成熟。所以机体内若缺乏维生素 B_{12} 同样可引起巨幼红细胞贫血。

（3）对维持神经系统的功能有重要作用　辅酶 B_{12} 参与神经组织中髓鞘脂的合成，同时它又能保持还原型谷胱甘肽的浓度而有利于糖代谢。缺乏维生素 B_{12} 可引起神经障碍，对幼儿可出现智力减退。

3. 吸收与代谢　食物中的维生素 B_{12} 常与蛋白质相结合形成复合物，进入人体消化道后，在胃酸、胃蛋白酶及胰蛋白酶的作用下，维生素 B_{12} 被游离出来，与胃黏膜细胞分泌的一种糖蛋白"内因子"结合后才能被吸收，且其吸收速率相对于其他水溶性维生素较缓慢。游离的钙离子以及碳酸氢盐可促进维生素 B_{12} 的吸收。

体内维生素 B_{12} 的储存量很少，总量 2 ~ 4 mg，主要储存于肝脏中，占 50% ~ 90%，其次分布于肌肉、皮肤和骨组织中、辅酶 B_{12} 为主要储存形式，甲基 B_{12} 为运输形式。每日丢失量大约为储存量的 0.1%，主要经尿液排出体外，部分从胆汁排出。在正常情况下约有一半可被重吸收。

4. 维生素 B_{12} 的缺乏　膳食维生素 B_{12} 的缺乏较少见，维生素 B_{12} 的缺乏主要的原因为膳食中缺乏、"内因子"缺乏以及其他慢性腹泻引起的吸收障碍。素食者由于长期不吃肉食而较常发生维生素 B_{12} 的缺乏。老年人和胃切除患者由于胃酸过少，不能分解食物中蛋白 - 维生素 B_{12} 复合体也可引起维生素 B_{12} 的吸收不良。维生素 B_{12} 的缺乏可影响体内所有细胞，尤其对细胞分裂快的组织影响最为严重。主要表现为巨幼红细胞贫血及神经系统的疾患。维

生素 B_{12} 的缺乏严重时可导致死亡。

5. 供给量及食物来源 维生素 B_{12} 的最低需要量即维持正常机体正常功能的必须摄入量为每日 $0.1\ \mu g$。我国推荐的每日膳食中维生素 B_{12} 的参考摄入量为：成人 $2.4\ \mu g$，孕妇 $2.6\ \mu g$，乳母 $2.8\ \mu g$。

由于维生素 B_{12} 只能依靠微生物合成，膳食中维生素 B_{12} 主要来源于动物性食品，主要食物来源为肉类、动物内脏、鱼、禽、贝壳类及蛋类，尤其是肝脏，含量可达 $10\ \mu g/100\ g$。乳及乳制品中含量较少，植物性食物中基本不含维生素 B_{12}。

（七）维生素 C

维生素 C 又名抗坏血酸、抗坏血病维生素，为水溶性的维生素，是一种含有 6 个碳原子的酸性多羟基化合物。维生素 C 的结构中虽然不含羧基，仍具有有机酸的性质。天然存在的维生素 C 有 L 与 D 两种异构体，自然界存在的具有生物活性的是 L 型，D 型维生素无生物活性。

1. 理化性质 维生素 C 为无色或白色结晶，无臭，有酸味，极易溶于水，微溶于丙酮和低级醇类，不溶于乙醇，不溶于脂肪和其他脂溶剂。维生素 C 溶液的性质极不稳定，很容易以各种形式进行分解，是最不稳定的一种维生素。维生素 C 极易氧化，特别是有铜离子存在时可加速维生素 C 的氧化，为强抗氧化剂。加热、暴露于空气中、碱性溶液及金属离子 Cu^{2+}、Fe^{3+} 等都能加速其氧化。在酸性或冷藏条件下稳定。

2. 生理功能

（1）参加体内的多种氧化-还原反应，促进生物氧化过程 维生素 C 可以氧化型，又可以还原型存在于体内，所以即可作为供氢体，又可作为受氢体，能可逆地参与体内的氧化还原反应。体内具有氧化型谷胱甘肽，可使还原型抗坏血酸氧化成脱氢抗坏血酸，而脱氢抗坏血酸又可被还原型谷胱甘肽还原成还原型抗坏血酸，以使维生素 C 在体内氧化还原反应过程中发挥重要作用。

（2）促进组织中胶原的形成，保持细胞间质的完整 胶原主要是存在于骨、牙齿、血管、皮肤等中，是这些组织保持完整性，并促进创伤与骨折愈合。胶原还能使人体组织富有弹性，同时又可对细胞形成保护，避免病毒侵入。在胶原的生物合成过程中，α-肽链上的脯氨酸和赖氨酸要经过羟化形成羟脯氨酸和羟赖氨酸羟基后才能进一步形成胶原的正常结构。维生素 C 能活化脯氨酸羟化酶和赖氨酸羟化酶，促进脯氨酸和赖氨酸向羟脯氨酸和羟赖氨酸转化。毛细血管壁膜及连接细胞的纤维组织也是由胶原构成，也需要有维生素 C 的促进作用。因此，维生素 C 对促进创伤的愈合、促进骨质钙化、保护细胞的活性并阻止有毒物质对细胞的伤害、保持细胞间质的完整、增加微血管的致密性及降低血管的脆性的方面有着重要的作用。

（3）提高机体的抵抗力，并具有解毒作用 维生素 C 作为抗氧化剂可促进机体种抗体的形成，提高白细胞的吞噬功能，增强机体对疾病的抵抗力。维生素 C 还与肝内、肝外的毒物及药物的代谢有关，维生素 C 使氧化型谷胱甘肽还原为还原型谷胱甘肽，还原型谷胱甘肽可解除重金属或有毒药物的毒性，并促使其排出体外。

（4）与贫血有关 维生素 C 能利用其还原作用，促进肠道中的三价铁还原为二价铁，有利于非血红素铁的吸收，因而对缺铁性贫血有一定作用，缺乏则引起贫血，严重时会引起造血机能障碍。叶酸在体内必须转变成有生物活性的四氢叶酸才能发挥其生理作用，维生素 C 能促进叶酸形成四氢叶酸，有效降低婴儿巨幼红细胞贫血的可能性。

（5）防止动脉粥样硬化　维生素 C 可促进胆固醇的排泄，防止胆固醇在动脉内沉积，并可溶解已有的沉积，有效防治动脉粥样硬化。

（6）防癌　维生素 C 可阻断致癌物亚硝胺在体内的合成，可维持细胞间质的正常结构，防止恶性肿瘤的生长蔓延。

3. 吸收与代谢　进入人体中的维生素 C 在消化道主要以主动转运的形式被吸收，小部分以被动扩散的形式被吸收。绝大部分的维生素 C 是在小肠上段被迅速吸收，并通过血液循环输送至全身各组织器官中。在口腔和胃中有少量的维生素 C 吸收。未被吸收的维生素 C 在小肠下段降解，剂量太大时，可引起渗透性腹泻。维生素 C 被吸收后分散到体内所有的水溶性结构中，其中肾上腺和眼视网膜重的含量最多，肝、肾、脾、胰等重也含有一定数量的维生素 C。吸收后的维生素 C 可转运至细胞内并储存，不同的细胞，维生素 C 的浓度相差很大。

维生素 C 主要经尿液排出体外，肾小管可调节其排泄量，并和维生素 C 在血液中的饱和程度有关。维生素 C 摄入量 <100 mg 时，尿中无维生素 C 排出；摄入量 >100 mg 时，约摄入量的 25% 被排出；摄入量达 200 mg 时，摄入量的 50% 被排出；高剂量摄入时，如 >500 mg 时，则几乎所有被吸收的维生素 C 都被排出。

4. 维生素 C 的缺乏　当膳食摄入量减少或机体需要增加又得不到及时补充时，可使体内维生素 C 储存减少，出现缺乏症状。维生素 C 缺乏时，主要是引起坏血病。坏血病起病较为缓慢，一般历时 4～7 个月。其早期症状是体重减轻、四肢无力、衰弱、急躁、肌肉和关节疼痛等，继而出现牙龈红肿，牙龈疼痛出血、皮下渗血、易骨折等。典型症状可表现出齿龈红肿，受压迫时出血，严重时萎缩，牙齿松动，骨骼变脆，骨质疏松，毛细血管脆性增强，皮下、黏膜、肌肉、关节均可出血，如有创伤则伤口愈合缓慢。婴儿常有激动、软弱、倦怠、食欲减退、四肢疼痛、肋软骨接头处扩大、四肢掌骨端肿胀以及有出血倾向等。全身任何部位可出现大小不等和程度不同的出血、血肿或瘀斑。

维生素 C 虽然较易缺乏，但也不能过量补充。过量的维生素 C 对人体有副作用，如恶心、腹部不适、腹泻、破坏红细胞。维生素 C 在体内分解代谢的最终产物是草酸，长期过量服用维生素 C 可出现草酸尿以至造成 pH 下降导致尿路结石。

5. 供给量及食物来源　人体维生素 C 的供给量可受多种因素的影响，如年龄、环境、体力消耗情况、疾病以及加工方法等。我国推荐的每日膳食中维生素 C 的参考摄入量为：1～11 岁 60～90 mg，青少年及成人 100 mg，孕妇及乳母 130 mg。

人体内不能合成维生素 C，所需要的维生素 C 必须由食物提供。维生素 C 的主要食物来源是新鲜蔬菜与水果。如青菜、菠菜、豌豆苗、韭菜、辣椒、油菜苔、苋菜、花菜、苦瓜等深色蔬菜中含有丰富的维生素 C；水果中枣（特别是酸枣）、柚、橙、龙眼、无花果、山楂、草莓、柑橘、柠檬等中含量最多，而苹果、梨中的含量较少；在动物性食物中仅肝、肾含有少量的维生素 C。

（八）泛酸、胆碱、生物素

1. 泛酸　泛酸也称遍多酸，是体内辅酶 A 的组成部分，参与机体中蛋白质、脂类和糖类的代谢。它可促进细胞的代谢功能，参与类固醇激素、脂肪及氨基酸的合成，制造及更新身体组织，帮助伤口愈合，防止疲劳，帮助抗压，舒缓恶心症状。泛酸还具有制造抗体的功能，能增强人体的抵抗力，缓和多种抗生素的副作用及毒性，并有助于减轻过敏症状，它在维护头发、皮肤及血液健康方面也扮演着重要角色。

泛酸广泛分布于自然界中，在全部已知的食物中都有足够量的泛酸，人体肠道内的细菌也可合成供人利用，所以很少发现人类出现泛酸缺乏症。缺乏泛酸会引起生长不良，血液及皮肤异常，发生皮炎、肾脏损伤、低血糖症、贫血等症状。

泛酸在中性溶液中耐热，对氧化剂和还原剂都很稳定，但对酸和碱很敏感。机体内的泛酸分布于全身组织中，约有70%经尿液排出体外，30%由粪便排出。

我国推荐的每日膳食中泛酸的参考摄入量为：成人5 mg，孕妇7 mg。动物性食物中以动物肝脏、肾脏、肉类、鱼、龙虾、蛋中尤为丰富，植物性食物中的绿色蔬菜、小麦、胚芽米、糙米、面皮、米糠、玉米、豌豆、全麦食物、花生、核果类、啤酒酵母、酵母菌、坚果类中的含量很高。

2. 胆碱　胆碱是一种含氮的有机碱性化合物，为强有机碱，在1849年首次从猪胆汁中分离出来，故命名为"胆碱"。胆碱是卵磷脂的组成成分，也存在于神经鞘磷脂之中，两者是构成细胞膜的必要物质，同时又是细胞间多种信号的前体物质。胆碱是机体可变甲基（活性甲基）的重要组成部分，参与蛋氨酸和肌氨酸的合成。同时它又是乙酰胆碱的前体，加速合成及释放乙酰胆碱这一重要的神经传导递质，能促进脑发育和记忆能力，并能调节肌肉组织的运动等。胆碱还能促进脂肪的代谢，并降低血清胆固醇。

胆碱从食物中吸收入血，随血液循环被大脑吸收利用，是大脑发育的必需物质，具有重要的营养意义。

胆碱广泛存在于动植物体内，特别是在肝脏、花生、莴苣、花菜等中含量较高，人体也能合成胆碱。另外，胆碱耐热，在加工烹调过程中的损失很少，干燥环境下，即使长时间储存食物中胆碱的含量也几乎没有变化，所以不易造成胆碱的缺乏病。不育症、生长迟缓、骨质异常、造血障碍和高血压也与胆碱的缺乏有关。我国推荐的每日膳食中胆碱的参考摄入量为：成人500 mg。

3. 生物素　生物素又称维生素H、辅酶R。生物素已知的8种异构体中只有α-生物素才具有生物活性。生物素溶于热水，而不溶于乙醇、乙醚及氯仿。一般情况下，生物素是相当稳定的，只有在强酸、强碱、甲醛及紫外线处理后才会被破坏。

生物素的主要生理功能是作为机体羧化、脱羧和脱氢反应酶系的辅助因子，参与机体三大营养物质的代谢，在糖类、脂类、蛋白质和核酸的代谢过程中发挥重要作用，是机体不可缺少的重要营养物质。

天然的生物素以游离态或结合蛋白的形式存在，结合态的生物素需经肠道中生物素降解酶分解为游离态才能被机体利用。生物素主要在小肠上段被吸收，结肠也可吸收一部分。肠道中生物素浓度低时，被载体转运主动吸收；浓度高时，则以简单扩散形式吸收。生物素吸收后分布于全身组织细胞，其中肝脏和肾脏的含量最高。生物素主要经尿液排出体外，乳汁中也有生物素排出，但量很少。

生物素对光、热、空气及中等程度的酸碱都较为稳定，在一般的烹调和加工过程中损失很少，所以很少会发生生物素的缺乏。生物素的缺乏，主要常见于长期生食鸡蛋者。在生蛋清中存在有的一种糖蛋白"抗生物素蛋白"，可与生物素结合而使其失活，抑制生物素在肠道中的吸收，但经加热处理可破坏抗生物素蛋白，重新利用生物素。生物素的缺乏主要表现为以皮肤为主的症状，可见毛发变细、失去光泽、皮肤干燥、鳞片状皮炎、红色皮疹，严重者的皮疹可延伸到眼睛、鼻子和嘴周围。此外，伴有食欲减退、恶心、呕吐、舌乳头萎缩、黏膜变灰、麻木、精神沮丧、疲乏、肌痛、高胆固醇血症及脑电图异常等。这些症状多发生在生物素缺乏 10 周后。6 个月以下婴儿，可出现脂溢性皮炎。我国推荐的每日膳食中生物素的参考摄入量为：成人 30 μg，乳母 35 μg。

生物素广泛存在于天然食物中，干酪、肝脏、大豆粉中含量最为丰富，其次为蛋类，在精加工的谷类、多数水果中含量较少。

第二节 矿物质

扫码"学一学"

一、概述

（一）矿物质的分类

矿物质可分为常量元素和微量元素两大类。

1. 常量元素 又称宏量元素，其标准含量占人体质量的 1/10000 以上，每人每日需要量在 100 mg 以上。有钾（K）、钠（Na）、钙（Ca）、镁（Mg）、硫（S）、磷（P）、氯（Cl）七种。

2. 微量元素 又称痕量元素，其标准含量占人体质量的 1/10000 以下，每人每日需要量在 100 mg 以下。微量元素在体内的量极少，有的甚至只有痕量，即在组织中的浓度只能以 mg/kg 甚至 μg/kg 计。1990 年 FAO/WHO 的专家委员会，根据 1973 年以来的研究结果和认识，提出了人体必需微量元素的概念：①为人体内的生理活性物质，有机结构中的必需成分；②这种元素必须通过食物摄入，当从膳食中摄入的量减少到某一低限值时，即将导致某一种或某些重要生理功能的损伤。该专家委员会还将"必需微量元素"分为三类：第一类为人体必需的微量元素，有铁（Fe）、碘（I）、锌（Zn）、硒（Se）、铜（Cu）、钼（Mo）、铬（Cr）、钴（Co）等八种；第二类为人体可能必需的微量元素，为锰（Mn）、硅（Si）、镍（Ni）、硼（B）、矾（V）等五种；第三类具有潜在毒性，但在低剂量时，对人体可能具有必需功能的微量元素，包括氟（F）、铅（Pb）、镉（Cd）、汞（Hg）、砷（As）、铝（Al）、锂（Li）、锡（Sn）。

（二）矿物质的特点

1. 矿物质在体内不能合成，必须从食物和饮水中摄取。

2. 矿物质在体内的分布极不均匀，同一元素在不同的机体组织、器官中的含量也有很大差异。

3. 矿物质相互之间存在协同或拮抗作用。

4. 某些微量元素在体内虽需要量很少，但其生理剂量与中毒剂量范围狭窄，摄入过多易产生毒性作用。

（三）矿物质的生理功能

1. 是构成人体组织的重要成分 无机盐对组织和细胞的结构很重要，硬组织如骨骼和牙齿，大部分是由钙、磷和镁组成的，而软组织中含钾较多，铁为血红蛋白的组成成分。

2. 调节细胞膜的通透性 体液中的无机盐离子可调节细胞膜的通透性，以保持细胞内外液中酸性和碱性无机离子的浓度，控制水分，维持正常渗透压和酸碱平衡，帮助运输普通元素到全身各处，参与神经活动和肌肉收缩等。

3. 维持神经和肌肉的兴奋性 如钙为正常神经系统对兴奋传导的必需元素，钙、镁、钾对肌肉的收缩和舒张具有重要的调节作用。

4. 组成激素、维生素、蛋白质和多种酶类的成分 有些矿物质是构成酶的辅基、激素、维生素、蛋白质和核酸的成分，或作为多种酶系统的激活剂，参与许多重要的生理功能。

（四）酸性食品与碱性食品

人体吸收的矿物元素，因它们性质不同，在生理上有酸性和碱性之别。在生理上把含有带阴离子非金属元素较多的食品称为酸性食品。大部分的肉、鱼、禽、蛋等动物性食品中含有丰富的硫蛋白，主食的米、面及其制品则含磷较多，所以它们均属于酸性食品，可降低血液等的 pH。

把带阳离子金属元素较多的食品称为碱性食品。大部分蔬菜、水果、豆类都属于碱性食品，它们代谢后生成碱性物质，能阻止血液等向酸性变化。虽然某些水果具有酸味，但这些有机酸代谢后生成二氧化碳与水排出体外。所以在生理上并不显酸性，留下的仍是碱性元素。

通常，人们在饮食中必须注意酸性和碱性食品的适宜搭配，以便于维持机体正常的酸碱平衡，也有利于食品中各种营养成分的充分利用。

（五）食品中矿物质的生物有效性

矿物质的生物有效性是指食品中矿物质实际被机体吸收、利用的程度。食品中矿物质的总含量还不足以准确评价该食品中矿物质的营养价值，因为这些矿物元素被人体的吸收利用率，决定于矿物质的总量、元素的化学形式、颗粒大小、食物分解成分、pH、食品加工及人体的机能状态等因素。

一般来说，微量元素的有机化合物是脂溶性的，易于吸收；酸性食物可增加金属盐的吸收，类脂化合物、磷酸盐可限制微量元素的利用率。以蔬菜为主的膳食中，微量元素生物利用率低于以动物蛋白为主的膳食，但蔬菜经发酵可提高其中微量元素的利用率。素食中加入动物蛋白，可提高其中铁、锌的利用程度；用高粱和玉米配制啤酒，铁的生物利用率可提高 12 倍。

（六）食品加工对矿物质含量的影响

1. 烫漂 烫漂和沥滤对矿物质影响很大，这主要与它们的溶解度有关。如菠菜在烫漂时矿物质损失率钾为56%、钠为43%、镁和磷为36%、硝酸盐为70%，但钙的含量还略有所增加。

2. 烹调 烹调时食品中矿物质的损失程度与烹饪方法有关。

3. 碾磨 矿物质的损失率与食品种类、矿物碾磨次数有关，碾磨次数越多，损失率越高。

二、常量矿物元素

（一）钙

钙是构成人体的重要组分，占人体总质量的 1.5%～2.0%，正常人体内含有 1000～1200 g 的钙。其中大约 99% 的钙是以羟磷灰石结晶形式集中在骨骼和牙齿内，其余 1% 以游离或结合状态存在于体液和软组织中，这部分的钙统称为混溶钙池。混溶钙池中的钙与骨骼钙维持着动态平衡，为维持体内所有的细胞正常生理状态所必需。

1. 生理功能　钙是构成骨骼和牙齿的主要成分；维持所有细胞正常的生理功能；促进体内酶的活动；调节神经和肌肉的兴奋性；钙还是血液凝固、激素分泌、维持酸碱平衡等不可缺少的物质。

2. 吸收　钙的吸收因摄入量多少与需要量的高低而有两种途径。①主动吸收。当机体对钙的需要量高或摄入量较低时，肠道对钙的主动吸收机制最活跃，是一个需要能量的主动吸收过程。这一过程需要钙结合蛋白的参与以及维生素 D 的调节。②被动吸收。当钙摄入量较高时，则大部分由被动的离子扩散方式吸收。这一过程也需要维生素 D 的作用。钙的吸收主要在小肠上端，因为此处有钙结合蛋白，吸收的钙最多。通常膳食中 20%～30% 的钙是由肠道吸收进入血液的。

（1）促进钙吸收的主要因素　①维生素 D 促进钙的吸收。膳食中维生素 D 的存在与量的多少，对钙的吸收有明显影响。尤其婴幼儿，可通过定期补充维生素 A、维生素 D 制剂来提高机体对膳食中钙的吸收率。②蛋白质供给充足，促进钙的吸收。③乳糖促进钙的吸收。④酸性环境促进钙的溶解和吸收。

（2）对钙吸收不利的主要因素　①粮食、蔬菜等植物性食物含有的植酸、草酸、磷酸，与钙结合形成难溶的盐类，使钙难于被吸收。②脂肪消化吸收不良时。未被消化吸收的脂肪酸与钙结合，形成难溶的钙皂，则对钙的吸收不利。③过多的膳食纤维。膳食纤维中的糖醛酸残基与钙螯合形成不溶性的物质，从而干扰钙的吸收。

3. 代谢　人体营养状况良好时，每天进出的钙大致相等，处于平衡状态。钙的储存量与膳食钙的摄入量成正相关。正常情况下机体根据需要来调节体内钙的吸收、排泄与储存，维持体内钙的内稳态。体内钙的储留随供给量增多而增加，另外，机体对钙的需要量增多时，储留的量也较多。

4. 缺乏与过量　钙缺乏症是较常见的营养性疾病。人体长期缺钙会导致骨骼、牙齿发育不良，血凝不正常，甲状腺机能减退等。过量的钙摄入可能会增加肾结石的危险性，持续大量的摄入钙还可导致骨硬化。另外，实验证明，高钙摄入能影响铁、锌、镁、磷的生物利用率。

5. 供给量及食物来源　我国推荐的钙的摄入参考量为每日膳食中钙的摄入量为：成人 800 mg，50 岁以下的成年人以及儿童、青少年 1000 mg，孕妇和乳母 1000～2000 mg。乳及乳制品含钙丰富，吸收率高，是钙的重要来源。人体钙的主要来源还是应从膳食中摄取。

（二）磷

磷是人体含量较多的元素之一，在人体中的量居矿物质的第二位。成人体内含磷 600～700 g，约占体重的 1%，占矿物质总量的 1/4，其中 85%～90% 的磷与钙一起以羟磷灰石结晶的形式储存在骨骼和牙齿中，10%与蛋白质、脂肪、糖及其他有机物结合构成软组织，其余则分布于骨骼肌、皮肤、神经组织和其他组织及膜的成分中。软组织和细胞膜中的磷，多数是有机磷酸酯，骨中的磷为无机磷酸盐。

1. 生理功能　构成骨骼和牙齿的重要成分；组成生命物质的重要物质；参与能量代谢；调节机体的酸碱平衡；磷酸盐还能调节维生素 D 的代谢，维持钙的内环境稳定；钙和磷的平衡有助于人体对矿物质的吸收和利用。

2. 吸收与代谢　磷的吸收部位在小肠，从膳食摄入的磷70%在小肠吸收。正常膳食中磷吸收率为60%～70%。维生素 D 可促进磷的吸收，磷的代谢过程与钙相似。体内磷的平衡取决于体内和体外环境之间磷的交换，即磷的摄入、吸收和排泄三者之间的相对平衡。磷的储留与钙和磷的摄取量有关，磷的主要排泄途径是经肾脏。

3. 缺乏与过量　磷广泛存在于食物中，几乎所有的食物中均含有磷，一般不会出现磷缺乏，也不易发生磷过量。

4. 供给量及食物来源　通常磷的摄入量大于钙的摄入量，如果食物中钙和蛋白质的含量充足，则磷也能较好地满足人体的需要。我国推荐磷的参考摄入量为成人每日 700 mg。

（三）钠

1. 生理功能　维持细胞外液渗透压，保持细胞外液容量；维持体液的酸碱平衡；增强神经肌肉兴奋性；钠与 ATP 的生成和利用、肌肉运动、心血管功能、能量代谢都有关。此外，糖代谢、氧的利用也需有钠的参与。

2. 吸收和代谢　钠的吸收主要在小肠，吸收率极高，几乎全部被吸收。消化道吸收的钠包括食物的钠和消化道分泌液中的钠。在空肠，钠的吸收主要是与糖和氨基酸的主动转运相偶联进行的被动性过程，而在回肠则大部分钠是主动性吸收。钠还从汗液中排出，汗液中平均含钠盐（NaCl）2.5 g/L 左右，最大含盐浓度可达 3.7 g/L。在热环境下由于大量出汗可丢失大量钠盐，如在中等强度劳动 4 小时即可丢失钠盐 7～12 g。

3. 摄入量与食物来源　食物中钠的来源可分为两大类，即天然存在于食物中的钠和在加工、制备食物过程中加入的盐。我国居民平均每标准人日食盐的摄入量已达 12 g，远高于中国营养学会建议健康成年人 6 g 食盐（包括酱油和其他食物中的食盐量）的建议量。

（四）钾

1. 生理功能　参与细胞新陈代谢和酶促反应。维持渗透压和酸碱平衡。维持跨膜电位，保持细胞应激功能。钾对水和体液平衡起调节作用，当体内需要保钠和水时，肾小管就排出 K^+ 换回 Na^+。适当的钠与钾比例摄入量可减轻因高钠摄入产生的不良影响。钾也有扩张血管的作用，因此钾能对抗食盐引起的高血压，对轻症高血压及有高血压因素的某些正常血压者有降压作用。钾还具有促使胰岛素释放的作用。

2. 吸收和代谢　钾的主要吸收部位在空肠和回肠。在正常情况下，80%～90%摄入的钾由肾脏排出，10%～20%由粪便排出。皮肤通常排钾甚少，汗液含钾仅约 5.6 mmol/L，但在热环境中从事体力活动，大量出汗时，汗钾排出量可占钾摄入量的50%左右。此外，在钾摄入极少甚至不进食钾时，肾仍排出一定量的钾。

3. 摄入量与食物来源　一般可从膳食摄入钾 40～95 mmol/d（1560～3705 mg/d）。根据人体钾平衡研究结果，在轻体力活动、出汗甚少的情况下，40 mmol/d 的钾（KCl 3 g）足以维持生理需要，但在热环境下从事中度体力活动时，则需 60 mmol/d（KCl 4.5 g）才能维持钾平衡，而供给量以 80 mmol/d（KCl 6 g）为宜，若膳食中钾摄入量偏低，可在此基础上适当补充以防缺钾。

大部分食物都含有钾，但蔬菜和水果是钾最好的来源。每 100 g 谷类中含钾 100～200 mg、豆类中 600～800 mg、蔬菜和水果中 200～500 mg、肉类中含量为 150～300 mg、鱼类中 200～300 mg。每 100 g 食物中含量高于 800 mg 以上的食物有紫菜、黄豆、冬菇、小豆等。

（五）镁

1. 生理功能 镁作为多种酶的激活剂，参与 300 余种酶促反应，维护骨骼生长。镁是骨细胞结构和功能所必需的元素，镁可影响骨钙溶出；维持神经肌肉的兴奋性。镁离子在肠中吸收缓慢，促使水分滞留，具有导泻作用。低浓度镁可减少肠壁张力和蠕动，有解痉作用，并有对抗毒扁豆碱的作用。血浆镁的变化直接影响甲状旁腺激素（PTH）的分泌。当镁水平极端低下时，可使甲状旁腺功能降低，经补充镁后即可恢复。

2. 吸收和代谢 食物中的镁在整个肠道均可被吸收，但主要是在空肠末端与回肠部位吸收，吸收率一般约为 30%；可通过被动扩散和耗能的主动吸收两种机制吸收。

影响镁吸收的因素很多，首先是受镁摄入量的影响，膳食成分对镁吸收也有很大影响。另外，镁的吸收还与饮水量有关，饮水多时对镁离子的吸收有明显的促进作用。由于镁与钙的吸收途径相同，二者在肠道竞争吸收，因此，也有相互干扰的问题。

肾脏是排镁的主要器官，滤过的镁 85%～95% 被重吸收。血清镁水平高，肾小管重吸收减少；血清镁水平低，肾小管重吸收增加，此调节过程有甲状旁腺激素参与。消化液中含有镁，但正常情况下 60%～70% 被重吸收，故粪便只排出少量内源性镁。汗液也可排出少量镁。

3. 摄入量与食物来源 中国居民膳食镁元素参考摄入量中，11 岁以上人群镁的 AI 值为 350 mg，孕妇和乳母应增加到 400 mg，成年人镁的 UL 值为 700 mg。镁虽然普遍存在于食物，但食物中的镁含量差别甚大。由于叶绿素是镁卟啉的螯合物，所以绿叶蔬菜是富含镁的食物。食物中诸如糙粮、坚果也含有丰富的镁。

（六）氯

1. 生理功能 氯是人体必需常量元素之一，是维持体液和电解质平衡所必需的，也是胃液的一种必需成分。氯的生理功能包括维持细胞外液的容量与渗透压，维持体液酸碱平衡，参与血液 CO_2 运输及胃液中胃酸形成等。

2. 吸收和代谢 饮食中的氯多以氯化钠形式被摄入体内，并在胃肠道被吸收。吸收的氯离子经血液和淋巴液运输至各种组织中。氯化物主要从肾脏排出，但经肾小球滤过的氯，约有 80% 被重吸收，只有小部分经尿排出体外。氯和钠除主要从肾排出体外，也从皮肤排出，在高温、剧烈运动、汗液大量排出时，也相应促使氯化钠的排出。由于氯来源广泛，特别是食盐中，摄入量往往大于正常需要水平。因此，由饮食引起的氯缺乏症很少见。

三、微量矿物元素

（一）铁

铁是人体极为重要的必需微量元素之一，人体内铁总量为 4～5 g，会随着年龄、性别、营养状况和健康状况等的不同而有很大的个体差异，如成年男子每千克体重平均含铁约 50 mg，成年女子则为 35 mg。

生物体内的铁都是与蛋白质结合在一起的，没有游离的铁离子存在。人体内铁有两种存在形式，一种为"功能性铁"，是铁的主要存在形式，占体内铁总量的 70% ~ 75%。另一种为"储存铁"，占体内总铁的 25% ~ 30%，作为体内的储备铁以铁蛋白和含铁血黄素的形式存在于肝、脾与骨髓中。铁在人体器官组织中的分布，以肝、脾中的含量为最高，其次是肾、心、骨骼肌和脑。

1. 生理功能

（1）参与体内氧的运输、氧与二氧化碳的交换和组织呼吸过程　铁在体内的生理功用主要是作为血红蛋白、肌红蛋白、细胞色素等的组成部分而参与体内氧的运输、氧与二氧化碳的交换和组织呼吸过程。血红蛋白能与氧进行可逆性的结合，当血液流经氧分压较高的肺部时，血红蛋白能与氧结合成氧合血红蛋白；而当血液流经氧分压较低的组织时，氧合血红蛋白又将解离成血红蛋白和氧，以供组织利用，并将各组织中的二氧化碳送至肺部排出体外，从而完成氧与二氧化碳的运转、交换和组织呼吸的任务。

$$Hb（血红蛋白）+ O_2 \rightleftharpoons HbO_2（氧合血红蛋白）$$

肌红蛋白能在肌肉组织内转运并储存氧。细胞色素能在细胞呼吸过程中起转运电子的作用，从而对细胞呼吸和能量代谢具有重要的意义。

（2）维持正常的造血功能　铁在骨髓造血细胞中与卟啉结合形成高铁血红素，再与珠蛋白合成血红蛋白。

（3）与维持正常的免疫功能有关　免疫功能与体内铁的水平有关。

另外，铁还参与许多其他重要的功能，如催化促进 β - 胡萝卜素转化为维生素 A、嘌呤与胶原的合成、脂类从血液中转运以及药物在肝脏解毒等方面均需铁的参与。

2. 吸收与代谢　食物中的铁主要是三价铁，需在胃中经过胃酸的作用使之游离出来，并还原成二价铁后才能被胃肠黏膜所吸收。铁的吸收在小肠的任何一段都可进行，主要是在小肠的上段，且吸收效率最佳。铁在体内的代谢过程中，可反复被机体利用。

人体对食物中的铁吸收率很低，膳食中的铁的吸收率平均约为 10%。但各种食物间有很大的差异，一般动物性食物中铁的吸收率高于植物性食物，例如牛肉为 22%、牛肝为 14% ~ 16%、鱼肉为 11%，而玉米、大米、大豆、小麦中铁的吸收率只有 1% ~ 5%。所以，如果膳食中植物性食品较大时，铁的吸收率就可能不到 10%。鸡蛋中铁的吸收率低于其他动物性食品，在 10% 以下。人乳中铁的吸收率最高，可达 49%。

食物中的铁可分为血红素铁和非血红素铁两类，它们以不同的机理被吸收。血红素铁主要存在于动物性食物中，如动物的肝、肌肉、血液中，是与血红蛋白及肌红蛋白的原卟啉结合的铁。此种类型的铁不受植酸、磷酸等的影响，而是以卟啉铁的形式直接被肠黏膜上皮细胞吸收，然后在黏膜细胞内分离出铁，并和脱铁铁蛋白结合形成铁蛋白，再运转到身体其他部位被利用。其吸收率较非血红素铁高，且其吸收过程不受其他膳食因素的干扰，吸收率一般是 25%。另一类则为非血红素铁，主要存在于植物性食物中，其吸收经常受到膳食因素如食物中所含的植酸盐、草酸盐、磷酸盐的干扰，故其吸收率很低，约为 3%。非血红素铁在吸收前，必须与结合的有机物，如蛋白质、氨基酸和有机酸等分离，而且必须在转化为亚铁后方可被吸收，因而有很多因素可影响非血红素铁的吸收。影响铁吸收的主要因素有：①植物性食物中含有较多的植物盐、草酸盐、碳酸盐、磷酸盐等，可和铁形成难溶性铁盐，降低铁的吸收率。②维生素 C 有利于铁的吸收。③肉、禽、鱼类食物中铁的吸收率较高，除了其中含有一半左右（约 40%）的血红素铁有关外，也与动物肉中的一种叫"肉因子"的物质有关。此种"肉因子"为动物的细胞蛋白质，能显著地促进非血红素铁的吸收。④食物中的有些成分，如胱氨酸、半胱氨酸、赖氨酸、组氨酸、葡萄糖、果糖、柠檬酸、琥珀酸、脂肪酸、肌苷、山梨酸等能与铁螯合形成小分子可溶性单体，阻止铁的沉淀，因而有利于铁的吸收。⑤食物中的钙含量充足，可与铁吸收的抑制因素如植酸根、草酸根等结合，利于铁的吸收。⑥蛋黄中含有卵黄磷蛋白，会干扰铁的吸收，其铁的吸收率仅为 35%。⑦食物中另有一些成分可妨碍铁的吸收，如茶叶中所含的鞣酸在肠道内可与铁形成难溶性的复合物，对铁的吸收有明显抑制作用。

另外，铁的吸收也受体内铁的储存量和需要程度的影响。当铁储存量多时，铁的吸收率降低；储存量减少时，需要量增加，吸收率亦增加。如患缺血性贫血时，铁吸收率增高，而铁负荷过量和红细胞生成抑制时则吸收减少。胃肠吸收不良综合征也会影响铁的吸收。

3. 缺乏与过量 铁是微量元素中最容易缺乏的一种，膳食中长期铁供给不足，可引起体内铁缺乏，严重的可导致缺铁性贫血。缺铁性贫血被 WHO 确定为世界性营养缺乏病之一，也是我国主要公共营养问题。

发生缺铁性贫血时表现为头晕、气短、心悸、乏力、脸色苍白、指甲脆薄、注意力不集中、抗感染力下降等，儿童易于烦躁、智能发育差。孕妇缺铁可造成婴儿先天性缺铁，对婴儿的发育和健康会产生长久的不良影响。

通过各种途径进入人体内的铁量增加，可使铁在人体内储存过多，因而可导致铁在体内潜在的有害作用。体内铁的储存过多与多种疾病有关。

4. 供给量及食物来源 我国推荐的膳食中铁的参考摄入量为：成年男性 15 mg，成年女性 20 mg。婴幼儿、青少年、孕妇和乳母应按需要增加，如孕妇每日需铁 15 ~ 35 mg，在一般膳食中不可能满足其需要量，可在医师或营养师的指导下补充铁剂，以预防缺铁性贫血。但人体每日铁的摄入量最好不超过 50 mg。

动物性食物中含有丰富的铁，如动物肝脏、瘦猪肉、牛羊肉、禽类、鱼类、动物全血等不仅含铁丰富而且吸收率很高，是膳食中铁的良好来源，但鸡蛋和牛奶中铁的吸收率低。植物性食物中含铁量不高，且吸收率低，以黄豆和小油菜、芹菜、萝卜缨、荠菜、毛豆等铁的含量较高，其中黄豆的铁不仅含量较高且吸收率也较高，是铁的良好来源。在我国的膳食结构中，植物性食物摄入比例较高，血红素铁的含量低，应注意多从动物性食物中摄取铁。另外，用铁质烹调用具烹调食物可在一定程度上对膳食起着强化铁的作用。

（二）碘

碘是人体必需的微量元素，正常成人体内含碘 20 ~ 50 mg，其中 70% ~ 80% 存在甲状腺组织内，是甲状腺激素合成必不可少的成分。其余分布在骨骼肌、肺、卵巢、肾、淋巴结、肝、睾丸和脑组织中。甲状腺中的含碘量随年龄、摄入量及腺体的活动性不同而有差异。

1. 生理功能

（1）参与机体的能量代谢 甲状腺素在蛋白质、脂肪、糖类的代谢中，能促进生物氧化过程，调节能量的转换，使产热增加。碘缺乏引起的甲状腺激素合成减少会导致基本生命活动受损和体能下降，这个作用是终身的。

（2）促进机体的物质代谢　甲状腺素有促进蛋白质的合成、调节蛋白质合成和分解的作用，因此，对人体的生长发育有着重要的生理意义。

在糖类和脂肪代谢中，甲状腺素除能促进生物氧化过程外，还有促进糖类的吸收、加速肝糖原分解、促进周围组织对糖类的利用、促进脂肪的分解和氧化、调节血清中的胆固醇和磷脂的浓度等作用。因此，人体内糖类和脂肪的代谢在甲状腺功能亢进时增强，减退时减弱。

（3）促进生长发育　甲状腺激素能调控并维持动物体内细胞的分化与生长。

（4）促进神经系统发育　甲状腺素能促进神经系统的发育、组织的发育和分化、蛋白质合成，这些作用在胚胎发育期和出生后的早期尤其重要。

（5）垂体的支持作用　甲状腺激素对维持垂体正常的形态、功能和代谢是至关重要的。

2. 吸收与代谢　人每日摄取的碘总量 100 ~ 300 μg，主要以碘化物的形式由消化道吸收，其中有机碘一部分可直接吸收，另一部分则需在消化道转化为无机碘后，才可吸收。肺、皮肤及黏膜也可吸收极微量的碘。食物中的碘离子极易被吸收。在代谢过程中，甲状腺素分解而脱下的碘，一部分可被重新利用。

3. 缺乏与过量　机体因缺碘而导致的一系列障碍统称为碘缺乏病。人体碘的来源 80% ~ 90% 来自食物，10% ~ 20% 来自饮水，不到5%的碘来自空气。由于环境、食物缺碘造成的碘缺乏病常呈地方性。处于内陆、山区的人群，一般远离海洋，水和土壤中含碘极少，因而食物含碘也不高，长期生活在缺碘环境中容易发生碘缺乏病。

碘缺乏的典型症状为甲状腺肿大。婴幼儿缺碘可引起生长发育迟缓、智力低下，严重者发生呆小症。较长时间的高碘摄入也可导致高碘性甲状腺肿、典型甲状腺功能亢进等。碘过量通常发生在高碘地区以及在治疗甲状腺肿等疾病中使用过量的碘剂等情况。

4. 供给量及食物来源　人维持正常代谢和生命活动所需的甲状腺激素是相对稳定的，合成这些激素所需的碘量为 50 ~ 75 μg。我国推荐每日膳食中碘的参考摄入量为：1岁 50 μg，4 ~ 11 岁 90 μg，14 岁以上和成人 150 μg，孕妇和乳母 200 μg。

人类所需的碘，主要来自食物，占人体重量的 80% ~ 90%，其次为饮水与食盐。在碘缺乏地区采用碘强化措施是防止碘缺乏的重要途径，食用碘盐是最方便、有效地预防缺碘的方法。

（三）锌

1. 生理功能

（1）人体内许多金属酶的组成成分或酶的激活剂　锌是人体 200 多种酶的组成部分。

（2）促进机体的生长发育和组织再生　锌是调节基因表达即 DNA 复制、转译和转录的 DNA 聚合酶的必需组成部分。因此，缺锌动物的突出症状是生长、蛋白质合成、DNA 和 RNA 代谢等发生障碍。在人体，缺锌儿童的生长发育受到严重影响而出现缺锌性侏儒症。

（3）提高机体免疫功能　由于锌在 DNA 合成中的作用，使得它在参与包括免疫反应细胞在内的细胞复制中起着重要作用。机体缺锌时可削弱免疫机制，降低抵抗力，使机体易受细菌感染。

（4）维持细胞膜的完整性　锌可与细胞膜上各种基团、受体等作用，增强膜稳定性和抗氧自由基的能力，防止脂质过氧化，从而保护细胞膜的完整性。

另外，锌还能与唾液蛋白结合成味觉素对味觉及食欲起促进作用。锌对皮肤的健康有着重要作用，缺锌可引起上皮的角质化和食道的角质化，出现皮肤粗糙、干燥等现象。

2. 吸收与代谢　人们平均每天从膳食中摄入 10～15 mg 的锌。锌主要在小肠内吸收，其吸收率为 20%～30%，仅有小部分在胃和大肠中吸收。

植物性食物中含有的植酸、鞣酸和纤维素等均不利于锌的吸收。植物性食物中锌的吸收率低于动物性食物，这与其含有纤维素和植酸、鞣酸有关。牛乳中锌的吸收率较低。我国居民的膳食以植物性食物为主，含植酸和纤维较多，锌的生物利用率一般为 15%～20%。另外，铁也可抑制锌的吸收。铁对锌的吸收有相互竞争的作用，铁锌比为 1∶1 时影响不大，在锌铁比太高时则会影响锌的吸收。维生素 D 能促进锌的吸收。锌的营养状况在一定程度上决定锌的吸收率，一般体内锌缺乏时，吸收率增高。

吸收的锌，经代谢后主要通过胰脏的分泌而由肠道以粪便的形式排出，约占排出锌的90%，其余部分由尿、汗、头发中排出或丢失。

3. 缺乏与过量　儿童长期缺锌可导致侏儒症，主要表现为生长停滞。青少年除生长停滞外，还会出现性成熟推迟、性器官发育不全、第二性征发育不全等。不论儿童或成人缺锌，均可引起味觉减退及食欲不振，出现异食癖，还会出现皮肤干燥、免疫功能降低等症状。严重缺锌时，即使肝脏中有一定量维生素 A 储备，也会出现暗适应能力降低。

一般来说人体不易发生锌中毒，但若盲目过量补锌或使用因镀锌罐头污染的食物和饮料等时均有可能引起锌过量或锌中毒。成人摄入 2 g 以上的锌即可发生锌中毒，出现急性腹痛、腹泻、恶心、呕吐等症状。锌中毒通常在停止锌的接触或摄入后，症状短期内即可消失。

4. 供给量及食物来源　我国推荐每日膳食中锌的参考摄入量为：成人男性 15.5 mg，成人女性 11.5 mg。儿童、孕妇、乳母根据需要量的增加而增加。锌的来源广泛，普遍存于各种食物。动物性食物含锌丰富且吸收率高，一般植物性食物含锌较低。

（四）硒

1. 生理功能

（1）抗氧化作用　硒作为谷胱甘肽过氧化酶的成分，在人体内起抗氧化作用，能防止过多的过氧化物损害机体代谢和危及机体的生存，从而延缓衰老乃至预防某些慢性病的发生。

（2）保护心血管和心肌的健康　硒对于保护心血管以及保护心肌的健康有着重要的作用。在我国，与缺硒有密切关系的克山病是以心肌损害为特征的。

（3）能解除体内重金属的毒性作用　硒和金属有很强的亲和力，是一种天然的重金属的解毒剂，在体内与金属相结合，形成金属 – 硒 – 蛋白质复合物而起到解毒作用。

（4）保护视器官的健全功能和视力　含有硒的谷胱甘肽过氧化物酶和维生素 E 可使视网膜的氧化损伤降低。

另外，硒还具有促进生长、调节甲状腺激素、维持正常免疫功能、抗肿瘤等作用。

2. 吸收与代谢　硒主要是在小肠中被吸收，人体对食物中硒的吸收率一般为 60%～

80%。硒在人体内主要以两种形式存在，一种是硒蛋氨酸，它在体内不能合成，直接由食物供给，作为机体内硒的储存形式存在，当膳食中缺少硒时，硒蛋氨酸可向机体提供人体所需的硒；另一种是硒中的硒半胱氨酸，为具有生物活性的化合物。

经肠道吸收进入人体内的硒，代谢后大部分经尿液排出，粪便中的硒主要是食物中未吸收的硒，此外，硒还可通过皮肤和毛发排出。

3. 缺乏与过量　硒在食物中的存在形式不同，其生物利用率也不同。维生素 A、维生素 C、维生素 E 可促进人体对硒的吸收和利用，重金属和铁、铜、锌等会对硒的吸收产生抑制作用。我国科学家首先证实缺硒是发生克山病的主要病因。缺硒也是发生大骨节病的重要原因。另外，缺硒也可影响机体的抗氧化能力和免疫功能。人类因食用含硒较高的食物和水，或从事某些常常接触到硒的工作时，可引起硒中毒。

4. 供给量及食物来源　我国推荐的每日膳食中硒的参考摄入量为：成人 50 μg，孕妇早期不需额外补充，但是到哺乳期时则每日需要量为 65 μg，一般每日摄入量不宜超过 400 μg。

食物中硒含量受产地土壤中硒含量的影响而有很大的地区差异，同一种食物会由于产地的不同硒的含量也不同。一般来说，海产品、肝、肾、肉类、大豆和整粒的谷类是硒的良好来源。

? 思考题

1. 影响铁吸收的主要因素有哪些？
2. 促进钙吸收的因素有哪些？影响钙吸收的因素有哪些？
3. 简述矿物质的共同特点。
4. 矿物质的生理功能有哪些？
5. 维生素有哪些种类？各有何生理功能？

（徐 魏）

第六章　各类食物的营养价值

食物是人类赖以生存的物质基础，人体所需要的能量和营养素主要从食物中获得。根据食物来源可分为两大类：植物性食物和动物性食物。《中国居民膳食指南》（2016 版）中将食物分为五大类，包括谷薯类、蔬菜水果类、畜禽鱼蛋奶类、大豆坚果类和纯能量食物。谷薯类含有丰富的碳水化合物，也是蛋白质、B 族维生素、矿物质和膳食纤维的重要来源。蔬菜水果类是维生素、矿物质、膳食纤维和植物化学物的重要来源。畜禽鱼蛋奶类均属于动物性食品，富含优质蛋白质、脂类、脂溶性维生素、B 族维生素和矿物质。大豆坚果类主要提供蛋白质、脂肪、膳食纤维、矿物质、B 族维生素和维生素 E。纯能量食物包括动植物油、淀粉、食用糖和酒类，主要提供能量。

食物的营养价值是指某种食物所含营养素和能量能满足人体营养需要的程度。食物营养价值的高低不仅取决于其所含营养素的种类是否齐全，数量是否足够，也取决于各种营养素间的相互比例是否适宜以及是否易被人体消化吸收和利用。食物的产地、品种、气候、加工工艺和烹调方法等很多因素均影响食物的营养价值。因此，了解各种食物的营养价值，合理的利用各种食物，对保障人体健康具有十分重要的意义。

食物的营养价值不能以一或两种营养素的含量来决定，而必须看它在膳食整体中对营养平衡的贡献。一种食物，无论其中某些营养素含量如何丰富，也不能代替由多种食物组成的营养平衡的膳食。在评价食物的营养价值时必须注意以下几点。

（1）几乎所有天然食物中都含有人体所需要的多种营养素。除去为某些特殊人群的全部营养需要特别设计的食品以及 4 个月内婴儿喂养的母乳外，没有一种食物的营养价值能满足人体全部的营养需要，食物的营养价值是相对的。通常被称为"营养价值高"的食物往往是指多数人容易缺乏的那些营养素含量较高，或多种营养素都比较丰富的食物。

（2）不同的食物中热能和营养素的含量不同，但同一种食物的不同品种、不同部位、不同产地、不同成熟程度之间也有相当大的差别。因此，食物成分表中的营养素含量只是这种食物的一个代表值。

（3）食物的营养价值受储存、加工和烹调的影响。有些食物经过精制后会损失原有的营养成分，也有些食物经过加工烹调提高了营养素的吸收利用率，或经过营养强化，营养调配而改善了营养价值。

（4）有些食物中存在一些天然抗营养素因素或有毒物质，对食物的营养价值和人体健康产生不良影响，应当通过适当的加工烹调使之失活。

（5）食物的安全性是首要的问题，如果食物受到来自微生物或化学毒物的污染，就无法考虑其营养价值。

（6）食物除了满足人的营养需要之外，尚有社会经济和文化习俗等意义。食物的购买和选择取决于价格、口味嗜好、传统观念和心理需要等多种因素。因此食物的营养价值常常与其价格相去甚远。

扫码"学一学"

第一节　食物营养价值的评价及意义

一、食物营养价值的评定

各类食物营养价值的评定，主要从营养素的种类和数量、营养素的质量两个方面着手进行测算评价。

（一）营养素的种类和数量

各类食物中营养素的种类和数量，是评价其营养价值的前提。一般来说，食物所提供的热能和营养素越接近人体需要的水平，该食物的营养价值就越高。对食物进行营养价值评定时，可利用各种分析方法（化学分析法、仪器分析法、微生物法、酶分析法等）来测定食物中营养素种类和数量，还可通过查阅食物成分表，初步评定食物的营养价值。

（二）营养素的质量

在评价某食品或某营养素价值时，营养素的质与量是同等重要的。食物质的优劣体现在营养素可被消化利用的程度上，消化吸收率和利用率越高，其营养价值就越高。如蛋白质的优劣体现在其必需氨基酸的种类、数量和比值的不同，脂肪的优劣则体现在脂肪酸的组成、脂溶性维生素的含量等方面。

评定食物的营养价值主要是依靠动物喂养试验及人体试食临床观察，将生长、代谢、生化等指标与对照组进行比较所得出的结论。

营养质量指数（index of nutritional quality，INQ）是由 Hansen R. G. 提出并推荐将其作为评价食品营养价值的指标。INQ 即营养素密度与能量密度之比。营养素密度是指食物中营养素能满足人体营养需要的程度，为待测食品中某营养素含量与该营养素供给量标准之比。能量密度是指食物能满足人体能量需要的程度，为待测食品能量与能量供给量标准之比。

$$INQ = \frac{某营养素密度}{能量密度} = \frac{某营养素含量/该营养素参考摄入量}{所产生的能量/能量参考摄入量}$$

INQ = 1，表示食物的该营养素与能量含量达到平衡；INQ > 1 说明食物该营养素的供给量高于能量的供给量，故 INQ≥1 为营养价值高；INQ＜1 说明此食物中该营养素的供给少于能量的供给，长期食用此种食物，可能发生该营养素的不足或能量过剩，该食物的营养价值低。INQ 的优点在于它可以根据不同人群的需求来分别进行计算，由于不同人群的能量和营养素参考摄入量不同，所以同一食物不同人食用其营养价值是不同的。

二、评定食物营养价值的意义

评定食物营养价值的意义体现在以下几个方面。

（1）全面了解各种食物的天然组成成分，包括营养素、非营养素类物质、抗营养因子等；发现各种食物的主要营养缺陷，为改造或开发新食品提供依据，解决抗营养因子问题，充分利用食物资源。

（2）了解在加工烹调过程中食物营养素的变化和损失，采取相应的有效措施，最大限度保存食物中的营养素含量，提高食物营养价值。

（3）指导人们科学地选购食物和合理配制营养平衡膳食，以达到增进健康、增强体质及预防疾病的目的。

第二节　植物性食物的营养价值

扫码"学一学"

一、谷类、薯类及杂豆类营养价值

谷类包括谷（籼米、粳米和糯米等）、麦（大麦、小麦和荞麦等）和杂粮（玉米、高粱和青稞等），薯类包括马铃薯、甘薯、木薯等，杂豆类包括红小豆、绿豆、芸豆和花豆等。我国居民膳食以大米和面粉为主食，我国居民所称杂粮通常包括除米面以外的谷类和杂豆类。

（一）谷类

1. 粮谷类食物的结构与营养素分布　粮谷类种子虽形态大小各异，但组成结构基本相似，都是由谷皮、糊粉层、胚乳和胚芽四个主要部分组成。

（1）谷皮　谷皮为谷粒的外壳，占谷粒重量的 13%～15%，主要成分为纤维素和半纤维素，并含较丰富的矿物质、维生素和脂肪，不含淀粉。因谷皮不能消化，且含较高的纤维和植酸，加工中作为糠皮除去。

（2）糊粉层　糊粉层位于谷皮与胚乳之间，占谷粒重量的 6%～7%，含丰富的 B 族维生素、矿物质以及较多的蛋白质、脂肪，有较高的营养价值，但在碾磨加工时易与谷皮同时脱落混入糠麸被除去。

（3）胚乳　胚乳占谷粒重量的 83%～87%，主要由淀粉细胞构成，含有大量淀粉和一定量蛋白质，还含有少量的脂肪、矿物质和维生素。蛋白质含量靠近胚乳周围部分较高，向胚乳中心逐渐减少。

（4）胚　胚位于谷粒的一端，是营养价值最高的部分，占谷粒重量的 2%～3%。胚芽富含脂肪，可用于加工胚芽油。胚芽还富含蛋白质、矿物质、B 族维生素和维生素 E。胚芽质地松软且韧性较强，不易被粉碎，在精白处理后，胚芽大部分被除去，加工精度越高，丢失越多。

2. 谷类的营养特点　粮谷类中各种营养成分受到谷物种类、品种、产地气候及质地特点和施肥等因素的影响，其含量会有一定的差异。

（1）蛋白质　粮谷类含蛋白质一般为 7.5% ~ 15%，主要存在于糊粉层和胚乳中，其中燕麦含量最高，约 15.6%，小麦约 10%，稻米和玉米约 8%。谷类蛋白质的含量及营养价值均不高，但作为摄入量高的主食，仍是中国居民蛋白质的重要来源。

根据谷类蛋白质在不同溶剂中溶解性不同将之分为 4 种：醇溶蛋白、谷蛋白、清蛋白和球蛋白。谷类蛋白质以醇溶蛋白和谷蛋白为主，含较多谷氨酸、脯氨酸和亮氨酸，缺乏赖氨酸。麦胚和米胚的蛋白质主要是球蛋白，含有丰富的赖氨酸，但加工过程中大多数胚芽被除去，导致成品粮中赖氨酸含量较低。

谷类蛋白质中必需氨基酸组成不平衡，赖氨酸为第一限制氨基酸，苏氨酸为第二限制氨基酸（玉米为色氨酸），其营养价值低于动物性食物和大豆类食物中的蛋白质，不能作为人体蛋白质的唯一来源。通过对粮谷类所缺少的氨基酸进行强化，或根据食物蛋白质互补作用的原理，利用其他多种食物进行互补，可提高谷类蛋白质的营养价值。此外，也可用利用基因调控的科技手段改良品种，改善谷蛋白质的氨基酸组成，提高其营养价值。

（2）脂类　谷类脂肪主要分布于糊粉层和胚芽，以甘油三酯为主，还有少量植物固醇和卵磷脂。谷类脂肪含量普遍较低，燕麦脂肪可达为 7%，玉米和小米可达 4%，其他多为 1% ~ 2%。小麦胚芽脂肪含量可达 10.1%，而玉米胚芽中脂肪含量更高，可达 17% 以上，从玉米和小麦胚芽中提取的胚芽油，80% 为不饱和脂肪酸，其中亚油酸高达 60%，具有降低血胆固醇，防止动脉粥样硬化的作用。从米糠中可提取米糠油、谷维素和谷固醇。

（3）碳水化合物　主要分布在胚乳的淀粉细胞内，约 90% 是淀粉，另 10% 的为糊精、果糖、戊聚糖、葡萄糖和膳食纤维等。谷类淀粉分为直链淀粉和支链淀粉，其含量因品种而异，一般粮食含 20% ~ 30% 直链淀粉和 70% ~ 80% 支链淀粉，糯米中几乎全为支链淀粉。支链淀粉的血糖生成指数高于直链淀粉，故增加食物中直链淀粉与支链淀粉比值，有利于糖尿病患者食用。目前已培育出直链淀粉含量高达 70% 的玉米品种。另外，谷皮中含有丰富的膳食纤维，加工越精细膳食纤维丢失越多，故全谷类食物是膳食纤维的重要来源。

（4）维生素　谷类是膳食 B 族维生素的重要来源，主要集中在糊粉层和胚芽。谷类几乎不含维生素 C、维生素 A 和维生素 D。玉米和小麦胚芽中含有丰富的维生素 E，黄色玉米中含有少量的胡萝卜素。玉米的烟酸为结合型，经过加碱加工变成游离型烟酸后可被人体吸收利用。

（5）矿物质　谷类矿物质含量为 1.5% ~ 3.0%，以磷、钙、镁、铁为主。谷类中的磷和钙等多以植酸盐形式存在，机体吸收率低。且主要分布在谷皮和糊粉层中，加工容易损失。

3. 加工和烹调　粮谷类经过加工和烹调后对其原料的营养价值有一定的影响。

（1）合理加工　谷类加工目的是碾磨除去谷皮或磨细成粉，改善食物感官性状，便于烹饪食用并利于消化吸收。由于蛋白质、脂肪、矿物质和维生素主要存在于谷粒表层和谷胚中，故加工精度越高，营养素损失就越多，影响最大的是维生素和矿物质。谷类加工精度过低、出粉率高，虽然可以减少营养素丢失，但感观性状和消化吸收率也相应降低。谷类加工原则是既要改善谷类的感官性状，提高吸收率，又要最大限度地保留谷类所含的营养成分。不同出粉率面粉营养素含量的变化见表 6 - 1。

表 6-1   不同出粉率面粉营养素含量的变化

营养素出粉率（%）	50	72	80	85	95~100
蛋白质（g/100 g）	10.00	11.00	11.40	11.60	12.00
铁（mg/100 g）	0.90	1.00	1.80	2.20	2.70
钙（mg/100 g）	15.00	18.00	27.00	50.00	
维生素 B$_1$（mg/100 g）	0.08	0.11	0.26	0.31	0.04
维生素 B$_2$（mg/100 g）	0.03	0.04	0.05	0.07	0.12
烟酸（mg/100 g）	0.70	0.72	1.20	1.60	6.00
泛酸（mg/100 g）	0.40	0.60	0.90	1.10	1.50
维生素 C（mg/100 g）	0.10	0.15	0.25	0.30	0.50

全谷物是指未经精细化加工或虽经碾磨、粉碎、压片等加工处理后仍保留了完整谷粒营养成分的谷物。大部分粗粮都属于全谷，比如小米、各种糙米（包括普通糙米、黑米、紫米）、小麦粒等，也包括已经磨成粉或压扁压碎的粮食，比如燕麦片、全麦粉等。全谷含有谷类全部天然成分，如膳食纤维、B 族维生素和维生素 E、矿物质、不饱和脂肪酸、植物甾醇以及植酸和酚类等植物化学物。

在我国居民消费谷类中，大米、面粉消费量最高，约占 90%，全谷类平均摄入量仅占粮谷类总量 3%~7%，故应该提倡增加全谷类食物摄入。

（2）合理烹调   烹调过程可使一些营养素损失，如大米淘洗过程中，维生素 B$_1$ 可损失 30%~60%，维生素 B$_2$ 和烟酸可损失 20%~50%，矿物质损失 70%。淘洗次数愈多、浸泡时间愈长、水温愈高，营养素损失愈多。因此，洗米时应根据米的清洁度适当清洗，不用流水冲洗或用热水烫洗，更不要用力搓洗。

不同烹调方式引起营养素损失程度不同，蒸饭 B 族维生素保留率比捞饭法（即先煮米，弃米汤再蒸）要高得多。烹调方法不当时，如加碱蒸煮、油炸等，则损失更为严重，如煮米面时加碱会破坏几乎全部的维生素 B$_1$、50% 的维生素 B$_2$ 和烟酸。

（二）薯类

薯类包括马铃薯、甘薯、芋头、山药等，是我国传统膳食的重要组成部分。薯类淀粉含量 8%~29%，蛋白质和脂肪含量较低，含一定量的维生素和矿物质，并富含各种植物化学物。薯类兼有谷类和蔬菜的双重好处，在我国居民膳食中，马铃薯和芋头常被作为蔬菜食用。

甘薯膳食纤维含量较高，可促进肠胃蠕动、预防便秘，并有降胆固醇和预防心血管疾病的作用，甘薯中的胡萝卜素含量比谷类高。马铃薯含钾丰富（342 mg/100 g），是日常生活经常食用的新鲜果蔬中含钾最高的品种，维生素 C 含量也相当丰富（27 mg/100 g），高于西红柿维生素 C 含量，马铃薯中酚类化合物含量较高，多为酚酸物质，包括水溶性的绿原酸、咖啡酸、没食子酸和原儿茶酸。山药块茎主要含有山药多糖、胆甾醇、麦角甾醇、油菜甾醇、β-谷甾醇、多酚氧化酶、植酸及皂苷等多种活性成分，这些化学成分是山药营养价值和生物活性作用的物质基础。

（三）杂豆类

《中国居民膳食指南》（2016 版）中，把杂豆归在谷薯类，杂豆类包括蚕豆、豌豆、绿豆、小豆、芸豆、豇豆等。其碳水化合物含量较高，达 55%~60%，主要以淀粉形式存在，脂肪含量 1% 左右，蛋白质含量一般在 20% 左右，含量低于大豆，但杂豆类的蛋白质的氨基酸模式比谷类好，富含赖氨酸，可与谷类食品发挥蛋白质互补作用。此外，杂豆类还含有矿物质钙、磷、铁和 B 族维生素。

由于杂豆类淀粉较高，可以制成粉条、粉皮、凉皮等，这些产品大部分蛋白质被去除，故其营养成分以碳水化合物为主，如粉条含淀粉 90% 以上，而凉粉含水 95%，碳水化合物含量为 4.5%。

二、大豆类及其制品营养价值

大豆类根据种皮颜色分黄、青、黑豆，含较高的蛋白质和脂肪，碳水化合物相对较少，豆制品是由大豆类作为原料制成的发酵或非发酵食品，如豆浆、豆腐、豆酱、豆腐干等。

（一）大豆的营养价值

1. 大豆的营养成分 大豆蛋白质含量达 35%～40%，蛋白质中含有人体需要的全部氨基酸，属优质蛋白，营养价值接近于动物性食品，是最好的植物蛋白，是我国居民膳食蛋白质的良好来源。大豆蛋白质赖氨酸含量较多，但蛋氨酸较少，若与谷类食物混合食用，可较好地发挥蛋白质的互补作用，这一点对于不能摄入足够动物性食品的人群和素食人群有重要意义。

大豆脂肪含量为 15%～20%，可用来榨油。大豆油中不饱和脂肪酸达 85%，其中油酸占 32%～36%、亚油酸占 52%～57%、亚麻酸 2%～10%，此外还含有 1.64% 的磷脂，大豆油是目前我国居民主要的烹调用油。

大豆碳水化合物的含量为 25%～30%，其中 50% 左右是人体所不能消化的寡聚糖（棉子糖和水苏糖），此外还有由阿拉伯糖和半乳糖所构成的多糖，淀粉含量很少。由于寡聚糖可为肠道细菌利用，使细菌在肠道内生长繁殖过程中能产生过多的气体而引起肠胀气，又称胀气因子。

大豆类含有胡萝卜素、维生素 B_1、维生素 B_2、烟酸、维生素 E 等，其中维生素 B_1，维生素 B_2 的含量均高于谷类和某些动物食品。干豆类几乎不含抗坏血酸，但经发芽做成豆芽后，其含量明显提高。

豆类含丰富的矿物质，钙、磷、钾较大多数植物性食品高，并有微量元素铁、铜、锌、锰等。是难得的高钾、高镁、低钠食品。

2. 大豆中的其他成分 大豆中的其他成分包括植物化学物类及抗营养因子。近年来研究表明一些抗营养因子也具有特殊的生物学作用。

（1）蛋白酶抑制剂 指能够抑制人体内胰蛋白酶、胃蛋白酶、糜蛋白酶等蛋白酶活性的物质，在植物中广泛存在。豆类中含量高，活性强，其中以胰蛋白酶抑制剂最普遍，对人体胰蛋白酶有抑制作用，使蛋白质消化吸收率降低。由于其本质是蛋白质，只要加热处理即可消除，采用常压蒸汽加热 30 分钟或 1 N 压力加热 10～25 分钟即可破坏此物质。长期以来，传统营养理论认为蛋白酶抑制剂是抗营养因子，是大豆不易消化主要原因，如今证实它具有明显的抗癌效应，可用于肿瘤防治，还具有抗艾滋病病毒作用。

（2）大豆低聚糖（胀气因子） 主要是水苏糖和棉子糖，由于人体难以消化吸收，在大肠经细菌发酵分解产生气体，引起胀气，因而被称为胀气因子。由于仅被益生菌利用，不被肠道有害菌利用，大豆低聚糖具有维持肠道微生态平衡、通肠润便、提高免疫力、降低血胆固醇、降血压等功效，故被称为"益生元"。目前已作为功能性食品的基料，部分代替蔗糖应用于清凉饮料、酸乳、面包等多种食品当中。

（3）大豆皂苷 大豆皂苷又称皂素或皂苷，在大豆中的含量为0.62%~6.12%。大量研究表明其具有很多生理功能，如提高免疫力、抗氧化、抗肿瘤、抗凝血、降血脂等。

（4）大豆异黄酮 大豆异黄酮含量为0.1%~0.3%，与雌激素结构相似，称为植物雌激素，具有预防更年期综合征、骨质疏松、心血管疾病、癌症和延缓衰老的功效。

（5）大豆甾醇 大豆甾醇在大豆油脂中含量为0.1%~0.8%，大豆甾醇的摄入能够阻碍胆固醇的吸收、抑制血清胆固醇的上升，因此有降血脂作用，起到预防和治疗高血压、冠心病等心血管疾病作用。

（6）植酸 大豆含植酸1%~3%，可与锌、钙、镁、铁等元素螯合，影响这些矿物质被机体吸收利用。在pH 4.5~5.5条件下加工大豆可使植酸溶解35%~70%，而对蛋白质影响不大，通过此法可去除大部分植酸。近年来发现植酸也有防止脂质过氧化损伤和抗血小板聚集等有益生物学作用。

（7）豆腥味 大豆豆腥味是由于大豆中脂肪氧化酶氧化大豆中的不饱和脂肪酸，产生醇、酮、醛等小分子挥发性物质所致。采用将豆类加热、煮熟及烧透后即可破坏脂肪氧化酶和去除豆腥味。

（8）植物红细胞凝集素 存在于多种豆类中，它是一类糖蛋白，能够特异性地与人体红细胞结合，使红细胞发生凝聚作用，对人体有一定毒性。生大豆经过湿热处理可使其失活。

（二）大豆制品的营养价值

大豆制品通常分为非发酵豆制品和发酵豆制品两类，非发酵豆制品有豆浆、豆腐、豆腐干、腐竹等，发酵豆制品有豆豉、豆瓣酱、腐乳等。豆制品在加工过程中一般要经过浸泡、细磨、加热等处理，使其中所含的胰蛋白酶抑制剂破坏，大部分纤维素被去除，因此消化吸收率明显提高。

发酵豆制品是由大豆经加工、发酵等工艺制作而成，发酵使蛋白质部分降解，消化率提高，同时B族维生素含量有所增加，尤其是可产生植物性食品中不存在的维生素B_{12}，这对素食者尤为重要。另外，经发酵后，大豆中的棉子糖、水苏糖被根霉分解，故发酵的豆制品不引起胀气。大豆制品中主要营养素含量见表6-2。

表6-2 大豆制品中主要营养素含量

豆制品	蛋白质 (g/100 g)	脂肪 (g/100 g)	碳水化合物	视黄醇当量 (μgRE/100 g)	硫胺素 (mg/100 g)	核黄素 (mg/100 g)	抗坏血酸 (mg/100 g)	钙 (mg/100 g)	铁 (mg/100 g)	锌 (mg/100 g)
豆浆	1.8	0.7	1.1	15	0.02	0.02	—	10	0.50	0.24
豆腐	8.1	3.7	4.2	—	0.04	0.03	—	164	1.9	1.11
豆腐干	16.2	3.6	11.5	—	0.03	0.07	—	308	4.9	1.76
腐竹	44.6	21.7	22.3		0.13	0.07		77	16.5	3.69
豆瓣酱	13.6	6.8	17.1		0.11	0.46		53	16.4	1.47
五香豆豉	24.1	3.0	39.7		0.02	0.09		29	3.7	2.37

三、蔬菜和水果类的营养价值

蔬菜和水果含水量高，含有一定量的碳水化合物，蛋白质和脂肪含量低，富含维生素、矿物质和膳食纤维，还含有各种有机酸、芳香物质和色素等成分。蔬菜和水果在膳食中占有较大比例，而且具有良好的感官品质，对增进食欲，帮助消化，维持肠道正常功能有重要意义。此外蔬菜和水果也富含多种植物化学物，循证研究发现，提高蔬菜水果摄入量，可维持机体健康，有效降低心血管、肺癌和糖尿病等慢性病的发病风险。近年来，我国居民蔬菜摄入量逐渐下降，水果摄入量处于较低水平，基于其营养价值和健康意义，应该增加蔬菜水果的摄入量。

（一）蔬菜的营养价值

蔬菜的种类很多，按其结构及可食部分可分为叶菜类（大白菜、小白菜、油菜、菠菜及其他各种绿叶蔬菜等）、根茎类（萝卜、土豆、芋头、洋葱、蒜等）、瓜茄类（冬瓜、黄瓜、苦瓜、西葫芦、茄子、青椒、西红柿等）、花芽类（菜花、黄花菜、各种豆芽等）和菌藻类（蘑菇、紫菜、海藻等），不同种类蔬菜其营养素含量差异较大。

新鲜蔬菜的特点是都含有大量水分，大部分鲜菜的含水量在90%以上，碳水化合物的含量不高，蛋白质含量少（1%～2%），脂肪含量更低（低于1%），因此蔬菜不能作为能量和蛋白质的来源。但是它们在膳食中却非常重要，因为它们是矿物质、维生素和膳食纤维的重要来源。

1. 蔬菜的营养素种类和特点

（1）碳水化合物　蔬菜中的碳水化合物包括可溶性糖、淀粉和膳食纤维。根茎类的碳水化合物含量比较高，如马铃薯为16.5%，藕为15.2%，其中大部分是淀粉，而其他蔬菜的碳水化合物含量较低，仅为2%～6%，几乎不含淀粉。含单糖、双糖较高的有胡萝卜、西红柿和南瓜等。蔬菜含膳食纤维1%～3%，包括纤维素、半纤维素和木质素等，是人体膳食纤维的主要来源，叶菜和茎类蔬菜中含有较多的纤维素和半纤维素，而南瓜、胡萝卜、番茄等则含有一定量的果胶。

菌类蔬菜中的碳水化合物主要是菌类多糖，如香菇多糖、银耳多糖等，它们具有提高人体免疫和辅助抗肿瘤等作用。海藻类中的碳水化合物则主要是属于可溶性膳食纤维的海藻多糖，如褐藻胶、红藻胶、卡拉胶等，能够促进人体排出多余的胆固醇和体内的某些有毒、致癌物质，对人体有益。

（2）维生素　蔬菜在膳食中的重要意义是含有谷类、豆类、动物性食品中缺乏的维生素C，以及能在体内转化为维生素A的胡萝卜素。蔬菜中含有除维生素D和维生素B_{12}之外的各种维生素，是维生素B_2和叶酸的重要膳食来源。

蔬菜维生素含量与品种、鲜嫩程度和颜色有关，一般叶部含量比根茎高，嫩叶含量比枯叶高，深色菜叶含量比浅色菜叶高。深绿色和红黄色的蔬菜含有较丰富的胡萝卜素，是我国居民膳食维生素A的主要来源。蔬菜中维生素B_2的含量并不算很丰富，但在我国的膳食中，绿叶蔬菜却是维生素B_2的重要来源。总体来说，深色蔬菜中维生素的含量高于浅色蔬菜，建议日常深色蔬菜的摄入量占蔬菜摄入量的一半以上。

（3）矿物质　蔬菜含丰富的钾、钙、磷、镁和微量元素铜、铁、锌、硒等，是我国居民膳食中矿物质的重要来源。在各种蔬菜中，以叶菜含矿物质为多，尤以绿叶蔬菜更为丰富。在我国，对于少喝牛奶以及有乳糖不耐症的人群来讲，蔬菜是供给钙的最重要来源。过去营养学界一直认为，受植酸和草酸的影响，人体对蔬菜里的钙吸收并不理想，现代研究发现，人体对有些蔬菜如芥菜、芹菜中钙的吸收率高于牛奶。许多绿叶蔬菜如油菜、小白菜、芹菜、雪里蕻、荠菜等，钙的含量都比较高，草酸含量少，可以用于人体补钙；另外一些蔬菜如菠菜、空心菜、苋菜、茭白等，因为含有较多的草酸，影响人体对钙的吸收。草酸是一种有机酸，能溶于水，加热易挥发，水焯和爆炒均可以将其破坏。

2. 蔬菜中的其他成分

（1）色素、芳香物质和有机酸 蔬菜含有叶绿素、类胡萝卜素、花青素、花黄素等天然色素，使蔬菜色泽鲜艳，可增进食欲；蔬菜还含有各种芳香油和有机酸，如生姜、大蒜、洋葱、大葱、辣椒、香菜等都含有各种挥发性芳香物质，使蔬菜增加了许多特殊的风味；蔬菜中的有机酸含量比水果少，主要是苹果酸、柠檬酸和酒石酸，这些有机酸具有温和的酸味，并能促进消化液分泌，有利于食物的消化。

（2）植物化学物 蔬菜的植物化学物主要有类胡萝卜素、植物固醇、皂苷、芥子油苷、多酚、单萜类、有机硫化合物等。

萝卜含有淀粉酶和芥子油，可促进肠道蠕动、帮助消化；卷心菜中含有芥子油苷，经水解后能产生挥发性芥子油，促进消化吸收；花茎甘蓝含大量萝卜硫素可杀死幽门螺旋杆菌，对致癌物质有解毒作用，对治疗各种胃病有益处；大蒜含植物杀菌素和含硫化合物，可抗菌、消炎，降低血清胆固醇水平；茄果中的番茄含有丰富的番茄红素和β-胡萝卜素，辣椒中含辣椒素和辣椒红色素，茄子中含有芦丁等黄酮类物质；瓜类蔬菜含有皂苷、类胡萝卜素和黄酮类，冬瓜中皂苷类物质主要为β-谷甾醇，苦瓜中含有多种活性成分，如苷类、甾醇类和黄酮类，主要是苦瓜皂苷，南瓜中含有丰富的胡萝卜素，还有南瓜多糖；食用菌类含有丰富的多糖，如香菇多糖、金针菇多糖、木耳多糖等，香菇中还有一定的硫化物、三萜类化合物，其中硫化物是其风味的重要组成成分。

（3）抗营养因子 蔬菜中存在着影响人体对营养素消化吸收的抗营养因子，除了植物红细胞凝集素、蛋白酶抑制剂和草酸外，木薯中的氰苷可抑制人和动物体内细胞色素酶的活动；甘蓝、萝卜和芥菜等含有硫苷类化合物，过多摄入会妨碍碘的吸收，有致甲状腺肿的作用；茄子和马铃薯表皮含有的茄碱有毒性，尤其马铃薯发芽后表层茄碱含量大大提高；新鲜蔬菜中含有的硝酸盐，存放在温暖潮湿的环境或在腐烂时，易在微生物的作用下转变成亚硝酸盐；此外鲜黄花菜中含有的秋水仙碱，经肠道吸收后在体内可氧化成二秋水仙碱，毒性很大，可通过烫漂、蒸煮去之。

（二）水果的营养价值

水果类可分为鲜果、干果和野果。根据果实形态和特征可分为仁果类、核果类、浆果类、柑橘类和瓜果类。新鲜水果的营养价值与蔬菜相似，主要提供维生素、矿物质和膳食纤维。

1. 水果的营养素种类和特点 新鲜水果含有大量的水分，蛋白质和脂肪的含量低，一般不超过1%。

（1）碳水化合物 水果比蔬菜含糖多而具有甜味，各种水果含碳水化合物在6%～

28%，包括蔗糖、果糖和葡萄糖，不同种类和品种有较大的差异。水果中的仁果类（苹果、梨）以果糖为主、葡萄糖和蔗糖次之；浆果类（葡萄、草莓、猕猴桃等）主要是葡萄糖和果糖；核果类（桃、杏）和柑橘类则以蔗糖含量较多。

未成熟果实中淀粉含量较高，成熟之后淀粉转化为单糖或双糖，甜度增加。水果中还含有较丰富的膳食纤维，主要有纤维素、半纤维素和果胶，其中以果胶最为突出，果胶具有很强的凝胶力，故果胶丰富的水果常被制成果酱，如苹果、猕猴桃、山楂等。

（2）矿物质　水果中的主要矿物质是钾、镁、钙等，水果是钾的重要来源。除个别水果外，矿物质的含量相差不大，其中草莓、大枣和山楂含铁较高，而且因富含维生素 C 和有机酸，铁的生物利用率高。果干制品因脱水后，矿物质得以浓缩而大幅提高，葡萄干、杏干、桂圆、无花果干均为钾、铁、钙等矿物质的膳食补充来源之一。

（3）维生素　水果中 B 族维生素普遍较低，香蕉含丰富的叶酸和维生素 B_6，胡萝卜素和维生素 C 因品种不同而异。含胡萝卜素高的水果为芒果、柑、橘、杏、柿子、黄桃等；含维生素 C 高的水果有鲜枣、草莓、山楂、猕猴桃和柑、橘等。野生水果维生素 C 的含量是普通水果的几倍甚至百倍，如刺梨、金樱子、沙棘含维生素 C 极高（刺梨 100 g 含维生素 C 2585 mg，比柑橘高 50～100 倍）。果干制品中的维生素 C 损失较严重。

2. 水果中的其他成分

（1）有机酸和芳香物质　水果含有各种有机酸，如苹果酸、柠檬酸、酒石酸、琥珀酸和延胡索酸等，是水果产生酸味的原因。有机酸对水果中维生素 C 的稳定性具有保护作用，还可促进消化液分泌。柠檬酸为柑橘类水果所含的主要有机酸，仁果类及核果类含苹果酸较多，而葡萄的有机酸主要为酒石酸。

水果中存在的油状挥发性化合物中含有醇、酯、醛、酮等物质，使水果具有独特香气，可刺激食欲，有助于食物的消化吸收。

（2）植物化学物　水果中的酚类物质包括酚酸类、类黄酮、花青素类、原花青素类、单宁类等，不仅对果品的色泽和风味有很大的影响，而且这些植物化学物对机体具有特殊保健作用，如黄酮类物质的摄入量与心血管疾病的死亡率有确定的负相关关系，水果中的花青素具有抗氧化活性等。

浆果类如草莓、桑葚、蓝莓、猕猴桃等富含花青素、类胡萝卜素和多酚类化合物；柑橘类如橘子、金橘、柠檬、葡萄柚等富含类胡萝卜素和黄酮类物质；核果类如樱桃、桃、杏、李、梅、枣、橄榄、龙眼、荔枝等主要含有多酚类化合物；樱桃、蓝莓、黑莓等富含花青素、各种花色苷、槲皮素、异槲皮素等；仁果类如苹果、梨、山楂等主要含有黄酮类物质；瓜果类如西瓜、哈密瓜、香瓜等主要含有类胡萝卜素，其中西瓜主要含有番茄红素，哈密瓜主要含胡萝卜素。

（三）加工和烹调对蔬菜和水果营养价值的影响

1. 烹调对蔬菜营养价值的影响　蔬菜烹调时，最易损失的是矿物质和水溶性维生素，其中损失最大的是维生素 C。维生素 C 易溶于水，在中性和碱性水溶液下对热不稳定，清洗、切碎、水烫、炖炒等工序都会引起损失。凉拌能较好地保存新鲜蔬菜中的营养素，所以能够生吃的蔬菜可以在洗净后直接食用，加植物油有利于番茄红素和胡萝卜素的利用，应根据蔬菜特性选择适宜的加工处理和烹调方法去更好的保留营养物质。

（1）先洗后切　为减少损失，蔬菜应该先洗后切，尽量用流水冲洗蔬菜，不要在水中长时间浸泡。切后再洗会使蔬菜中的水溶性维生素和矿物质从切口处流失过多。洗好的蔬菜放置时间也不宜过长。

（2）急火快炒　实验证明，烹调时用急火快炒的方法，维生素 C 损失相对其他烹调方式少，但是有些豆类蔬菜如四季豆需要充分加热。

（3）开汤下菜　水溶性维生素对热敏感，沸水能破坏蔬菜中的氧化酶，从而降低对维生素 C 的氧化作用；另一方面，水溶性维生素受热易损失，开汤下菜能减少受热时间，保持蔬菜营养。

（4）炒好即食　已经烹调好的蔬菜应尽快食用，现做现吃，避免反复加热，这是因为营养素会随着储存时间延长而丢失，而且因细菌的硝酸盐还原作用会增加亚硝酸盐含量。

2. 加工对蔬菜营养价值的影响　蔬菜加工制品营养价值总体都较鲜品低。蔬菜腌制前往往要经过反复的洗、晒或热烫，其水溶性维生素和矿物质损失严重；速冻蔬菜水溶性维生素有所损失，但胡萝卜素损失不大；罐头蔬菜水溶性维生素和矿物质可能受热降解和随水流失；蔬菜汁通常由多种蔬菜调配而成，包含了蔬菜中的主要营养成分，但是除去了蔬菜中的大部分膳食纤维。

3. 加工对水果营养价值的影响　水果加工制品包括果汁、水果罐头、果脯、干果等，其营养价值相对鲜果有不同程度的损失。果汁是由水果经压榨去掉残渣而制成，加工过程会使维生素 C、膳食纤维等产生损失。果脯是将新鲜水果糖渍并干燥而成，加工过程使得维生素损失较多，且含糖量高。干果是将新鲜水果脱水而成，维生素损失较多。各类水果制品既失去了新鲜水果的感官、自然香味等天然特征，又损失了维生素等营养成分，所以水果制品不能代替新鲜水果。若在外出需要携带方便或者水果不足的情况下，可以用果汁等制品进行补充。

尽管蔬菜和水果在营养成分和健康效应方面有很多相似之处，但它们是不同的食物种类，其营养价值各有特点。蔬菜品种远多于水果，总体来讲蔬菜中的维生素、矿物质、膳食纤维和植物化合物含量高于水果，营养价值较水果高，故水果不能代替蔬菜。水果因食用前不经过烹调，营养成分不受烹调因素影响，而且碳水化合物、有机酸、芳香物质比新鲜蔬菜多，也是膳食的必要成分，故蔬菜也不能代替水果。

第三节　动物性食物的营养价值

一、畜、禽肉类的营养价值

畜、禽肉是人类膳食的重要组成部分，能为人体提供优质蛋白质、脂类、脂溶性维生素、B 族维生素和矿物质。由于味道鲜美，饱腹作用强，能量较高，可加工成各种制品和菜肴，畜禽肉是人类营养价值和食用价值都很高的食品。随着我国居民膳食结构的变化，该类食物的摄入量逐渐增加。

畜肉是指猪、牛、羊等牲畜的肌肉、内脏、头、蹄、骨、血及其制品，禽肉包括鸡、鸭、鹅、鸽、鹌鹑等的肌肉、内脏及制品。畜禽肉主要提供蛋白质、脂肪、矿物质和维生素。其营养素的分布因动物的种类、年龄、肥瘦程度、部位、运动程度、饲料和营养状况

扫码"学一学"

不同而差异很大。

（一）畜禽肉的营养素种类及特点

1. 蛋白质 畜禽肉蛋白质大部分存在于肌肉和结缔组织中，含量一般为 10% ~ 20%，属于优质蛋白。不同种类的动物肉中蛋白质含量不同，同种类动物肉中因为肥瘦程度和部位不同，蛋白质含量也有较大差异。如猪肉蛋白质含量平均为 13.2%，猪里脊中蛋白可达 20.2%，而猪五花肉蛋白仅 7.7%。牛羊肉的蛋白质可达 20%，禽肉中鸡肉蛋白质约为 20%，鹅肉为 18%，鸭肉为 16%。

动物血液中蛋白质含量也不相同，猪血约 12%，牛血约 13%，羊血约 7%，鸡血、鸭血约 8%。在心、肝、肾等内脏中蛋白质含量较高，脂肪含量少。肝脏的蛋白质含量较高，为 18% ~ 20%，心、肾含蛋白质为 14% ~ 17%。皮肤和筋腱主要由结缔组织构成，主要为胶原蛋白和弹性蛋白，由于缺乏色氨酸等，属于不完全蛋白质，因此，以猪皮和筋腱为主要原料的食品（猪皮冻、蹄筋等）营养价值较低，需要配合其他食品食用，以补充必需的氨基酸的不足。

畜禽肉中含有能溶于水的含氮浸出物，包括肌凝蛋白原、肌肽、肌酸、肌酐嘌呤、尿素和游离氨基酸等非蛋白含氮浸出物和无氮浸出物，使肉汤具有鲜味。成年动物含氮浸出物高于幼年动物，禽肉的质地较畜肉细嫩且含氮浸出物多，故禽肉炖汤的味道比畜肉更鲜美。

2. 脂肪 畜禽肉脂肪含量变化比较大，因动物品种、年龄、肥瘦程度、部位等不同而异，如猪肥肉可达 88.6%，猪瘦肉含脂肪 20.3%，猪里脊肉含脂肪 7.9%。畜肉中猪肉的脂肪含量最高，其次是羊肉、牛肉和兔肉，如瘦牛肉含脂肪 2.3%，兔肉脂肪仅 2.2%。与畜肉相比，禽肉脂肪含量较少，火鸡和鹌鹑的脂肪含量在 3% 左右，鸡和鸽子在 9% ~ 14%，鸭和鹅在 20% 左右。畜肉内脏脂肪的含量一般在 2% ~ 11% 之间，脑内脂肪的含量最高。

畜肉脂肪以饱和脂肪酸为主，主要为甘油三酯，还有少量卵磷脂、胆固醇和游离脂肪酸。动物内脏含较高胆固醇，以脑中含量最高。禽肉脂肪所含必需脂肪酸含量高，亚油酸约占 20%，熔点低，易于消化吸收。

3. 碳水化合物 畜禽肉碳水化合物含量一般为 1% ~ 5%，平均为 1.5%，主要以糖原的形式存在于肌肉和肝脏中，另含少量的葡萄糖和微量的果糖。

4. 维生素 畜禽肉提供的维生素以 B 族维生素和维生素 A 为主，尤其内脏中维生素含量较高。肝脏是各种维生素集中的器官，特别富含维生素 A 和维生素 B_2，维生素 A 的含量在牛肝和羊肝最高，维生素 B_2 则以猪肝含量最高。

5. 矿物质 畜禽肉中矿物质的含量一般为 0.8% ~ 1.2%，瘦肉中的含量高于肥肉，内脏高于瘦肉。畜禽肉和动物血中铁含量丰富，且主要以血红素铁形式存在，生物利用率高，不易受食物中其他因素的干扰，是膳食铁的良好来源。牛肾和猪肾中硒含量较高，是其他一般食物数十倍。畜肉中还含有较多的磷、硫、钾、钠、铜等。禽肉中矿物质的含量与畜肉相近，但钙、磷、铁、锌等含量均高于猪、牛、羊肉，硒含量明显高于畜肉。

（二）合理烹调畜禽肉

烹调畜禽肉类可采用炒、烧、爆、炖、蒸、熘、焖、炸、煨等方法。在滑炒或爆炒前可挂糊上浆，即可增加口感，又可减少营养素丢失。肉类在烤或油炸时，由于温度较高，可使营养素遭受破坏，如果方法掌握不当，容易产生一些致癌化合物污染食物，影响人体健康，所以畜禽肉类多蒸煮少油炸。另外，在我国南方地区居民炖鸡，有喝汤弃肉的习惯，这种吃法不能使食物中的营养素得到充分利用，还造成食物资源极大浪费。民间一直以来有营养全在汤里的说法，实则不对，肉中部分的营养价值比汤中高得多。瓦罐鸡的肉和汤部分主要营养素含量比较见表6-3。

表6-3 瓦罐鸡的肉和汤部分主要营养素含量比较

营养素	鸡肉	鸡汤	营养素	鸡肉	鸡汤
能量（kcal/100 g）	190	27	烟酸（mg/100 g）	0.5	0
蛋白质（g/100 g）	20.9	1.3	钙（mg/100 g）	16	2
脂肪（g/100 g）	9.5	2.4	钠（mg/100 g）	201	251
维生素 A（μgRE/100 g）	63	0	铁（mg/100 g）	1.9	0.3
维生素 B$_2$（mg/100 g）	0.21	0.07	锌（mg/100 g）	2.2	0

（三）畜禽肉制品的营养价值

肉类制品是以畜禽肉为原料，经加工而成，包括腌腊制品、酱卤制品、熏烧烤制品、干制品、油炸制品、罐头等。腌腊制品和干制品因水分减少，蛋白质、脂肪和矿物质的含量升高，但易出现脂肪氧化以及 B 族维生素的损失。酱卤制品饱和脂肪酸的含量降低，B 族维生素也有所损失，但游离脂肪酸的含量升高。制作熏烧烤制品时，含硫氨基酸、色氨酸和谷氨酸等因高温而分解，营养价值降低。有些肉类制品可能含有危害人体健康的因素，如腌熏、烧烤、油炸等制品亚硝胺类或多环芳烃物质的含量增加，而且含盐量也高，应控制其摄入量，尽量食用新鲜畜禽肉类。

二、水产品的营养价值

水产品可分为鱼类、甲壳类和软体类。鱼类有海鱼和淡水鱼之分，根据生活的海水深度，海水鱼有可分为深水鱼和浅水鱼。水产品味道鲜美，易消化吸收，富含人类所需的蛋白质、矿物质和维生素，在人们的膳食结构中占有重要的地位。

（一）蛋白质

鱼类蛋白质含量一般为15%～25%，含有人体所必需的各种氨基酸，尤其富含亮氨酸和赖氨酸，氨基酸组成与禽肉类接近，生物学价在85%以上，属于优质蛋白。鱼类肌肉组织中肌纤维细短、间质蛋白少、水分含量多，组织柔软细嫩，较畜、禽肉更易消化。鱼类含有较多的其他含氮化合物，如游离氨基酸、肽、胺类、嘌呤等化合物，是鱼汤呈味物质。鱼的结缔组织和软组织中的胶原和黏蛋白是鱼汤冷却后形成凝胶的主要物质。

其他水产品中，河蟹、对虾、章鱼等蛋白质含量较高，在17%以上。软体动物的蛋白质含量多数在15%左右，其中螺蛳、河蚬、蛏子等较低，为7%左右。在贝类肉中还含有丰富的牛磺酸，其含量普遍高于鱼类，尤以海螺、毛蚶和杂色蛤为最高。

（二）脂类

鱼类脂肪含量低，一般为1%～10%，平均为5%左右。鱼类脂肪成不均匀分布，主要分布于皮下和脏器周围，肌肉含量很低。不同鱼种的脂肪含量差异较大，如鳕鱼脂肪含量在1%以下，河鳗脂肪高达10.8%。

鱼类脂肪多由不饱和脂肪酸组成，占脂肪的60%以上，熔点较低，常温下呈液态，人体消化吸收率为95%。一些深海鱼类脂肪中含长链多不饱和脂肪酸高，主要是二十碳五烯酸（EPA）和二十二碳六烯酸（DHA），含量可达10.8%~37.1%，具有降血脂、防治动脉粥样硬化、辅助抗肿瘤作用。鱼类胆固醇含量一般约为100 mg/100 g，但鱼子中含量较高，如鲳鱼子胆固醇含量为1070 mg/100 g。其他水产品中，河蟹脂肪含量2.6%，对虾脂肪含量0.8%，软体动物的脂肪含量平均为1%。

（三）碳水化合物

鱼类中碳水化合物含量低，一般为1.5%左右，主要以糖原的形式存在。有些鱼不含碳水化合物，如草鱼、银鱼、沙丁鱼、鲈鱼、鲳鱼等。除了糖原之外，鱼体内还含有黏多糖类。软体动物类碳水化合物平均为3.5%左右，其中海蜇、鲍鱼、牡蛎、螺蛳等中含量较高，为6%~7%。

（四）维生素

鱼类是维生素A和维生素D的重要来源，也是维生素B_2的良好来源，维生素E、维生素B_1和烟酸的含量也较高，但几乎不含维生素C。黄鳝维生素B_2含量为0.98 mg/100 g。一些生鱼制品中含有硫胺素酶，当生鱼存放或生吃时可破坏维生素B_1，此酶在加热时被破坏。软体动物维生素含量与鱼类相似，有些含有较多的维生素A、烟酸和维生素E，但维生素B_1较低。黄螺维生素B_2含量可达1.02 mg/100 g。

（五）矿物质

鱼类矿物质的含量为1%~2%，含量最高的是磷，钾、钙、钠、镁、氯等含量也较多。钙的含量较畜、禽肉高，海水鱼类富含碘，某些海水鱼含碘500~1000 μg/kg，而淡水鱼含碘仅为50~400 μg/kg。此外，鱼类含锌、铁、硒也较丰富。

河虾的钙含量高达325 mg/100 g，虾类锌含量也较高。软体动物中矿物质含量多在1.0%~1.5%，其中钙、钾、钠、铁、锌、硒、铜等含量丰富，如生蚝锌含量高达71.2 mg/100 g，海蜇、牡蛎和海参等的硒含量都超过50 μg/100 g。

三、乳类及乳制品的营养价值

乳包括牛乳、羊乳、马乳等，其中人们食用最多的是牛乳。乳能满足初生幼仔迅速生长发育的全部需要，是营养素齐全、容易消化吸收的优质食品，适合各年龄段健康人群及特殊人群食用。乳类经浓缩、发酵等工艺可制成乳制品，如奶粉、酸奶、炼乳等。乳类及乳制品含有优质蛋白质、丰富的B族维生素以及矿物质等，具有很高营养价值。

（一）乳的营养价值

乳类为乳白色的复杂乳胶体，微酸性，乳类的水分86%~89%，味道温和，稍有甜味，具有特有的奶香味。

1. 蛋白质　牛乳中的蛋白质平均含量为3.0%，羊乳中的蛋白质含量为1.5%，人乳中的蛋白质含量为1.3%，低于牛乳和羊乳。

牛乳中的蛋白质主要由酪蛋白（79.6%）、乳清蛋白（11.5%）和乳球蛋白（3.3%）组成。酪蛋白属于结合蛋白，含有大量的磷酸基，能与 Ca^{2+} 发生相互作用，利于钙的吸收利用。乳清蛋白是指乳清中的蛋白质，可分为热稳定和热不稳定乳清蛋白两部分，加热时发生凝固并沉淀的属于不稳定乳清蛋白。乳球蛋白与机体免疫有关。乳类蛋白质生物学价值为85，消化吸收率高，属优质蛋白。不同乳中主要营养素含量见表6-4。

表6-4 不同乳中主要营养素含量比较

营养素	人乳	牛乳	羊乳
水分（g/100 g）	87.6	89.8	88.9
蛋白质（g/100 g）	1.3	3.0	1.5
脂肪（g/100 g）	3.4	3.2	3.5
碳水化合物（g/100 g）	7.4	3.4	5.4
钙（mg/100 g）	30	104	82
磷（mg/100 g）	13	73	98
铁（mg/100 g）	0.1	0.3	0.5
视黄醇当量（μg/100 g）	11	24	84
维生素 B_1（mg/100 g）	0.01	0.03	0.04
维生素 B_2（mg/100 g）	0.05	0.14	0.12
烟酸（mg/100 g）	0.20	0.10	2.10
维生素 C（mg/100 g）	5	1	-

2. 脂肪 乳中脂肪含量一般为2.8%~4.0%，主要为甘油三酯，少量磷脂和胆固醇。脂肪酸组成中，油酸占30%，亚油酸和亚麻酸分别占5.3%和2.1%。奶中脂类成分随饲料、季节的不同而略有变化。

乳中脂肪球表面有一层脂蛋白膜，主要成分为磷脂和糖蛋白，脂肪以微细的脂肪球状态分散在乳汁中，容易消化吸收，吸收率达97%。乳中脂肪是脂溶性维生素的载体，短链脂肪酸（如丁酸、己酸、辛酸）含量较高，是其脂肪风味良好及易消化的原因。

3. 碳水化合物 乳中碳水化合物主要以乳糖形式存在，含量为3.4%~7.4%。人乳中乳糖含量最高，羊乳次之，牛乳最少。

乳糖有调节胃酸、促进胃肠蠕动、有利于钙吸收和消化液分泌的作用，还可促进肠道乳酸杆菌的繁殖，对肠道健康具有重要意义。有的人吃牛乳后发生腹胀、腹泻等，是因为肠道缺乏乳糖酶所致，称为乳糖不耐症。用固定化乳糖酶将乳糖水解为半乳糖和葡萄糖可以解决乳糖不耐受问题，还可以提高乳品的甜度。

4. 维生素 乳中含有人体所需的各种维生素，包括维生素 A、维生素 D、维生素 E、维生素 K、各种 B 族维生素和微量的维生素 C，其含量与奶牛的饲养方式和季节变化有关。如放牧期牛乳中维生素 A、维生素 D、胡萝卜素和维生素 C 含量较冬春季在棚内饲养明显增多。乳中维生素 D 含量较低，但夏季日照多时，其含量有一定增加。牛乳是 B 族维生素的良好来源，特别是维生素 B_2。脂溶性维生素存在于牛乳脂肪中，脱脂乳的脂溶性维生素含量随着脂肪的去除而显著下降，必要时需进行营养强化。

5. 矿物质　牛乳中矿物质含量约为0.7%，富含钙、磷、钾、镁、钠、硫、锌、锰等。其中钙含量为104 mg/100 g，容易消化吸收，是膳食中天然钙的最好来源。乳中铁含量很低，喂养婴儿时应注意铁的补充。乳中矿物质含量受品种、饲料、泌乳期等因素的影响，初乳含量最高，常乳中含量略有下降。

6. 其他成分

（1）酶类　牛乳中含多种酶类，主要是氧化还原酶、转移酶和水解酶。水解酶包括淀粉酶、蛋白酶和脂肪酶等，可促进营养物质的消化。溶菌酶对于牛奶保存最为重要，新鲜未污染牛奶可在4℃下保存36小时。碱性磷酸酯酶是热杀菌的指示菌，加热后测定此酶活性可推知热杀菌效果。牛乳中的转移酶主要有γ–谷氨酰转移酶和黄素单核苷酸腺苷转移酶。

（2）有机酸　乳中的有机酸主要是柠檬酸及微量乳酸、丙酮酸及马尿酸。乳中柠檬酸的含量平均为0.18%，以盐类状态存在。除了酪蛋白胶粒成分中的柠檬酸盐外，还存在有分子、离子状态的柠檬酸盐。柠檬酸还是乳制品芳香成分丁二酮的前体。在酸败乳及发酵乳中，在乳酸菌的作用下，马尿酸可转化为苯甲酸。

（3）生理活性物质　乳中的生理活性物质较为重要的有生物活性肽、乳铁蛋白、免疫球蛋白、激素和生长因子。生物活性肽类是乳蛋白质在消化过程中经蛋白酶水解产生的，包括镇静安神肽、抗高血压肽、免疫调节肽和抗菌肽等。乳中的乳铁蛋白是一类重要的生理活性物质，具有调节铁代谢、促进生长、抗炎、抗病毒和抗氧化等作用。

（4）细胞成分　乳中所含的细胞成分主要是白细胞和一些乳房分泌组织的上皮细胞，也有少量红细胞。牛乳中细胞含量的多少是衡量乳房健康状况及牛乳卫生质量的标志之一。细胞数越低，生鲜乳质量越高，细胞数越高，对生鲜乳的质量影响越大，并对下游其他乳制品如酸乳、奶酪等的产量、质量、风味等产生较大的不利影响。

（二）乳制品的营养价值

乳制品指由牛乳、羊乳等经过一定工艺配制而成的食品，包括奶粉、消毒奶、炼乳、奶油、酸奶、乳饮料等。乳制品种类繁多，因加工工艺不同，其营养成分各异，营养价值和食用对象也不相同。

1. 巴氏杀菌乳、灭菌乳和调制乳　巴氏杀菌乳是指仅以生牛（羊）乳为原料，经巴氏杀菌等工序制得的液体产品。灭菌乳分为超高温灭菌乳和保持灭菌乳，超高温灭菌乳以生牛（羊）乳为原料，添加或不添加复原乳，在连续流动的状态下，加热到至少132℃并保持很短时间的灭菌，再经无菌灌装等工序制成的液体产品。保持灭菌乳以生牛（羊）乳为原料，添加或不添加复原乳，无论是否经过预热处理，在灌装并密封以后经灭菌等工序制成的液体产品。调制乳以不低于80%的生牛（羊）乳或复原乳为主要原料，添加其他原料或食品添加剂或营养强化剂，采用适当的杀菌或灭菌等工艺制成的液体产品。

这三种形式产品是目前我国市场上流通的主要液态乳，除维生素B_1和维生素C有一定损失外，营养价值和新鲜的生牛奶相差不大，但调制乳因其是否进行营养强化而差异较大。巴氏杀菌乳需冷藏保存，保质期为3~6天，灭菌乳常称"常温乳"，常温保质期为半年。

2. 乳粉　乳粉是以生牛（羊）乳为原料，经加工制成的粉状产品。调制乳粉以牛

（羊）乳或及其加工制品为主要原料，添加其他原料，添加或不添加食品添加剂和营养强化剂，经加工制成的乳固体含量不低于70%的粉状产品。目前市场上的产品多为调制乳粉。

乳粉根据鲜乳是否脱脂又可分为全脂乳粉和脱脂乳粉。全脂乳粉加工将鲜乳消毒后除去70%~80%的水分，采用喷雾干燥法，将乳喷成雾状微粒而成，营养成分一般为鲜乳的8倍。脱脂乳粉是将鲜乳脱去脂肪，再浓缩除水分后喷雾干燥制成的乳粉，脂肪仅为1.3%，损失较多的脂溶性维生素，其他成分变化不大，适合于腹泻的婴儿及要求低脂膳食的人群食用。

调制乳粉以牛乳为基础，根据不同人群的营养需要特点，对牛乳的营养组成成分加以适当调整和改善调制而成。除了婴幼儿配方乳粉外，还有孕妇奶粉、儿童奶粉、中老年奶粉等。

3. 炼乳　炼乳是一种将鲜奶经真空浓缩或其他方法除去大部分的水分，浓缩至原体积25%~40%的浓缩乳制品。根据加工时的原料和添加的辅料不同，可以分为淡炼乳、加糖炼乳和调制炼乳等。

淡炼乳是以生乳和（或）乳制品为原料，添加或不添加食品添加剂和营养强化剂，经加工制成的黏稠状产品。淡炼乳按适当的比例冲稀后，营养价值基本与鲜奶相同。淡炼乳在胃酸作用下，可形成凝块，便于消化吸收，适合于婴儿和鲜奶过敏者食用。

加糖炼乳的加工工艺同淡炼乳，只是在原料中添加食糖。加糖炼乳中糖含量可达45%，利用其高渗透压的作用可以抑制微生物的繁殖，因此成品保质期较长。因糖分过高，食前需经大量水冲淡，营养成分相对下降，故加糖炼乳不宜用于喂养婴儿。

调制炼乳是在淡炼乳和加糖炼乳的工艺中添加辅料，制成的黏稠状产品，也有淡调制炼乳和加糖调制炼乳之分。

4. 发酵乳　发酵乳是以生牛（羊）乳或乳粉为原料，经杀菌、发酵后制成的 pH 降低的产品。其中以生牛（羊）乳或乳粉为原料，经杀菌、接种嗜热链球菌和保加利亚乳杆菌（德氏乳杆菌保加利亚亚种）发酵制成的产品称为酸乳。

发酵乳经过乳酸菌发酵后，乳糖变成乳酸，使乳糖酶活性低的成人易接受。蛋白质凝固，游离氨基酸和肽增加，更易消化吸收，脂肪不同程度的水解，形成独特的风味。维生素 A、维生素 B_1、维生素 B_2 等的含量与鲜奶含量相似，但叶酸含量增加 1 倍左右，胆碱也明显增加，且酸奶酸度增加，有利于保护维生素。乳酸菌进入肠道可抑制肠道腐败菌的生长繁殖，防止腐败胺类产生。研究表明酸奶的摄入也可以改善便秘，还可改善幽门螺旋杆菌的根除率。

5. 奶油　奶油分为稀奶油、奶油（黄油）和无水奶油（无水黄油）三种，主要用于佐餐和面包、糕点等的制作。稀奶油是以乳为原料，分离出的含脂肪部分，添加或不添加其他原料、食品添加剂和营养强化剂，经加工制成的脂肪含量10.0%~80.0%的产品。奶油（黄油）是以乳和（或）稀奶油（经发酵或不发酵）为原料，添加或不添加其他原料、食品添加剂和营养强化剂，经加工制成的脂肪含量不小于80.0%的产品。无水奶油（无水黄油）是以乳和（或）奶油或稀奶油（经发酵或不发酵）为原料，添加或不添加食品添加剂和营养强化剂，经加工制成的脂肪含量不小于99.8%的产品。

6. 干酪　干酪是成熟或未成熟的软质、半硬质、硬质或特硬质，可有涂层的乳制品，其中乳清蛋白与酪蛋白的比例不超过牛奶中的相应比例。干酪由下述方法获得。

（1）在凝乳酶或其他适当的凝乳剂的作用下，使乳、脱脂乳、部分脱脂乳、稀奶油、乳清稀奶油、酪乳中一种或几种原料的蛋白质凝固或部分凝固，排出凝块中的部分乳清而得到。这个过程是乳蛋白质（特别是酪蛋白部分）的浓缩过程，即干酪中蛋白质的含量显著高于所用原料中蛋白质的含量。

（2）加工工艺中包含乳和（或）乳制品中蛋白质的凝固过程，并赋予成品与所描述产品类似的物理、化学和感官特性。

干酪制作过程中大部分乳糖随乳清流失，少量在发酵中起到促进乳酸发酵的作用。干酪中含有原料乳中的各种维生素，其中脂溶性维生素大多保留在蛋白质凝块中，而水溶性维生素部分损失，因为干酪是浓缩制品，故水溶性维生素含量仍不低于原料乳。干酪钙、锌等矿物质含量高，钙含量高达799 mg/100 g，锌含量为6.97 mg/100 g。

四、蛋类及蛋制品的营养价值

蛋类是指鸡蛋、鸭蛋、鹅蛋、鹌鹑蛋、鸽蛋等，以鸡蛋的产量最大，食用最普遍。蛋制品是以蛋类为原料加工制成的产品，如咸蛋、松花蛋、糟蛋、冰蛋、干全蛋粉、干蛋清粉及干蛋黄粉等。

（一）蛋的结构

蛋类的结构基本相似，由蛋壳、蛋清（蛋白）和蛋黄三部分组成。以鸡蛋为例，每只鸡蛋平均重约50 g，蛋壳重量占11%，蛋清占57%，蛋黄占32%。

蛋壳位于蛋的最外层，占整个蛋重的11%～13%，壳上布满细孔，主要由碳酸钙构成。在蛋壳最外层有一层水溶性胶状黏蛋白，对防止微生物进入蛋内和蛋内水分及二氧化碳过度向外蒸发起到保护作用。蛋生下来时，蛋壳膜附着于蛋壳表面，使其外观无光泽而呈霜状，据此特征可以鉴别蛋的新鲜程度。蛋壳膜为水溶性，要注意防潮，不能水洗、雨淋，否则易腐败变质。蛋壳的颜色从白色到棕色，蛋壳的颜色由蛋壳中的原卟啉色素决定，该色素的合成能力因鸡蛋的品种而异，与蛋的营养价值关系不大。

蛋清为白色半透明黏性胶状物质，主要成分为卵白蛋白，占蛋重的57%。蛋清遇热、碱、醇类发生凝固，遇氯化物或某些化学物质，浓厚的蛋白则水解为水样的稀薄物，正因为如此，蛋可以加工成松花蛋和咸蛋。

蛋黄为浓稠、不透明、半流动黏稠物，表面包围有蛋黄膜，占蛋重的32%。蛋黄被两根系带固定在蛋中央，时间越长，外界温度越高，系带变得越细，直至消失。蛋黄随系带变化而逐渐贴近蛋壳，由此也可以鉴别蛋的新鲜程度。蛋黄的颜色受禽类饲料成分的影响，如饲料中添加β–胡萝卜素可以增加蛋黄中的β–胡萝卜素水平，而使蛋黄呈现黄色至橙色的鲜艳颜色。

（二）蛋的营养组成及特点

不同禽蛋的营养成分基本相同，蛋清占可食部分的2/3，蛋黄占1/3，主要含有蛋白质、脂肪、矿物质和维生素。蛋的微量营养成分受到品种、饲料、季节等多方面因素的影响，但蛋中宏量营养素含量总体上基本稳定。蛋的各部分主要营养素含量见表6-5。

表6-5　蛋的各部分主要营养素含量

营养素	全蛋	蛋清	蛋黄
水（g/100 g）	74.1	84.4	51.5
蛋白质（g/100 g）	13.3	11.6	15.2
碳水化合物（g/100 g）	2.8	3.1	3.4
脂类（g/100 g）	8.8	0.1	28.2
钙（mg/100 g）	56	9	112
铁（mg/100 g）	2.0	1.6	6.5
锌（mg/100 g）	1.10	0.02	3.79
硒（μg/100 g）	14.34	6.97	27.01
视黄醇当量（μg/100 g）	234	—	438
维生素 B_1（mg/100 g）	0.11	0.04	0.33
维生素 B_2（mg/100 g）	0.27	0.31	0.29
烟酸（mg/100 g）	0.2	0.2	0.1

1. 蛋白质　蛋类蛋白质含量一般在10%以上，全鸡蛋蛋白质约12%，蛋清中蛋白质含量略低，蛋黄中含量较高，加工成咸蛋或皮蛋后，蛋白质含量变化不大。蛋清中蛋白质主要有卵清蛋白、卵黏蛋白、卵球蛋白等，蛋黄中蛋白质主要是卵黄磷蛋白和卵黄球蛋白。

蛋类的蛋白质含有人体所需的各种氨基酸，其氨基酸模式与人体氨基酸模式相近，易于消化吸收，生物学价值达94，是人类最理想的优质蛋白质，常作为参考蛋白评价食物蛋白质的营养价值。蛋类蛋白质中赖氨酸和蛋氨酸含量较高，与谷类及豆类食物混合食用，可弥补其赖氨酸或蛋氨酸的不足。

蛋类蛋白质中含富含半胱氨酸，加热过度使半胱氨酸部分分解产生硫化氢，与蛋黄中的铁结合可形成黑色的硫化铁，煮蛋中蛋黄表面的青黑色和鹌鹑蛋罐头的黑色物质就来源于此。

2. 脂肪　蛋清中含脂肪极少，全蛋98%的脂肪集中在蛋黄中，呈乳化状，脂肪分散成细小颗粒，故易消化吸收。

鸡蛋蛋黄中脂肪含量28%～33%，其中中性脂肪含量占62%～65%，磷脂占30%～33%，固醇占4%～5%，还有微量脑苷脂类。蛋黄中性脂肪的脂肪酸中，以单不饱和脂肪酸油酸含量最为丰富，约占50%左右，亚油酸约占10%，其余主要是硬脂酸、棕榈酸和棕榈油酸以及微量的花生四烯酸。

蛋黄是磷脂的良好食物来源，蛋黄磷脂以卵磷脂和脑磷脂为主，还含有神经鞘磷脂。卵磷脂具有促进婴幼儿脑发育、降低血胆固醇的作用，还能促进脂溶性维生素的吸收。蛋类胆固醇含量高，主要集中在蛋黄中，其中鹅蛋黄含量最高，达1696 mg/100 g，其次是鸭蛋黄，鸡蛋黄含胆固醇1510 mg/100 g。每个鸡蛋胆固醇含量约250 mg，是胆固醇含量较高的食物。现代研究表明，鸡蛋的摄入（每周3～4个）对血清胆固醇水平的影响微弱，适量摄入鸡蛋与心血管疾病（冠心病和卒中等）的发病风险无关。

3. 碳水化合物　蛋类的碳水化合物1%～3%，蛋黄略高于蛋清。蛋清中主要含有甘露糖和半乳糖，蛋黄主要是葡萄糖，多以与蛋白质结合的形式存在。

4. 维生素　蛋中维生素含量十分丰富，品种较为齐全，其中绝大部分的维生素 A、维生素 D、维生素 E 和大部分的维生素 B_1 集中在蛋黄中。蛋中的维生素含量因品种、季节和饲料的不同而有一定的变化。放养禽类摄入含类胡萝卜素的青叶饲料较多，蛋黄颜色较深；集中饲养的鸡饲料中含有丰富的维生素 A，缺乏青叶类饲料，蛋黄颜色较浅，而维生素 A 含量通常高于放养鸡。维生素 D 含量随季节、饲料组成和禽类日照时间有一定的变化。鸭蛋和鹅蛋的维生素含量总体而言高于鸡蛋，每 100 g 鸭蛋黄、鹅蛋黄的视黄醇当量接近 2000 μg，是鸡蛋黄的 4 倍。

5. 矿物质　蛋类是多种矿物质的良好来源。蛋中钙、磷、铁、锌、硒等矿物质含量丰富，主要存在于蛋黄，蛋清含量较低。蛋中铁含量较高，但由于是非血红素铁，并与卵黄高磷蛋白结合，生物利用率仅为 3% 左右。蛋类的矿物质含量受饲料因素影响较大。通过饲料中添加硒和碘，可生产富硒鸡蛋和富碘鸭蛋等。

（三）蛋类的合理利用

在生鸡蛋蛋清中，含有抗生物素蛋白和抗胰蛋白酶。抗生物素蛋白能与生物素在肠道内结合成人体难以消化吸收的化合物，从而引起人体缺乏生物素，产生食欲不振、全身无力、毛发脱落、皮肤发黄、肌肉疼痛等缺乏的症状。而抗胰蛋白酶能抑制胰蛋白酶的活力，从而妨碍蛋白质消化吸收。烹调加热可破坏这两种物质，消除它们的不良影响。此外烹调过程中的加热能够杀灭生蛋中带有的沙门杆菌、霉菌和蛋壳上带有的大肠埃希菌，保证食品安全，故不宜吃生鸡蛋清。

一般的烹调加工方法对蛋类营养成分影响不大，过度加热会使蛋白质过分凝固、变硬变韧，形成硬块，影响食欲及消化吸收。煎鸡蛋的维生素 B_1、维生素 B_2 损失率分别为 15% 和 20%，而叶酸损失率可达 65%。煮鸡蛋几乎不会引起维生素的损失。

新鲜蛋类经特殊加工制成风味特异的蛋制品，宏量营养素与鲜蛋相似，但不同加工方法对一些微量营养素的含量产生影响，如皮蛋在加工过程中加碱和盐，使矿物质含量增加，但造成 B 族维生素较大损失，且会增加铅的含量，对维生素 A、维生素 D 的含量影响不大；咸蛋主要是钠含量的增加；糟蛋在加工过程中蛋壳中的钙盐可以渗入蛋内，钙含量比鲜蛋高 10 倍左右。

? 思考题

1. 食物营养价值的评价需要从哪几方面进行考虑？
2. 谷类精制加工对其营养价值有何影响？
3. 蔬菜水果主要提供哪些营养素？
4. 简述加工和烹调对蔬菜和水果营养价值的影响。

（张　恒）

第七章　合理营养

合理营养是健康的基石，不合理的营养是疾病的温床。虽然有些疾病是由于生活方式、心态等多种因素作用所致，但膳食结构不合理、营养不均衡是其中最重要的因素。因此改变旧的、错误的观念，树立科学的营养健康理念，真正做到合理营养和平衡膳食。

第一节　合理营养及要求

一、合理营养的定义

合理营养是指全面而平衡的营养。"全面"是指摄取的七类营养物质种类要齐全；"平衡"是指摄取的各种营养素的量要比例适当，与身体的需要保持平衡。合理营养可维持人体的正常生理功能，促进健康和生长发育，提高机体的劳动能力、抵抗力和免疫力，有利于某些疾病的预防和治疗。缺乏合理营养将产生营养障碍，甚至发生营养缺乏病或营养过剩性疾病。合理营养是提高健康水平和生命质量的保障。

合理营养是人体健康的物质基础，平衡膳食是实现合理营养的根本途径。通过科学证据和实践已经证明，改善膳食结构、均衡饮食和增强运动量能促进个体健康，增强体质，减少慢性疾病的发生风险。平衡膳食是指按照不同年龄、身体活动和能量的需要设置的膳食模式，这个模式推荐的食物种类、数量和比例，能最大程度地满足不同年龄阶段、不同能量水平的健康人群的营养与健康需要。平衡膳食是各国膳食指南的核心观点。

食物多样是平衡膳食的基础，做到食物多样化可使膳食营养素数量充足、种类齐全、比例合适。食物中含有多种营养成分，不同食物中营养成分的种类和数量又各有不同。人体对各种营养素的需要量各不相同，多的每天需要数百克，少的每天仅几微克。因此，为满足人体对生长发育及维持健康的营养需求，日常膳食中需要选用多类别、多品种食物，并合理搭配。

扫码"学一学"

二、合理营养的要求

（一）摄入的能量和各种营养素的种类、数量应与人体的实际需要相符合

摄入的能量和营养素的数量、种类应该能够维持机体的新陈代谢、组织修复、生长发育等基本生命活动，并能满足人体从事各种劳动和活动的能量消耗所需。

（二）各种营养素之间的比例要适当

各种营养素比例应该适当，如三大供能营养素供能比例合适；各种必需氨基酸的比例适宜；不饱和脂肪酸与饱和脂肪酸的比例合适；膳食钙与磷的摄入要平衡；呈酸性食物与呈碱性食物之间的平衡等。

（三）合理加工和烹调食物

合理加工与烹调食物，可以提高食物的消化吸收率，减少营养素的损失。例如，蔬菜要先洗后切，否则蔬菜中的水溶性维生素会溶解到水里而损失；绿叶蔬菜要大火快炒，这样可以减少维生素 C 的损失；淘洗米的次数不宜过多，以免维生素、矿物质和脂肪等丢失过多。

（四）养成良好的饮食习惯，建立合理的膳食制度

日常生活中要注意不偏食、不挑食、不暴饮暴食。人们应根据自己不同的生理需要和工作、学习与劳动性质，合理安排餐次及食物的质和量。此外，还要有一个良好的用餐环境和愉快的进餐情绪。

（五）食用安全

食物必须新鲜、干净，对人体无毒害，食品中的微生物、霉菌及其毒素、化学物质、农药残留、食品添加剂、有毒成分等应符合我国食品卫生国家标准的规定，以保证人体安全。

第二节　膳食结构

一、膳食结构的概念

膳食结构又称膳食模式，是对膳食中各类食物的数量及其所占比例的概括性表述。一般根据其中的各类食物所能提供的能量及营养素的数量，满足人体需要的程度来衡量该膳食结构是否合理。膳食结构的形成受一个国家或地区的人口、农业生产、食物流通、食品加工、消费水平、饮食习惯、文化传统、科学知识等多种因素的影响。

二、膳食结构的分类及其特点

根据食物的主要来源不同，一般认为膳食结构可分为四种类型。

（一）动物性食物为主型

欧美等经济发达国家和地区多为这种膳食结构。膳食组成以动物食品为主。年人均消

扫码"学一学"

耗畜肉类多达 100 kg，奶类 100 ~ 150 kg。此外，还消费大量的家禽、蛋等，而谷类消费仅为 50 ~ 70 kg。该膳食营养组成特点为高蛋白、高脂肪、高能量、低膳食纤维。优点是蛋白质、矿物质、维生素等摄入丰富，缺陷是容易诱发肥胖症、糖尿病、高脂血症、冠心病、脂肪肝等慢性病。

（二）植物性食物为主型

亚洲、非洲部分国家和地区多为这种膳食结构。膳食组成以植物性食物为主，动物性食物较少，年人均消耗粮食多达 140 ~ 200 kg，而肉、蛋、奶、鱼虾共计年人均消费仅为 20 ~ 30 kg。此膳食模式虽然没有欧美发达国家"三高一低"的缺陷，但膳食蛋白质和脂肪的摄入量均较低，且蛋白质来源以植物为主，而且某些矿物质和维生素也摄入不足，易患营养缺乏病。

（三）动植物性食物平衡型

该膳食构成是动物性和植物性食物构成比例适宜，植物性食物占较大比重，动物性食物仍有适当数量，膳食提供的蛋白质中动物性蛋白质约占 50% 以上。这种膳食模式既可满足人体对营养素的需要，又可预防慢性病，有一些国家和地区的饮食结构趋于此型膳食模式，比如日本。

（四）地中海模式型

地中海膳食模式是由五谷杂粮、蔬菜、水果、海产品、坚果和橄榄油以及少量的牛肉和乳制品、红酒等组成，膳食富含植物性食物，食物的加工程度低，新鲜度较高，每天食用奶类和新鲜的水果，橄榄油是主要的食用油，大部分成年人有饮用葡萄酒的习惯。膳食是以高维生素、高膳食纤维、低饱和脂肪为特点的饮食结构。研究发现，地中海膳食模式可降低 2 型糖尿病、心血管疾病和某些肿瘤的发生风险。

三、我国居民的膳食结构

以植物性食物和谷类为主，高膳食纤维、低脂肪的饮食是中国传统膳食模式的特点。根据中国疾病预防控制中心监测和调查的最新数据，结合《中国居民营养与慢性病状况报告（2015 年）》主要内容，显示随着我国经济社会发展和卫生服务水平的不断提高，居民人均预期寿命的逐年增长，健康状况和营养水平不断改善，膳食结构和状况有了较大的改变。2010 ~ 2012 年，我国城乡居民摄入能量平均为 2172 kcal，蛋白质 65 g，脂肪 80 g，碳水化合物 301 g。主要食物来源为：谷类食物占 54.2%，动物性食物占 15.3%，纯能量食物占 16.7%。与 2002 年相比，谷类食物提供的能量减少，动物性食物和纯能量食物提供能量的比例增加。2010 ~ 2012 年脂肪提供的能量比例为 31.5%，其中城市 35.5%，农村 27.7%。全国城乡平均膳食脂肪供能比已经超过合理范围 30.0% 的高限。

我国膳食结构的变迁趋于高能量、高脂肪、低碳水化合物，且体力活动日益减少，使得我国相关的慢性疾病如肥胖、高血压、糖尿病、心血管疾病、恶性肿瘤等患病率持续升高，且呈现低龄化。

第三节　膳食指南

一、膳食指南的概念

膳食指南是根据营养科学原则和当地百姓健康需要，结合当地食物生产供应情况及人群生活实践，由政府或权威机构研究并提出的食物选择和身体活动的指导意见。

膳食指南是健康教育和公共卫生政策的基础性文件，是国家实施和推动食物合理消费及改善人群健康目标的一个重要组成部分。我国的膳食指南有近 30 年的发展历史，1989 年中国营养学会首次发布了我国居民膳食指南，随后在原卫生部的委托和指导下，分别于 1997 年和 2007 年进行修改和发布了第二版和第三版中国居民膳食指南，这对促进全民和个人健康有着不可估量的作用。膳食指南有针对性地提出了改善营养状况的平衡膳食和适量运动的建议，给出了可操作性的实践方法，不但宣传了食物、营养和健康的科学知识，而且有利于提高居民的基本营养和健康素养，是引导居民加强自我健康管理，提高生活质量和促进健康水平的宝典。

二、《中国居民膳食指南》（2016 版）的主要内容

《中国居民膳食指南》（2016 版）在以前版本基础上，紧密结合我国居民营养问题和最新营养科学进展修订而成。《中国居民膳食指南》（2016 版）以大众的营养需求和健康利益为根本，对各个年龄段的居民如何进行合理膳食，适量运动，保持健康体重，避免不平衡膳食带来的疾病具有普遍性的指导意义。《中国居民膳食指南》（2016 版）有一般人群膳食指南、特定人群膳食指南和中国居民平衡膳食实践组成。一般人群膳食指南适用于两岁以上健康人群，特定人群膳食指南包括孕妇、乳母膳食指南、婴幼儿喂养指南（0 ~ 24 月龄）、儿童少年（2 ~ 6 岁，7 ~ 17 岁）膳食指南、老年人群膳食指南（≥65 岁）和素食人群膳食指南。除 0 ~ 24 月龄婴幼儿膳食指南外，特定人群膳食指南是根据不同年龄阶段人群的生理和行为特点，在一般人群膳食指南基础上进行了补充。

三、一般人群膳食指南

（一）食物多样，谷类为主

食物多样是实现平衡膳食的基本途径。不同种类的食物，其中的营养素及其他有益膳食成分的种类和含量都不同。除供 6 月龄内婴儿的母乳外，没有任何一种食物可以满足人体所需的全部营养素。因此，只有多种食物组成的膳食才能满足人体对各种营养素的需要。建议我国居民的膳食应做到食物多样，平均每天摄入至少 12 种、每周至少 25 种食物。

谷类食物是人体能量的最经济、最重要的来源。谷类也是 B 族维生素、矿物质和膳食纤维的重要食物来源。然而，近 30 年来，我国居民膳食模式中谷类消费量逐年下降，动物性食物和油脂摄入量逐年增多，导致能量摄入过剩。应保持每天适量的谷类食物摄入，尤

其是要注意增加全谷物摄入。因为大部分谷类加工过精，导致 B 族维生素、矿物质和膳食纤维损失增多。

关键推荐

1. 每天的膳食应包括谷薯类、蔬菜水果类、畜禽鱼蛋奶类、大豆坚果类等食物。

2. 平均每天摄入 12 种以上食物，每周 25 种以上。

3. 每天摄入谷薯类食物 250 ~ 400 g，其中全谷物和杂豆类 50 ~ 150 g，薯类 50 ~ 100 g。

4. 食物多样、谷类为主是平衡膳食模式的重要特征。

（二）吃动平衡，健康体重

食物摄入量和身体活动量要保持能量平衡。成人健康体重的体质指数（BMI）应在 18.5 ~ 23.9 之间。体重过高和过低都是不健康的表现，如果吃得过多或运动不足，多余的能量就会在体内以脂肪的形式存积下来，造成超重或肥胖，进一步会增加冠心病、高血压、2 型糖尿病、结肠癌等慢性疾病的发生风险；相反，若吃得过少或动的过多，会因为能量摄入不足或能量消耗过多引起体重过低或消瘦。增加身体活动或运动不仅有助于保持健康体重，还能够降低死亡风险，同时也有助于调节心理平衡，有效消除压力，降低抑郁和焦虑等不良精神状态。建议成年人每天增加日常身体活动，多运动多获益，减少久坐时间，每小时起来动一动。

关键推荐

1. 各年龄段人群都应天天运动、保持健康体重。

2. 食不过量，控制总能量摄入，保持能量平衡。

3. 坚持日常身体活动，每周至少进行 5 天中等强度身体活动，累计 150 分钟以上；主动身体活动最好每天 6000 步。

4. 减少久坐时间，每小时起来动一动。

（三）多吃蔬果、奶类、大豆

蔬菜水果含水分较多，能量低，是维生素、矿物质、膳食纤维和植物化学物的重要来源。膳食中富含蔬菜水果，不仅能降低脑卒中、冠心病、心血管疾病的死亡风险，还可以降低胃肠道癌症的发生风险。

奶类的营养成分齐全且组成比例适宜，容易消化吸收。奶类是钙、优质蛋白质、B 族维生素的良好来源。适量增加奶类摄入有利于儿童青少年的生长发育，利于成人骨骼健康。

大豆富含优质蛋白质、必需脂肪酸、维生素 E，并含有大豆异黄酮、植物固醇等多种植物化学物。膳食中增加大豆及制品可以降低乳腺癌和骨质疏松症的发病风险。

坚果富含蛋白质、脂类（多不饱和脂肪酸），适量食用有助于预防心血管疾病。

目前，我国居民膳食中蔬菜摄入量逐渐下降，水果、大豆、奶类数量仍处于较低水平。建议膳食中增加蔬菜、水果、奶和大豆及其制品的摄入。

关键推荐

1. 蔬菜水果是平衡膳食的重要组成组成部分,奶类富含钙,大豆富含优质蛋白质。

2. 餐餐有蔬菜,保证每天摄入 300~500 g 蔬菜,深色蔬菜应占 1/2。

3. 天天吃水果,保证每天摄入 200~350 g 新鲜水果,果汁不能代替鲜果。

4. 吃各种各样的奶制品,相当于每天液态奶 300 g。

5. 经常吃豆制品,适量吃坚果。

(四)适量吃鱼、禽、蛋、瘦肉

鱼、禽、肉、蛋均属于动物性食物,富含优质蛋白质、脂类、脂溶性维生素、B族维生素和矿物质等。但其中畜肉的脂肪含量较多,能量高,且含有较多的饱和脂肪酸和胆固醇,摄入过多可增加肥胖和心血管疾病等的发病风险,应适量摄入。但瘦肉脂肪含量较低,铁含量丰富,利用率高,所以吃畜肉应当选吃瘦肉。禽类脂肪含量相对较低,其脂肪酸组成优于畜类脂肪,可先于畜类选择。鱼类脂肪含量也相对较低,且多为不饱和脂肪酸,有些鱼类还富含二十碳五烯酸(EPA)和二十二碳六烯酸(DHA),对预防心血管疾病和血脂异常有一定作用。蛋类各种营养成分比较齐全,营养价值高,但胆固醇含量也高,摄入量不宜过多。目前我国居民摄入畜肉较多,禽和鱼类较少,需要调整膳食中的比例。

关键推荐

1. 鱼、禽、蛋和瘦肉摄入要适量。

2. 每周吃鱼 280~525 g,畜禽肉 280~525 g,蛋类 280~350 g,平均每天摄入总量 120~200 g。

3. 优先选择鱼和禽。

4. 吃鸡蛋不弃蛋黄。

5. 少吃肥肉、烟熏和腌制肉制品。

(五)少盐少油,控糖限酒

食盐是食物加工和烹饪的主要调味品,也是人体钠和氯的主要来源,但过多的盐摄入与血压升高有关,因此要降低食盐摄入,少吃高盐食品。

烹调油包括植物油和动物油,是人体必需脂肪酸的主要来源,也提供脂溶性维生素并促进其吸收利用。过多脂肪摄入会增加慢性病的患病风险,目前我国居民烹调油摄入量过多,脂肪能量比例过大,因此建议减少烹调油用量。

过量饮酒与多种疾病相关,会增加肝损伤、痛风、心血管疾病和某些癌症发生的危险,因此一般不推荐饮酒。

精制糖是纯能量食物,不含其他营养成分,过多摄入可诱发龋齿、引起肥胖。对于儿童少年来说,含糖饮料是添加糖的主要来源之一,建议不喝或少喝含糖饮料。

水是膳食的重要组成部分,在生命活动中发挥着重要功能。建议饮用白开水,饮料不能代替白开水。

关键推荐

1. 培养清淡饮食习惯，少吃高盐和油炸食品。成人每天食盐不超过 6 g，每天烹调油 25 ～ 30 g。

2. 控制添加糖的摄入量，每天摄入不超过 50 g，最好控制在 25 g 以下。

3. 每日反式脂肪酸摄入量不超过 2 g。

4. 足量饮水，成年人每天 7 ～ 8 杯（1500 ～ 1700 mL），提倡饮用白开水和茶水；不喝或少喝含糖饮料。

5. 少年儿童、孕妇、乳母不应饮酒。成人如饮酒，男性一天饮用酒的乙醇量不超过 25 g，女性不超过 15 g。

拓展阅读

哪些食物隐藏盐

食盐在烹调中的主要作用是调制口味和增强风味。家庭常见的隐藏"盐"有：酱油、咸菜、酱豆腐、味精等。在加工食品中，一方面添加食盐能增加食品的美味，另一方面盐在食品保存中作抑菌剂。

除此之外，在食品加工过程中，含钠的食品添加剂如谷氨酸钠（味精）、碳酸氢钠（小苏打）、碳酸钠、枸橼酸钠、苯甲酸钠等，都会增加加工食品中钠的含量。

（六）杜绝浪费，兴新食尚

食物资源宝贵，来之不易，我们应尊重劳动，珍惜食物，杜绝浪费。新食尚鼓励膳食营养平衡、回家吃饭、文明餐饮、不铺张浪费、饮食卫生等优良文化的发展和传承；提倡家庭应按需选购食物，定量备餐，集体用餐时采用分餐制和简餐，文明用餐，反对铺张浪费；新时尚还倡导人人注意饮食卫生，多在家吃饭与家人一起分享食物和享受亲情，以节俭低碳为美德。

食物选购应选择新鲜卫生的食物，还要学会阅读食品标签，营养标签，可以帮助我们选择包装食物。购回食物后，要合理储藏食物、采用适宜的烹调方式加工食物，可以提高膳食卫生水平，保障营养和健康。

关键推荐

1. 珍惜食物，按需备餐，提倡分餐不浪费。

2. 选择新鲜卫生的食物和适宜的烹调方式。

3. 食物制备生熟分开，熟食二次加热要热透。

4. 学会阅读食品标签，合理选择食品。

5. 多回家吃饭，享受食物和亲情。

6. 传承优良文化，兴饮食文明新风。

四、特定人群膳食指南

特定人群包括孕妇、乳母、婴幼儿、儿童青少年以及老年人，根据这些人群的生理特点和营养需要，制定了相应的膳食指南，以期更好的指导婴幼儿科学喂养和辅食添加，儿童青少年生长发育快速增长时期的合理饮食，孕妇、乳母的营养，以及老年人的合理膳食安排。

（一）备孕妇女膳食指南

女性是社会和家庭的重要组成部分，成熟女性承载着孕育新生命，哺育下一代的重要职责。女性身体是否健康、营养状况是否良好与是否能成功孕育新生命，哺育下一代健康成长密切相关。因此，育龄女性应在计划怀孕前开始做好身体、营养、心理准备，以获得孕育新生命的良好结局。合理膳食和均衡营养是成功妊娠所必需的物质基础，可降低出生缺陷、提高生育质量。

1. 多摄入富含叶酸的食物或补充叶酸 妊娠的头四周是胎儿神经管分化和形成的重要时期，此期叶酸缺乏可增加胎儿发生神经管畸形及早产的危险。育龄妇女应从计划妊娠开始尽可能早地多摄取富含叶酸的动物肝、深绿色蔬菜及豆类。由于叶酸补充剂比食物中的叶酸能更好地被机体吸收利用，建议最迟应从孕前 3 个月开始每日补充叶酸 400 μg，并持续至整个孕期。叶酸除有助于预防胎儿神经管畸形外，也有利于降低妊娠高脂血症发生的危险。

2. 常吃含铁丰富的食物 孕前期良好的铁营养是成功妊娠的必要条件，孕前缺铁易导致早产、孕期母体体重增长不足以及新生儿低出生体重，故孕前女性应储备足够的铁为孕期利用。建议孕前期妇女适当多摄入含铁丰富的食物，如动物血、肝脏、瘦肉等动物性食物，以及黑木耳、红枣等植物性食物。缺铁或贫血的育龄妇女可适量摄入铁强化食物或在医生指导下补充小剂量的铁剂（10～20 mg/d），同时，注意多摄入富含维生素 C 的蔬菜、水果，或在补充铁剂的同时补充维生素 C，以促进铁的吸收和利用，待缺铁或贫血得到纠正后，再计划怀孕。

3. 保证摄入加碘食盐，适当增加海产品的摄入 孕妇围产期和孕早期碘缺乏均可增加新生儿将来发生克丁病的危险性。由于孕前和孕早期碘的需要相对较多，除摄入碘盐外，还建议至少每周摄入一次富含碘的海产品，如海带、紫菜、鱼、虾、贝类等。

（二）孕妇膳食指南

孕期妇女的生理状态及代谢发生了较大的适应性改变，以满足孕期母体生殖器官和胎儿的生长发育，并为产后泌乳作好营养储备。

1. 孕早期孕妇膳食指南

（1）膳食清淡、适口 清淡、适口的膳食能增进食欲，易于消化，并有利于降低怀孕早期的妊娠反应，使孕妇尽可能多的摄取食物，满足其对营养的需要。清淡适口的食物包括各种新鲜蔬菜和水果、大豆制品、鱼、禽、蛋以及各种谷类制品，可根据孕妇当时的喜好适宜地进行安排。

（2）少吃多餐 怀孕早期反应较重的孕妇，不必像常人那样强调饮食的规律性，更不可强制进食，进食的餐次、数量、种类及时间应根据孕妇的食欲和反应的轻重及时进行调整，采取少食多餐的办法，保证进食量。为降低妊娠反应，可口服少量的 B 族维生素。随着孕吐的减轻，应逐步过渡到平衡膳食。

（3）保证摄入足量富含碳水化合物食物 怀孕早期应尽量多摄入富含碳水化合物的谷

类或水果，保证每天至少摄入150 g碳水化合物（约谷类200 g）。因妊娠反应严重而完全不能进食的孕妇，应及时就医，以避免因脂肪分解产生酮体对胎儿早期脑发育产生不良影响。

（4）多摄入富含叶酸的食物并补充叶酸　怀孕早期叶酸缺乏可增加胎儿发生神经管畸形及早产的危险。孕妇应从计划妊娠开始尽可能早地多摄取富含叶酸的动物肝脏、深绿色蔬菜及豆类。由于叶酸补充剂比食物中的叶酸能更好地被机体吸收利用，因此建议，受孕后每日应继续补充叶酸400 μg，至整个孕期。叶酸除有助于预防胎儿神经管畸形外，还有利于降低妊娠高脂血症发生的危险。

（5）戒烟、禁酒　孕妇吸烟或经常被动吸烟，烟草中的尼古丁和烟雾中的氰化物、一氧化碳可能导致胎儿缺氧和营养不良、发育迟缓。孕妇饮酒，乙醇可以通过胎盘进入胎儿血液，造成胎儿宫内发育不良、中枢神经系统发育异常、智力低下等，称为乙醇中毒综合征。为了生育一个健康的婴儿，孕妇应继续戒烟、禁酒，并远离吸烟环境。

2. 孕中、孕末期妇女膳食指南

（1）适当增加鱼、禽、蛋、瘦肉、海产品的摄入量　鱼、禽、蛋、瘦肉是优质蛋白质的良好来源，其中鱼类除了提供优质蛋白质外，还可提供 n–3 多不饱和脂肪酸（如二十二碳六烯酸），这对孕 20 周后胎儿的脑和视网膜功能的发育极为重要。蛋类尤其蛋黄是卵磷脂、维生素 A 和维生素 B_2 的良好来源。建议从孕中、末期每日增加总计 50～100 g 的鱼、禽、蛋、瘦肉的摄入量。鱼类作为动物性食物的首选，每周最好摄入 2～3 次，每天还应摄入 1 个鸡蛋。除食用加碘食盐外，每周至少进食 1 次海产品，以满足孕期碘的需要。

（2）适当增加奶类的摄入　奶或奶制品富含蛋白质，对孕妇蛋白质的补充具有重要意义，同时也是钙的良好来源。由于中国传统膳食不含或少有奶制品，每日膳食钙的摄入量仅为 400 mg 左右，远低于建议的钙适宜摄入量。从孕中期开始，每日至少摄入 250 mL 的牛奶或相当量的奶制品及补充 300 mg 的钙，或喝 400～500 mL 的低脂牛奶，可以满足钙的需要。

（3）常吃含铁丰富的食物　伴随着孕中期开始的血容量和血红蛋白的增加，孕妇成为缺铁性贫血的高危人群。此外，基于胎儿铁储备的需要，宜从孕中期开始增加铁的摄入量，建议常摄入含铁丰富的食物，如动物血、肝脏、瘦肉等，必要时刻在医生的指导下补充小剂量的铁剂。同时注意摄入富含维生素 C 的蔬菜、水果，或在补充铁剂的同时补充维生素 C，以促进铁的吸收和利用。

（4）适量身体活动，维持体重的适宜增长　由于孕期对微量营养素需要的增加大于能量需要的增加，通过增加食物摄入量已满足微量营养素的需要，极有可能引起体重过多增长，并因此会增加发生妊娠糖尿病和出生巨大儿的风险。因此，孕期应适时监测自身的体重，并根据体重增长的速率适当调节食物摄入量。也应根据自身的体能每天进行不少于 30 分钟的低强度身体活动，最好是 1～2 小时的户外活动，如散步、做体操等，因为适宜的身体活动有利于维持体重的适宜增长和自然分娩，户外活动还有助于改善维生素 D 的营养状况，以促进胎儿骨骼的发育和母体自身的骨骼健康。

（5）禁烟戒酒，少吃刺激性食物　烟草、乙醇对胚胎发育的各个阶段都有明显的毒性作用，如容易引起早产、流产、胎儿畸形等。有吸烟、饮酒习惯的妇女，孕期必须禁烟戒酒，并要远离吸烟环境。浓茶、咖啡应尽量避免，刺激性食物也应尽量少吃。

（三）哺乳期妇女膳食指南

分娩后的哺乳期妇女要分泌乳汁、哺育婴儿，还要逐步补偿妊娠、分娩时的营养消耗，以及恢复各器官、各系统的功能。哺乳期妇女（乳母）一方面要逐步补偿妊娠、分娩时所消耗的营养素储备，促进各器官、系统功能的恢复；另一方面还要分泌乳汁、哺育婴儿。如果营养不足，将影响母体健康，减少乳汁分泌量，降低乳汁质量，影响婴儿的生长发育。因此，应根据授乳期的生理特点及乳汁分泌的需要，合理安排膳食，保证充足的营养供给。在一般人群膳食指南十条基础上，哺乳期妇女膳食指南增加以下五条内容。

1. 增加鱼、禽、蛋、瘦肉及海产品摄入　动物性食品如鱼、禽、蛋、瘦肉等可提供丰富的优质蛋白质，乳母每天应增加 100～150 g 的鱼、禽、蛋、瘦肉，其提供的蛋白质应占总蛋白质的 1/3 以上。如果增加动物性食品有困难时，可多食用大豆类食品以补充优质蛋白质。为预防或纠正缺铁性贫血，也应多摄入些动物肝脏、动物血、瘦肉等含铁丰富的食物。此外，乳母还应多吃些海产品。

2. 适当增饮奶类，多喝汤水　奶类含钙量高，易于吸收利用，是钙的最好食物来源。乳母每天若能饮用牛奶 500 mL，这可从中得到 600 mg 优质钙。对那些没有条件饮奶的乳母，建议适当多摄入可连骨带壳食用的小鱼、小虾，大豆及其制品，以及芝麻酱及深绿色蔬菜等含钙丰富的食物。必要时刻在保健医生的指导下适当补充钙制剂。此外，鱼、禽、畜类等动物性食品宜采用煮或煨的烹饪方法，促使乳母多饮汤水，以便增加乳汁的分泌量。

3. 产褥期食物多样，不过量　产褥期的膳食同样应是多样化的平衡膳食，以满足营养需要为原则，无需特别禁忌。我国大部分地区都有将大量食物集中在产褥期消费的习惯；有的地区乳母在产褥期膳食单调，大量进食鸡蛋等动物性食品，其他食品如蔬菜水果则很少选用。要注意纠正这种食物选择和分配不均衡的问题，保持产褥期食物多样充足而不过量，以利于乳母健康，保证乳质的质与量和持续地进行母乳喂养。

4. 忌烟酒，避免喝浓茶和咖啡　乳母吸烟（包括间接吸烟）、饮酒对婴儿健康有害，喝浓茶、咖啡也可能通过乳汁影响婴儿的健康。因此，为了婴儿的健康，哺乳期应继续忌烟酒、避免饮用浓茶和咖啡。

5. 科学活动和锻炼，保持健康体重　大多数妇女生育后，体重都会较孕前有不同程度的增加。有的妇女分娩后体重居高不下，导致生育性肥胖。研究表明孕期体重过度增加及产后不能成功减重，是导致妇女肥胖发生的重要原因。因此，哺乳期妇女除注意合理膳食外，还应适当运动及做产后健身操，这样可促进产妇机体复原，保持健康体重，同时减少产后并发症的发生。坚持母乳喂养有利于减轻体重，而哺乳期妇女进行一定强度的、规律性的身体活动和锻炼，也不会影响母乳喂养的效果。

（四）中国婴幼儿喂养指南

中国婴幼儿喂养指南是与一般人群膳食指南并行的喂养指导，出生后至满两周岁阶段构成生命早期 1000 天，关键窗口期中 2/3 的时长。该阶段的良好营养和科学喂养是儿童近期和远期健康最重要的保障。生命早期的营养和喂养对体格生长、智力发育、免疫功能等近期及后续健康持续产生至关重要的影响。

1. 1～6 月龄内婴儿母乳喂养指南

（1）产后尽早开奶，坚持新生儿第一口食物是母乳。

（2）坚持 6 月龄内纯母乳喂养。

（3）顺应喂养，建立良好的生活规律。

（4）生后数日开始补充维生素 D，不需补钙。

（5）婴儿配方奶粉是不能纯母乳喂养时的无奈选择。

（6）监测体格指标，保持健康生长。

2. 7～12 月龄婴幼儿喂养指南

（1）继续母乳喂养，满 6 月龄起添加辅食。

（2）从富含铁的泥糊状食物开始，逐步添加达到食物多样。

（3）提倡顺应喂养，鼓励但不强迫进食。

（4）辅食不添加调味品，尽量减少糖和盐的摄入。

（5）注意饮食卫生和进食安全。

（6）定期监测体格指标，追求健康生长。

3. 幼儿喂养指南　1～3 岁的幼儿正处在快速生长发育时期，对各种营养素的需求相对较高，同时幼儿机体各项生理功能也在逐步发育完善，但是对外界不良刺激的防御性能仍然较差，因此对于幼儿膳食安排，不能完全与成人相同，需要特别关照。

（1）继续给予母乳喂养或其他乳制品，逐步过渡到食物多样　可继续给予母乳喂养直至到 2 岁（24 月龄），或每日给予不少于相当于 350 mL 液体奶的幼儿配方奶粉，但是不宜直接用普通液态奶、成人奶粉或大豆蛋白粉等。建议首选适当的幼儿配方奶粉，或给予强化铁、维生素 A 等多种微量营养素的食品。因条件所限，不能采用幼儿配方奶粉者，可将液态奶稀释，或与淀粉、蔗糖类食物调制，喂给幼儿。如果有而不能摄入适量的奶制品时，需要通过其他途径补充优质蛋白质和钙质。可用 100 g 左右的鸡蛋（约 2 个）经适当加工来代替，如蒸蛋羹等。当幼儿满 2 岁时，可逐渐停止母乳喂养，但是每天应继续提供幼儿配方奶粉或其他的乳制品。同时，应根据幼儿的牙齿发育情况，适时增加细、软、烂的膳食，种类不断丰富，数量不断增加，逐渐向食物多样过渡。

（2）选择营养丰富、易消化的食物　幼儿食物的选择应根据营养全面丰富、易于消化的原则，应充分考虑满足能量需要，增加优质蛋白质的摄入，以保证幼儿生长发育的需要；增加铁质的供应，以避免铁缺乏和缺铁性贫血的发生。鱼类脂肪有利于儿童神经系统发育，可适当选用鱼虾类食物，尤其是海鱼类。对于 1～3 岁幼儿，应每月选用猪肝 75 g（一两半），或鸡肝 50 g（一两），或羊肝 25 g，做成肝泥，分次食用，以增加维生素 A 的摄入量。不宜直接给幼儿食用坚硬的食物、易误吸入气管的硬壳果类（如花生）、腌制食品和油炸类食品。

（3）采用适宜的烹调方式，单独加工制作膳食　幼儿膳食应专门单独加工、烹制，并选用合适的烹调方式和加工方式。应将食物切碎煮烂，易于幼儿咀嚼、吞咽和消化，特别注意要完全去除皮、骨、刺、核等；大豆、花生等坚果类食物，应先磨碎，制成泥湖浆等状态进食；烹调方法上，应采用蒸、煮、炖、煨等烹调方式，不宜采用油炸、烤、烙等方式。口味以清淡为好，不应过咸，更不宜食辛辣刺激性食物，尽可能少用或不用含味精或鸡精、色素、糖精的调味品。要注意花样品种的交替更换，以利于幼儿对进食保持兴趣。

（4）在良好环境下规律进餐，重视良好饮食习惯的培养　幼儿饮食要一日 5~6 餐，即一天进主食三次，上下午两主餐之间各安排以奶类、水果和其他细软面食为内容的加餐，晚饭后也可加餐或零食，但睡前应忌食舔食，以预防龋齿。

要重视幼儿饮食习惯的培养，饮食安排上要逐渐做到定时、适量、有规律地进餐，不随意改变幼儿的进餐时间和进餐量；鼓励和安排较大幼儿与家人一同进餐，以利于幼儿日后能更好地接受家庭膳食；培养孩子集中精力进食，停止其他活动；家长应以身作则，用良好的饮食习惯影响幼儿，使幼儿避免出现偏食、挑食的不良习惯。

要创造良好的进餐环境，进餐场所要安静愉悦，餐桌椅、餐具可适当儿童化，鼓励、引导和教育儿童使用匙、筷等自主进餐。

（5）鼓励幼儿多做户外游戏与活动，合理安排零食，避免过瘦与肥胖　由于奶类和普通食物中维生素 D 含量十分有限，幼儿单纯依靠普通膳食难以满足维生素 D 需要量。适宜的日光照射可促进儿童皮肤中维生素 D 的形成，对儿童钙质吸收和骨骼发育具有重要意义。每日安排幼儿 1~2 小时的户外游戏与活动，既可接受日光照射，促进皮肤中维生素 D 的形成和钙质吸收，又可以通过体力活动实现对幼儿体能、智能的锻炼培养和维持能量平衡。

正确选择零食品种，合理安排零食时机，使之既可增加儿童对饮食的兴趣，并有利于能量补充，又可避免影响主餐食欲和进食量。应以水果、乳制品等营养丰富的食物为主，给予零食的数量和时机以不影响幼儿主餐食欲为宜。应控制纯能量类零食的食用量，如糖、甜饮料等含糖高的食物。鼓励儿童参加适度的活动和游戏，有利于维持儿童能量平衡，使儿童保持合理体重增长，避免儿童瘦弱、超重和肥胖。

（6）每天足量饮水，少喝含糖高的饮料　水是人体必需的营养素，是人体结构、代谢和功能的必要条件。小儿新陈代谢相对高于成人，对能量和各种营养素的需要量也相对更多，对水的需要量也更高。1~3 岁幼儿每日每千克体重约需水 125 mL，全日总需水量为1250~2000 mL。幼儿需要的水除了来自营养素在体内代谢生成的水和膳食食物所含的水分（特别是奶类、汤汁类食物含水较多）外，大约有一半的水需要通过直接饮水来满足，为600~1000 mL。幼儿的最好饮料是白开水。目前市场上许多含糖饮料和碳酸饮料含有葡萄糖、碳酸、磷酸等物质，过多地饮用这些饮料，不仅会影响孩子的食欲，使儿童容易发生龋齿，而且还会造成过多能量摄入，从而导致肥胖或营养不良等问题，不利于儿童的生长发育，应该严格控制摄入。

（7）定期监测生长发育状况　身长和体重等生长发育指标反应幼儿的营养状况，父母可以在家里对幼儿进行定期的测量，1~3 岁幼儿应每 2~3 个月测量 1 次。

（8）确保饮食卫生，严格餐具消毒　选择清洁不变质的食物原料，不食隔夜饭菜和不洁变质的食物，在选用半成品或者熟食时，应彻底加热后方可食用。幼儿餐具应彻底清洗和加热消毒。养护人注意个人卫生。培养幼儿养成饭前便后洗手等良好的卫生习惯，以减少肠道细菌、病毒以及寄生虫感染的机会。

（五）中国儿童少年膳食指南

本指南适用于满三周岁至不满 18 岁的未成年人（简称为 3~17 岁儿童），分为 3~5 岁学龄前儿童和6～17岁学龄儿童青少年两个阶段。该指南是在一般人群指南基础上做的补充说明和指导。

1. 学龄前儿童膳食指南

（1）规律就餐，自主进食不挑食，培养良好饮食习惯。

（2）每天饮奶，足量饮水，正确选择零食。

（3）食物应合理烹调，易于消化，少调料，少油炸。

（4）参与食物选择与制作，增进对食物的认知与喜爱。

（5）经常户外活动，保障健康生长。

2. 学龄儿童青少年膳食指南　学龄儿童青少年时期是一个人人格和智力发育的关键时期，也是一个人行为和生活方式形成的重要时期。儿童青少年在青春期生长速度加快，应给予充分关注。充足的营养摄入可以保证其体格和智力的正常发育，为成人时期乃至一生的健康奠定良好的基础。青春期女性的营养状况会影响下一代的健康，应特别予以关注。根据学龄儿童青少年生长发育的特点及营养需求，在一般人群膳食指南十条基础上还应强调以下四条内容。

（1）三餐定时定量，保证吃好早餐，避免盲目节食　2002年中国居民营养与健康状况调查结果显示，一日三餐不规律、不吃早饭的现象在儿童青少年中较为突出，影响到他们的营养摄入和健康。三餐定时定量，保证吃好早餐对于儿童青少年的生长发育、学习都非常重要。还应注意不要盲目节食。

（2）吃富含铁和维生素C的食物　贫血是世界上最常见的一种营养缺乏病，也是当前最为人们关注的公共卫生问题之一。儿童青少年由于生长迅速，铁需要量增加，女孩加之月经来潮后的生理性铁丢失，更易发生贫血。2002年中国居民营养与健康状况调查结果显示，无论是城市还是农村，贫血患病率都相当高。城市儿童青少年贫血患病率为12.7%，农村为14.4%，虽较1992年有所下降，但仍处于较高水平。即使轻度的缺铁性贫血，也会对儿童青少年的生长发育和健康产生不良影响，造成儿童青少年体力、身体抵抗力以及学习能力的下降。为了预防贫血的发生，儿童青少年应注意饮食多样化，注意调换食物品种，经常吃含铁丰富的食物。维生素C可以显著增加膳食中铁的消化吸收率，儿童青少年每天的膳食均应含有新鲜的蔬菜水果等维生素C含量丰富的食物。

（3）每天进行充足的户外运动　儿童青少年每天进行充足的户外运动，能够增强体质和耐力；提高机体各部位的柔韧性和协调性；保持健康体重，预防和控制肥胖；对某些慢性病也有一定的预防作用。户外运动还能接受一定量的紫外线照射，有利于体内维生素D的合成，保证骨骼的健康发育。

（4）不抽烟、不饮酒　我国烟草和酒类消费者中，儿童青少年已经成为一个不可忽视的群体。1996年，卫生部组织的抽样调查发现，初、高中男生吸烟的比例分别达到34%和45%。2002年中国居民营养与健康状况调查结果发现，我国15～17岁男、女性青少年现在饮酒率分别为39.6%和4.5%。

儿童青少年正处于迅速生长发育阶段，身体各系统、器官还未成熟，神经系统、内分泌功能、免疫机能等尚不十分稳定，对外界不利因素和刺激的抵抗力都比较差，因而，抽烟和饮酒对儿童青少年的不利影响远远超过成年人。另外，儿童青少年的吸烟和饮酒行为还直接关系到其成人后的行为。因此，儿童青少年应养成不吸烟、不饮酒的好习惯。

（六）中国老年人膳食指南

人体衰老是不可逆转的发展过程。随着年龄的增加，老年人器官功能逐渐衰退。容易发生代谢紊乱，导致营养缺乏病和慢性非传染性疾病的危险性增加。合理饮食是身体健康的物质基础，对改善老年人的营养状况、增强抵抗力、预防疾病、延年益寿、提高生活质量具有重要作用。针对我国老年人生理特点和营养需求，在一般人群膳食指南十条基础上补充以下四条内容。

1. 食物要粗细搭配、松软、易于消化吸收　随着人们生活水平的提高，我国居民主食的摄入减少，油脂及能量摄入过高，导致 B 族维生素、膳食纤维和某些矿物质的供给不足、慢性病发病率增加。粗粮含丰富 B 族维生素、膳食纤维、钾、钙、植物化学物质等。老年人消化器官生理功能有不同程度的减退，咀嚼功能和胃肠蠕动减弱，消化液分泌减少。许多老年人容易发生便秘，高血压、血脂异常、心脏病、糖尿病等疾病的危险性增加。因此，老年人选择食物要粗细搭配，食物的烹饪宜松软易于消化吸收，以保证均衡营养，促进健康，预防慢性病。

2. 合理安排饮食，提高生活质量　合理安排老年人的饮食，使老年人保持健康的进食心态和愉快的摄食过程。家庭和社会应从各方面保证其饮食质量、进食环境和进食情绪，使其得到丰富的食物，保证其需要的各种营养素摄入充足，以促进老年人身心健康，减少疾病、延缓衰老、提高生活质量。

3. 重视预防营养不良和贫血　60 岁以上的老年人随着年龄的增长，可出现不同程度的老化，包括器官功能减退、基础代谢降低和体成分改变等，并可能存在不同程度和不同类别的慢性疾病。由于生理、心理和社会经济情况的改变，可能使老年人摄入的食物量减少而导致营养不良。另外，随着年龄的增长而体力活动减少，并因牙齿、口腔问题和情绪不佳，可能致食欲减退，能量摄入降低，必需营养素摄入减少，而造成营养不良。2002 年中国居民营养与健康状况调查报告表明，60 岁以上老年人低体重（BMI < 18.5 kg/m²）发生率为 17.6%，是 45～59 岁的 2 倍；贫血患病率为 25.6%，也远高于中年人群。因此，老年人要重视预防营养不良与贫血。

4. 多做户外活动，维持健康体重　2002 年中国居民营养与健康状况调查结果显示，我国城市居民经常参加锻炼的老年人仅占 40%，不锻炼的人高达 54%。大量研究证实，身体活动不足、能量摄入过多引起的超重和肥胖是高血压、高血脂、糖尿病等慢性非传染性性疾病的独立危险因素。适当多做户外活动，在增加身体活动量、维持健康体重的同时，还可接受紫外线照射，有利于体内维生素 D 的合成，预防或推迟骨质疏松症的发生。

（七）素食人群膳食指南

素食人群是指以不食肉、家禽、海鲜等动物性食物为饮食方式的人群。按照所戒食物种类不同，可分为全素、奶蛋素等人群。完全戒食动物性食物及其产品的为全素人群；不戒食奶蛋类及其制品的为奶蛋素人群。目前，我国素食人群的数量约为 5000 万左右。素食人群很易缺乏蛋白质、n-3 系列多不饱和脂肪酸、维生素 B₁₂、铁、锌等营养素，因此对素食人群的膳食指导是很有必要的。素食人群膳食除动物性食物外，一般人群膳食指南的建议均适用于素食人群。

1. 谷类为主，食物多样，适量增加谷类。

2. 增加大豆及其制品的摄入，每天 50～80 g，选用发酵豆制品。

3. 常吃坚果，海藻和菌菇。

4. 蔬菜、水果应充足。

5. 合理选择烹调油。

第四节　平衡膳食宝塔

扫码"学一学"

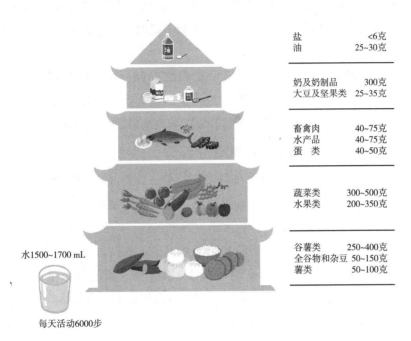

盐	<6克
油	25~30克
奶及奶制品	300克
大豆及坚果类	25~35克
畜禽肉	40~75克
水产品	40~75克
蛋　类	40~50克
蔬菜类	300~500克
水果类	200~350克
谷薯类	250~400克
全谷物和杂豆	50~150克
薯类	50~100克

水1500~1700 mL

每天活动6000步

图 7 - 1　中国居民平衡膳食宝塔（2016）

一、中国居民平衡膳食宝塔

中国居民平衡膳食宝塔（图 7 - 1）是根据《中国居民膳食指南》（2016 版）的核心内容和推荐，结合中国居民实际营养健康状况，把平衡膳食原则转化为食物的数量和比例的图形化表示。

平衡膳食宝塔共分五层宝塔，各层面积大小不同，体现了五类食物推荐量的多少，五类食物包括谷薯类、蔬菜水果类、畜禽肉蛋类、奶类、大豆类和坚果类以及烹饪用油盐，其食物数量是根据不同能量需要而设计。膳食宝塔上标注的量是针对轻体力活动水平的健康成年人而制定。膳食宝塔还有身体活动量、饮水量的图，是强调增加身体活动和足量饮水的重要性。

（一）第一层：谷薯类食物

谷薯类是膳食能量的主要来源，也是多种微量营养素和膳食纤维的良好来源。谷类包括小麦、稻米、玉米、高粱等及其制品，薯类包括马铃薯、红薯等。杂豆包括大豆以外的其他干豆类，如红小豆、绿豆等。杂豆本不是谷类，但因为我国有把杂豆类当作主食的习惯，也常常整粒食用，所以列入。全谷物保留了天然谷物的全部成分，是膳食纤维、B 族维生素、矿物质及其他营养素的来源，我国膳食中整粒的谷类，常见的有小米、玉米、燕麦、荞麦等。

谷薯类是膳食能量和碳水化合物的主要来源，一段时间内，如一周，成人每人每天平均摄入谷薯杂豆类应在 250～400 g 之间，其中全谷物和杂豆类共 50～150 g，新鲜薯类 50～100 g。

（二）第二层：蔬菜水果类

蔬菜，包括嫩茎、叶、花菜类、根菜类、鲜豆类、茄果瓜菜类、葱蒜类及菌藻类、水生蔬菜类等，每类蔬菜提供的营养素略有不同。

水果包括仁果、核果、浆果、柑橘类、瓜果、热带水果等。建议吃新鲜水果，新鲜水果可提供多种微量营养素和膳食纤维，在鲜果供应不足时，可选择一些含糖量低的干果制品或纯果汁。

蔬菜和水果类是微量营养素和植物化学物的良好来源。蔬菜和水果各有优势，虽放在一层，但不能相互替代。膳食指南鼓励多多摄入这两类食物，推荐成人每人每天的蔬菜摄入量范围 300～500 g，深色蔬菜每天应达到 1/2 以上，水果 200～350 g。

（三）第三层：鱼禽肉蛋等动物性食物

鱼代表的是水产品，常见的水产品有鱼、虾、蟹、贝类等；肉类食品包括猪肉、牛羊肉、禽肉。蛋类包括鸡蛋、鸭蛋、鹅蛋、鹌鹑蛋等及其加工制品。这些食物富含优质蛋白质、脂类、维生素和矿物质。

新鲜动物性食品是优质蛋白质、脂肪和脂溶性维生素的良好来源，但由于肉类食物含脂肪高、能量高，食用应适量。因此推荐每天鱼、禽、肉、蛋的摄入量共计 120～200 g，有条件可以多选择优质水产品、禽类和鸡蛋，少吃畜肉和加工类肉制品。

（四）第四层：奶类、大豆和坚果类

奶类多种多样，包括液态奶、酸奶、奶粉、奶酪等；大豆类包括黄豆、青豆、黑豆，其常见的豆制品有豆浆、豆腐、豆腐干、腐竹等。

奶类和大豆类是蛋白质和钙的良好来源，也是营养密度高的食物。推荐成人每天应摄入相当于鲜奶 300 g 的奶类及奶制品。推荐大豆和坚果制品，每日摄入 25～35 g。

坚果包括花生、瓜子、榛子、核桃、杏仁等。由于坚果的蛋白质含量与大豆相似，且富含必需脂肪酸，可作为零食食用。每周摄入坚果建议 70 g（即每天 10 g）。

（五）第五层：烹调油和盐

烹调油包括各种动、植物油。动物油包括猪油、牛油、黄油等，植物油包括大豆油、花生油、菜籽油、芝麻油等。烹调油要多样化，经常更换种类，以满足人体对各种脂肪酸的需要。但过量的烹调油摄入，会导致脂肪和能量摄入超标，容易诱发肥胖、高脂血症、高血压等疾病。食盐有加碘盐和其他类型的盐，限制盐的摄入是我国防控高血压、心血管疾病等慢性病高发的重要措施。膳食中应尽量减少油盐的使用，推荐每天烹调油不超过 25～30 g，食盐摄入不超过 6 g。

（六）运动和饮水

身体活动能有效地消耗能量，促进能量平衡和保持身体健康。鼓励养成天天运动的习惯，坚持一周五天中等体力强度活动，每次 30 分钟，如骑自行车、游泳等。成年人每天主动进行相当于6000步以上的身体活动。

水是食物消化吸收和营养素输送的载体，饮水不足会影响身体健康，成年人每天至少饮水1500～1700 mL（7～8杯），若在强体力劳动或高温的条件下，还需要适量增加。膳食中的总水，如食物中的水、汤、粥、奶等，每天共计总水摄入应在2700～3000 mL。

二、中国居民平衡膳食餐盘

平衡膳食餐盘（图7-2）同样是膳食指南的核心内容的体现，膳食餐盘描述了一餐膳食的食物组成和大致重量比例，形象直观地展示了平衡膳食的合理组合与搭配。餐盘分成谷薯类、鱼肉蛋豆类、蔬菜、水果等四部分，蔬菜和谷物比重所占的面积最大，占重量的27%～35%。提供蛋白质的动性食品所占面积最少，约占总膳食重量的15%左右，餐盘旁牛奶杯提示了奶制品的重要性。餐盘适用于两岁以上的健康人群。

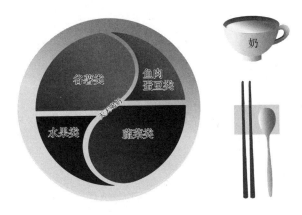

图7-2　中国居民平衡膳食餐盘（2016）

餐盘上各类食物的比例，简洁、直观、明了，易于居民理解日常餐盘里膳食搭配的构成比例。按照餐盘的比例来搭配膳食，易达到营养要求。

三、中国儿童平衡膳食算盘

平衡膳食算盘（图7-3）是儿童膳食指南核心推荐内容的体现，简单勾画了儿童平衡膳食模式的合理组合搭配和食物摄入基本分数。平衡膳食算盘适用于所有儿童，其食物份量适用于中等身体活动水平下8～11岁儿童。

算盘用算珠个数来示意膳食中的食物份量。算盘分6层，从下往上依次为：

（1）底层代表摄入谷物（5～6份）。

（2）第二层代表蔬菜（4～5份）。

（3）第三层代表水果（3～4份）。

（4）第四层代表动性食品（2～3份）。

（5）第五层代表大豆和奶制品（2～3份）。

（6）顶层代表油盐。

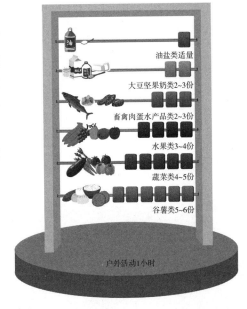

图7-3　中国儿童平衡膳食算盘

？思考题

1. 婴幼儿膳食补充蛋白质时应注意些什么？

2. 对婴儿来讲，牛乳有哪些营养缺陷？

3. 如何做到幼儿的合理膳食？

4. 学龄前儿童存在的主要营养问题是什么？

5. 青少年和老年人的膳食原则是什么？

（郭 芸）

第八章　特殊生理人群的营养

第一节　孕妇的营养

扫码"学一学"

孕妇是指处于妊娠特定生理状态下的人群，孕期妇女通过胎盘转运供给胎儿生长发育所需营养，经过280天，将受精卵孕育成新生儿。与非孕同龄妇女相比，孕妇及胎儿的生长发育需要更多的营养。

一、孕期的生理特点

从妊娠开始到产后哺乳，母体要经受一系列的生理调整过程。这些因生理负荷增加所产生的功能性调节，是为了提供胎儿一个最佳的生长环境，并维持母亲的健康。

（一）内分泌及代谢的改变

许多孕期的生理变化是受内分泌系统影响所致。孕期内分泌的主要改变是与妊娠有关的激素水平的相关变化。随着妊娠时间的增加，胎盘增大，母体内雌激素、孕激素及胎盘激素（胎盘雌激素、胎盘催乳激素）的水平也相应地升高，尤其是胎盘催乳激素，其分泌增加的速率与胎盘增大的速率相平行。胎盘生乳素可通过刺激脂肪分解而增高循环中游离脂肪酸、甘油的浓度，同时抑制糖的利用和糖原异生，有致糖尿病的效应。但胎盘生乳素又有促胰岛素生成的作用，可导致母血胰岛素水平增高，有利于蛋白质合成保持正氮平衡，这就保证了葡萄糖、游离脂肪酸、氨基酸等能源不断地输送给胎儿，有利于胎儿的生长；胎盘生乳素与垂体生乳素、雌激素、孕激素、胰岛素、皮脂醇、甲状腺激素一起，可促进

· 99 ·

乳腺发育，以备哺乳之需。孕激素可使孕妇肺通气量增加、呼吸加深、舒展平滑肌，并对胎盘可能起一种免疫抑制剂的作用。

妊娠期由于腺组织增生和血运丰富，使得孕妇的甲状腺增大，血浆中甲状腺素 T_3、甲状腺素 T_4，水平也有升高；同样，由于雌激素引起的甲状腺素结合球蛋白增加，循环中甲状腺素增加，但游离甲状腺素无明显增多，所以并无甲亢表现。

由于孕期内分泌的改变，使母体的合成代谢增加，基础代谢率升高；对碳水化合物、脂肪和蛋白质的利用也有改变，由于对胰岛素的需要量增加，如胰腺功能不全，可导致妊娠性糖尿病。蛋白质代谢成正氮平衡，以储备较多的蛋白质，作为子宫、胎儿、乳腺发育所需。对脂肪的吸收增加，且体内有较多的脂肪积存，以利于泌乳和分娩过程的能量消耗。妊娠期间集体对其他成分如水、电解质、维生素的代谢均发生不同程度的变化。

（二）消化系统功能的改变

妊娠期由于雌激素增加，孕妇可出现牙龈充血肿胀，易出血。孕期激素的变化可引起平滑肌张力降低，胃肠蠕动减慢，胃排空时间延长，加之胃酸及消化液分泌减少，因而影响了食物消化，孕妇常出现胃肠胀气及便秘；由于贲门括约肌松弛，导致胃内酸性内容物反流至食管下部产生"烧心感"，在妊娠早期的孕妇易有恶心、呕吐等妊娠反应。但也因为食物在消化道内停留时间加长而增加某些营养素如钙、铁、维生素 B_{12}、叶酸等的吸收。

（三）肾功能的改变

妊娠期间，为了有利于清除胎儿和母亲自身的代谢废物，母体肾功能发生显著变化。肾小球滤过能力增强，但肾小管的再吸收能力不能相应增加，蛋白质代谢产物尿酸、尿素、肌酐排出量增多；同时，由于肾小球滤过量超过了肾小管的再吸收能力。故有时出现孕期糖尿病，尿中氨基酸、水溶性维生素的排出量也明显增加。

（四）血液容积及血液成分的改变

与非孕妇女相比，孕期妇女血浆容积随妊娠时间的增加而逐渐增加，至孕 32～34 周时达高峰，最大增加量约为 50%；与此同时，红细胞和血红蛋白的量也增加，至分娩时约增加 20%，虽然血容量的增加有个体差异，但平均增加 1500 mL。由于血容量增加的幅度较红细胞增加的幅度大，致使血液相对稀释，血中血红蛋白浓度下降，可出现生理性贫血。由于我国孕妇膳食铁的供给量较低，吸收差，更易引起妊娠贫血。

母体在妊娠期血容量增多及组成成分的改变可能是为了更便于将营养素输送给胎儿，并将胎儿排泄物输出体外。

（五）体重的变化

健康孕妇若不限制饮食，孕期一般增加体重 10～12.5 kg。体重的增长包括两大部分，一部分是妊娠的产物，包括胎儿、胎盘和羊水。另一部分是母体组织的增长，包括血容量、细胞外液和间质液的增加，以及子宫、乳房的发育和母亲为泌乳而储备的脂肪组织和其他营养物质。

孕期体重的增长过多或过少均不利，不同孕妇孕期的适宜增重量应有所不同。若以体质指数作为指标，则不同体质指数妇女孕期增重的推荐值见表 8-1。

表 8-1　按孕前体质指数推荐的孕妇体重适宜增长范围

体重范围	体质指数	推荐体重增长范围/kg
低	<19.8	12.5~18.0
正常	19.8~26.0	11.5~16.0
超重	>26~29	7.0~11.5
肥胖	>29	6.0~6.8

二、孕期营养需要及膳食参考摄入量

孕妇体内的正常代谢过程发生了一系列变化，胎儿生长发育所需的各种营养主要来自母体，孕妇本身还需要为分娩和泌乳储存一定的营养素，因此，孕妇需要比平时更多的营养素。

妊娠一般分为3个时期。妊娠12周末以前称为早期妊娠（孕早期），妊娠13~27周称为中期妊娠（孕中期），妊娠28周及其以后称为晚期妊娠（孕晚期）。在妊娠的不同时期，由于胎儿的生长速度及母体对营养的储备不同，则营养的需求也不同。

（一）能量

孕妇对能量的需要量增加，主要是由于要额外负担胎儿的生长发育、胎盘和母体组织的增长所需的能量。妊娠早期孕妇的基础代谢无明显变化，妊娠中期开始逐渐升高，至妊娠晚期增加15%~20%。2013版《中国居民膳食营养素参考摄入量》建议，在孕中期、孕晚期，孕妇膳食能量的推荐摄入量在非孕基础上分别增加1.26 MJ/d（300 kcal/d）、1.88 MJ/d（450 kcal/d）。

（二）蛋白质

在妊娠期间约需额外增加925 g蛋白质供母体形成新组织和胎儿成长时的需要。这些蛋白质均需要孕妇在妊娠期间不断从食物中获得。2013版《中国居民膳食营养素参考摄入量》建议，在孕中期、孕晚期，孕妇蛋白质的推荐摄入量在非孕基础上分别增加15 g、30 g，可基本满足所有健康妇女在孕期的需要；膳食中优质蛋白质应占蛋白质总量的1/2以上。

（三）脂类

妊娠期妇女平均需要储存脂肪3~4 kg，胎儿储存的脂肪占其体重的5%~15%。脂类是胎儿神经系统的重要组成部分，在脑细胞的增殖、生长过程中，需要一定量的必需脂肪酸。

孕妇膳食中应含有适量脂肪，包括饱和脂肪酸、n-3和n-6系列多不饱和脂肪酸，以保证胎儿和自身的需要。但孕妇血脂较平时升高，脂肪摄入总量不宜过多。2013版《中国居民膳食营养素参考摄入量》推荐妊娠期妇女脂肪提供的能量占总能量的20%~30%。

（四）矿物质

1. 钙　妊娠期间母体对钙的需要除了维持自身各项生理功能外，还应满足胎儿构造骨骼和牙齿时对钙的需求。当妊娠妇女钙摄入量轻度或短暂性不足时，母体血清钙浓度降低，继而甲状旁腺激素的合成和分泌增加，加速母体骨骼和牙齿中钙的溶出，维持正常的血钙浓度，满足胎儿对钙的需要量。当缺钙严重或长期缺乏时，血钙浓度下降，母亲可发生小腿抽筋或手足抽搐，严重时导致骨质软化症；胎儿可发生先天性佝偻病。一个成熟的胎儿体内约积累 30 g 钙，除胎儿需要外，母体尚需要储存部分钙以备泌乳需要。

据调查资料表明，我国妇女孕期膳食钙的实际摄入量偏低，容易发生钙缺乏。因此，孕妇应增加含钙量丰富的食物，膳食摄取不足时也可补充一些钙制剂。2013 版《中国居民膳食营养素参考摄入量》建议，在孕中期、孕晚期，孕妇膳食钙的推荐摄入量均需在非孕基础上增加 200 mg/d。

2. 铁 估计在孕期孕妇体内铁的储留量为 1 g，其中胎儿体内 300 mg（除制造血液和肌肉组织外，胎儿还必须在肝脏内储存一部分铁，以供婴儿出生后 6 个月对铁的需要量），红细胞增加约需 450 mg，其余储留在胎盘中。随着胎儿的娩出，胎盘娩出及出血，孕期储留的铁 80% 被永久性丢失，仅 200 mg 被保留在母体内。妊娠期间膳食铁摄入不足，除易导致孕妇缺铁性贫血外，还可影响胎儿铁的储备，使婴儿较早出现缺铁和缺铁性贫血。孕早期缺铁还与早产和低出生体重有关。2013 版《中国居民膳食营养素参考摄入量》建议，在孕中期、孕晚期，孕妇膳食铁的推荐摄入量应在非孕基础上分别增加 4 mg/d、9 mg/d。

膳食中铁的吸收率很低。我国膳食中铁的来源多数为植物性食物所含的非血红素铁，估计膳食铁的吸收率不足 10%。完全由膳食来供给孕妇铁，难以满足需要，应适当补充铁强化食品或铁制剂。

3. 碘 碘是甲状腺素的组成成分。甲状腺素对人脑的正常发育和成熟非常重要。孕期母体甲状腺机能旺盛，碘的需要量增加。母亲碘缺乏（特别是在孕早期）可致胎儿甲状腺功能低下，从而引起以严重智力发育迟缓为标志的克汀病。通过孕期补碘特别是在妊娠的前 3 个月，纠正母亲碘缺乏可有效地预防克汀病。2013 版《中国居民膳食营养素参考摄入量》建议，整个孕期，孕妇膳食碘的推荐摄入量应在非孕基础上增加 110 μg/d。

4. 锌 据估计妊娠期间储留在母体和胎儿组织中的总锌量为 100 mg，其中约 53 mg 储存在胎儿体内。动物实验提供了大量关于母体锌摄入量充足促进胎儿生长发育和预防先天畸形的信息。近年来的流行病学调查资料表明，胎儿畸形发生率的增加与妊娠锌营养不良及血清锌浓度降低有关。因此，孕期应适当增加锌的摄入量。2013 版《中国居民膳食营养素参考摄入量》建议，整个孕期，孕妇膳食锌的推荐摄入量应在非孕基础上增加 2.0 mg/d。

（五）维生素

1. 维生素 A 妊娠期除了维持母体本身的健康和正常生理功能的需要外，胎儿还要储存一定量的维生素 A 于肝脏中。母亲的维生素 A 营养状况低下与贫困人群中的早产、宫内发育迟缓及婴儿低出生体重有关。但妊娠早期维生素 A 的增加量不宜过多，因为大剂量维生素 A 可能导致自发性流产和胎儿先天畸形。胡萝卜素在体内可转变成维生素 A，且相同剂量的胡萝卜素却无此不良作用。因此，中国营养学会和世界卫生组织均建议孕妇通过摄取富含类胡萝卜素的食物来补充维生素 A。2013 版《中国居民膳食营养素参考摄入量》建议，在孕中期、孕晚期，孕妇膳食维生素 A 的推荐摄入量均需在非孕基础上增加 70 μg RAE/d。可耐受最高摄入量为 3000 μg RAE/d。

2. 维生素 D 维生素 D 可促进钙的吸收和钙在骨骼中沉积，各种形式的维生素 D 均可通过简单扩散经胎盘进入胎儿体内。妊娠期间，维生素 D 缺乏可导致母亲和婴儿的多种钙代谢紊乱，包括新生儿低钙血症和手足搐搦、婴儿牙釉质发育不良以及母体骨质软化症。给维生素 D 缺乏的孕妇补充维生素 D 10 μg/d，可降低新生儿低钙血症和手足搐搦及母亲骨软化症的发病率，补充较高剂量（25 μg/d）则可增加婴儿出生后的身高及体重。

虽然维生素 D 可在紫外光照射下由皮下合成，但在缺乏日光照射的地区，食源性的维生素 D 尤为重要。维生素 D 强化奶是最重要的食物来源。应当注意的是，维生素 D 不能补充过多。有报道，妊娠期维生素 D 摄入量过多可导致婴儿发生高钙血症甚至引起维生素 D 中毒。2013 版《中国居民膳食营养素参考摄入量》建议，孕妇维生素 D 的推荐摄入量与非孕妇女相同，为 10 μg/d，可耐受最高摄入量为 50 μg/d。

3. 维生素 B_1 在妊娠期间母体新陈代谢增高，由于维生素 B_1 的需要量与新陈代谢成正比，故孕期维生素 B_1 的需要量亦增加。因维生素 B_1 不能在体内长期储存，因此，足够的膳食摄入量十分重要。孕妇缺乏维生素 B_1 时母体可能没有明显的临床表现，但胎儿出生后却可能出现先天性脚气病。2013 版《中国居民膳食营养素参考摄入量》建议，在孕中期、孕晚期，孕妇膳食维生素 B_1 的推荐摄入量应在非孕基础上分别增加 0.2 mg/d、0.3 mg/d。

4. 叶酸 孕妇对叶酸的需要量大大增加。叶酸对正常红细胞的形成有促进作用，缺乏时红细胞的发育与成熟受到影响，造成巨幼红细胞贫血。叶酸摄入量不足或营养状态不良的孕妇伴有多种负性妊娠结局，包括出生低体重、胎盘早剥和神经管畸形。神经管畸形是新生儿常见的一种先天畸形，又称无脑儿、脊柱裂等。现在已有多项的研究证明，孕期叶酸摄入量是神经管畸形危险性的重要决定因素。一些研究结果还表明，如果在怀孕前后补充叶酸可预防大多数神经管畸形的发生。由于畸形的发生是在妊娠期前 28 天内，而此时多数妇女并未意识到自己怀孕。因此，叶酸的补充时间应从计划怀孕或可能怀孕前开始。需要明确的是，叶酸摄入量过高可掩盖维生素 B_{12} 缺乏的血液学指标，可能产生不可逆的神经系统损害而延误治疗。因此，叶酸补充量应控制在 1 mg/d 以下。2013 版《中国居民膳食营养素参考摄入量》建议，整个孕期，孕妇叶酸的推荐摄入量应在非孕基础上增加 200 μg DFE/d，可耐受最高摄入量为 1000 μg DFE/d。

5. 维生素 C 维生素 C 是一种重要的保护性营养素，对胎儿的生长发育、造血系统的健全、机体的抵抗力等都有促进作用。妊娠期膳食中如果缺少维生素 C，可能造成流产或早产，胎儿出生后也易患贫血与坏血病。在各种传染病的流行季节，更应注意母亲膳食中维生素 C 的供给量水平。2013 版《中国居民膳食营养素参考摄入量》建议，在孕中期、孕晚期，孕妇膳食维生素 C 的推荐摄入量均需在非孕基础上增加 15 mg/d。

总之，必须调整孕妇的营养与膳食，以适应妊娠期母体的特殊生理和充分满足胎儿生长发育的各种营养素需要，保证母婴健康。

三、孕期营养不良对母体及胎儿的影响

（一）孕期营养不良影响母体健康

1. 营养性贫血 营养性贫血包括缺铁性贫血和缺乏叶酸、维生素 B_{12} 引起的巨幼红细胞贫血。妊娠期贫血以缺铁性贫血为主，在妊娠末期患病率最高。其主要原因是膳食铁摄入不足，来源于植物性食物的铁吸收利用率差，母体和胎儿对铁的需要量增加，某些其他因素引起的失血等。重度贫血时，可因心肌缺氧导致贫血性心脏病，贫血还可降低孕产妇抵

抗力，易并发产褥感染，甚至危及生命。现有大量的证据认为，孕早期的铁缺乏与早产和低出生体重（婴儿患病和死亡的最常见原因）有相关。此外，孕妇贫血也会使胎儿肝脏中缺少铁储备，出生后婴儿亦患贫血。缺铁性贫血还与孕期体重增长不足有关，也可以增加妊娠高血压综合征的发生。

2. 骨质软化症 维生素 D 缺乏可影响钙的吸收，导致血钙浓度下降。为了满足胎儿生长发育所需要的钙，必须动用母亲骨骼中的钙，结果使母体骨钙不足，引起脊柱、骨盆骨质软化，骨盆变形，重者甚至造成难产。此外，孕妇生育年龄多集中在 25～32 岁，该时期正值骨密度峰值形成期，妊娠期若钙摄入量低，可能对母体峰值骨密度造成影响。

3. 营养不良性水肿 妊娠期蛋白质严重摄入不足可导致营养不良性水肿。此外，严重维生素 B_1 缺乏亦可引起浮肿。

4. 妊娠高血压综合征 妊娠高血压综合征是威胁孕妇健康的主要疾病之一，以高血压、水肿、蛋白尿、抽搐、昏迷、心肾功能衰竭甚至发生母子死亡为临床特点。妊娠高血压综合征的发病原因尚不清楚，但已知涉及多种营养因素，包括母亲的肥胖、高钠摄入及维生素 B_6、锌、钙、镁和蛋白质等的摄入量不足。国外学者 Magness 等报道，用 n－6 系列多不饱和脂肪酸作为食物补充能降低血压并延长先兆子痫患者的孕期。在临床上也观察到先兆子痫患者 n－3 或 n－6 系列多不饱和脂肪酸缺乏。

（二）孕期营养不良对胎儿的影响

1. 胎儿和新生儿死亡率增高 据世界卫生组织统计，新生儿死亡率及死产率较高的地区，母亲营养不良也较普遍存在。营养不良的胎儿和新生儿的生命力较差，不能经受外界环境中各种不利因素的冲击。

2. 低出生体重 低出生体重系指新生儿出生体重＜2500 g。有许多调查报告说明，新生儿的体重与母亲的营养状况有密切关系，如孕期能量及蛋白质摄入量不足、妊娠贫血的孕妇产低体重儿的概率较高。此外，母亲孕期的体重增长与胎儿出生体重成高度正相关，孕期母亲低体重或低增重不仅增加宫内胎儿的危险性，出生后低体重的发生率也较高。

3. 早产儿及小于胎龄儿 早产儿系指妊娠期少于 37 周即出生的婴儿。小于胎龄儿（SGA）是指出生体重在同胎龄儿平均体重的第 10 百分点以下或低于平均体重 2 个标准差的新生儿。在西方发达国家中，低出生体重儿中约 2/3 是由于早产，其余 1/3 为小于胎龄儿。发展中国家则多数低出生体重儿属于与妊娠月份不符的小于胎龄儿，反映出胎儿在母体内生长停滞，宫内发育迟缓。孕期营养不良是造成宫内发育迟缓的重要原因之一，特别是能量和蛋白质摄入量不足。如果孕妇孕前体重小于 40 kg，孕期增重小于 12 kg，则发生宫内发育迟缓的危险性增加。

4. 脑发育受损及出生缺陷 动物实验表明，孕期蛋白质或蛋白质－能量摄入不足将影响子代神经系统的发育。人类脑细胞的发育最旺盛时期为妊娠最后 3 个月至出生后 1 年左右，在此期间最易受母体营养状况的影响。孕期若营养不良，胎儿脑细胞的发育迟缓，DNA 合成速度减慢，影响脑细胞的增殖，并影响到以后的智力发育。

此外，孕期某些营养素摄入过多或缺乏，还可能导致出生婴儿先天畸形。如孕早期缺乏叶酸，可造成胎儿神经管畸形；孕期摄入维生素 A 过多，尤其是妊娠初期，亦可导致先天畸形。

四、孕妇的合理膳食

孕妇的合理膳食应随着妊娠期妇女的生理变化和胎儿生长发育的状况而进行合理调配。一方面要达到孕妇营养的供给与需要之间的平衡，在数量和质量上满足妊娠不同时期对营养的特殊需要；另一方面，则要达到各种营养素之间的平衡，以避免由于膳食构成比例失调而造成的不良影响。中国营养学会在《中国居民膳食指南》（2016 版）中，制定了孕期妇女膳食指南和备孕妇女膳食指南。孕期合理膳食的基本原则总结如下。

1. 不同孕期的膳食应有所不同　在怀孕早期，胎儿生长慢，孕妇所需能量和营养素变化不大，身体状况良好、营养均衡的妇女并不需要额外地补充太多的能量及营养素。在孕中期和孕晚期，胎儿生长加快，母亲体重直线上升，因此，应注意能量及营养素的补充，特别要多吃一些动物性食物，以保证蛋白质及其他营养素的储备。进入妊娠后期，由于胃部受到压迫，每餐的进食量减少，每日的进餐次数应增加 4 ~ 5 次。

2. 充足的能量　孕期的能量需要比怀孕前明显增加。为满足孕妇营养和胎儿生长发育的需要，膳食中应含有充足的能量。充足的能量是通过提高主食的量以及适当地提高脂肪的摄入量和增加肉类食物实现的。怀孕中期和孕后期，每日应摄入 350 ~ 450 g 的主食，各种动物性食物应在 200 ~ 250 g。除食物中含有的脂肪外，烹调油应比怀孕前增加一些，但主要还是提高主食的摄入量。

3. 较高的蛋白质　满足蛋白质需要主要通过增加鱼、肉、蛋、奶、豆制品等的摄入来实现。在孕中期和孕晚期蛋白质的需要量比孕前增加 15 ~ 30 g，所以必须比平时多摄取 100 g 左右的肉类食品，并保证每日喝牛奶 250 ~ 500 mL。

4. 丰富的无机盐、维生素和膳食纤维　孕期要比怀孕前多摄入新鲜的蔬菜、水果，尤其要注意含钙、铁丰富的食物摄取。如在孕中期和孕晚期，蔬菜的摄入量（以绿叶蔬菜为主）可达 500 ~ 700 g，水果 200 g 以上。同时，还要保证肉、蛋、奶、豆类食品及各种水产品有一定量的摄入。

5. 食物多样化　食物多样化及每日膳食中的食物要包括谷类及薯类食物、动物性食物、豆类及其制品、蔬菜和水果等，并交替选用同一类的各种食物，既可使膳食多样化，又能达到不同食物在营养成分上的互补。

6. 注意饮食卫生　不洁的食物可引起胃肠炎、痢疾等疾病。某些化学性质污染物的食品不仅有致癌作用，还可诱发胎儿畸形，严重污染还可发生食物中毒，危及母体及胎儿健康。因此，妊娠期尤其要注意食品的卫生质量。

7. 少吃过咸、过甜和油腻食物　摄入过多的盐，与孕妇水肿和妊娠中毒的发生有关；过甜或过于油腻的食物易导致肥胖。

8. 不吃刺激性食物　浓茶、辛辣的调味品等刺激性食物对孕妇不利，可使大便干燥，引发或加重痔疮。饮食中也不要摄入过多的香辛作料、咖啡等刺激性食物。

9. 各餐食物合理分配　通常三餐的能量分配为早餐占 25% ~ 35%，中餐占 40%，晚餐占 30% ~ 35%。孕妇也可将每日总能量的 20% ~ 30% 用于加餐；加餐可以安排牛奶、点心等食品。需要注意的是，孕妇不要营养过剩，以避免母亲肥胖及产生巨大儿而造成难产。

10. 养成良好的饮食习惯　孕妇应规律用餐，不暴饮暴食、不偏食；进餐时要专心一意并保持心情愉快，以保证食物的消化和吸收。

生命早期 1000 天

《国民营养计划（2017—2030 年)》提出，开展生命早期 1000 天营养健康行动，提高孕产妇、婴幼儿的营养健康水平。

"生命早期 1000 天"是指从女性怀孕的胎儿期（280 天）到宝宝出生之后的 2 年（720 天），这 1000 天被世界卫生组织定义为一个人生长发育的"机遇窗口期"。它是人的体格和大脑发育最快的时期，这期间的营养状况与其一生的营养与健康状况息息相关，不仅影响体格生长和智力发育，还与成年后慢性病的发病率有明显联系。

第二节 乳母的营养

胎儿经从母体娩出后，产妇便进入以自身乳汁哺育婴儿的哺乳期。哺乳期是母体用乳汁哺育新生子代使其获得最佳生长发育并奠定一生健康基础的特殊生理阶段。哺乳期妇女（乳母）既要分泌乳汁、哺育婴儿，还需要逐步补偿妊娠、分娩时的营养素损耗并促进各器官、系统功能的恢复，因此比非哺乳妇女需要更多的营养。

一、乳母的生理特点

人类哺乳的开始及维持受复杂的神经内分泌机制控制。怀孕期间，乳房的发育为产后的泌乳作好准备。分娩后，雌激素和孕激素水平突然下降，同时垂体分泌的催乳素水平增加，乳汁开始分泌。乳汁的分泌受两个反射的控制：①产奶反射。婴儿吸吮乳头可刺激乳母垂体产生催乳素，引起乳腺腺泡分泌乳汁，并储存在乳腺导管内。②下奶反射。婴儿吸吮乳头时，可反射性地引起乳母垂体后叶释放催产素，引起乳腺周围肌肉收缩而出现排乳。

当乳汁分泌反射形成时，90% 的新生儿在吸吮乳头 3~5 分钟后可以得到母乳。若产后婴儿不吸乳，泌乳作用在 3~4 天后就不能维持。母乳分为三期。产后第一周分泌的乳汁为初乳，呈淡黄色，质地黏稠。富含免疫球蛋白和乳铁蛋白等，但乳糖和脂肪较成熟乳少。第二周分泌的乳汁为过渡期乳，过渡期乳的乳糖和脂肪含量逐渐增多。第二周以后分泌的乳汁为成熟期乳，呈乳白色，富含蛋白质、乳糖、脂肪等。

一个足月产的婴儿在产后 1~2 天可以得到 50~100 mL/d 乳汁，到产后第二周增加到 500 mL/d 左右。泌乳量少是母亲营养不良的一个指征。饥荒时营养不良的乳母甚至可以完全终止泌乳。在母亲营养状况极差的地区，以母乳为唯一来源的婴儿于产后 6 个月内出现早期干瘦型蛋白质-能量营养不良的患病率增加。

二、乳母的营养需要

乳汁形成的物质基础是母体的营养，包括哺乳期母体通过食物摄入、动用母体的储备或分解母体组织（如脂肪组织分解）。倘若乳母膳食中营养素摄入不足，则将动用母体中的营养素储备来维持乳汁营养成分的恒定，甚至牺牲母体组织来保证乳汁的质与量。如果母体长期营养不良，乳汁的分泌量也将减少。所以，为了保护母亲和分泌乳汁的需要，必须供给乳母充分的营养。

（一）能量

与非孕时相比，哺乳期的母体一方面要满足母体自身对能量的需要，另一方面要供给乳汁所含能量和乳汁分泌活动本身所消耗的能量。哺乳期的能量额外需要部分与泌乳量成正比。每100 mL人乳的平均能量为280~320 kJ（67~77 kcal）。估计乳母生乳的能量效率为80%，故推算母体为分泌乳汁应增加能量2450~3200 kJ（586~762 kcal）。乳母在妊娠期积累的脂肪（约4 kg）可在哺乳期被消耗提供能量。从理论上讲，这部分脂肪储存可以提供418~837 kJ（100~200 kcal）/d的能量。2013版《中国居民膳食营养素参考摄入量》建议，乳母能量的需要量在非哺乳妇女基础上增加2090 kJ（500 kcal）/d。

衡量乳母能量摄入是否充足，应以泌乳量和母亲体重为依据。当母体能量摄入适当时，其分泌的乳汁量应能满足婴儿的需要，又有利于乳母自身体重的恢复。

（二）蛋白质

母乳蛋白质含量平均为1.2%，若每日泌乳750 mL，所含蛋白质约为9 g。以母体膳食蛋白质转变为乳汁蛋白质的有效率为70%，如果膳食蛋白质的生理价值不高，则转变率可能更低。因此，除满足母体正常需要外。每日需额外增加一定数量的蛋白质以保证泌乳之需。2013版《中国居民膳食营养素参考摄入量》建议，乳母每日蛋白质的推荐摄入量应在非哺乳妇女基础上增加25 g。

当乳母膳食中蛋白质的质与量都不足时，虽然乳汁中蛋白质组成变化不大，但乳汁分泌量却大为减少，同时还将动用乳母组织蛋白以维持乳汁中成分的恒定。

（三）脂类

人乳的脂肪含量在一天之内和每次哺乳期间均有变化。当每次哺乳临近结束时。奶中脂肪含量较高，有利于控制婴儿的食欲。乳母膳食中脂肪的构成可影响乳汁中脂肪成分，如人乳中各种脂肪酸的比例随乳母膳食脂肪酸摄入状况而改变。2013版《中国居民膳食营养素参考摄入量》建议，乳母膳食脂肪的摄入量以其能量占总能量的20%~30%为宜。

（四）矿物质

1. 钙 正常母乳含钙量约为34 mg/100 mL。不论乳母膳食中钙含量是否充足，乳汁中钙含量却总是较为稳定。当膳食钙摄入不足时，为了维持乳汁中钙含量的恒定，就要动用母体骨骼中的钙，则乳母常因缺钙而出现腰腿酸痛、抽搐，甚至发生骨质软化症。因此，为保证乳汁中正常的钙含量并维持母体钙平衡，乳母应增加钙的摄入量。2013版《中国居民膳食营养素参考摄入量》建议，乳母钙的推荐摄入量应在非哺乳妇女的基础上增加200 mg/d，即为1000 mg/d。除多食用含钙丰富的食物（乳类及其制品）外，也可用钙剂、骨粉等补充。

2. 铁 由于铁几乎不能通过乳腺输送到乳汁，因此人乳中铁含量很少，仅为0.05 mg/100 mL。每日由乳汁中损失的铁总量为0.3~0.4 mg。由于膳食中铁的吸收率仅为10%左右，因此每日从膳食中额外增加的量至少应在4 mg以上。2013版《中国居民膳食营养素参考摄入量》建议，乳母每日铁的推荐摄入量由非哺乳妇女的20 mg增至24 mg。

3. 碘和锌 乳汁中碘和锌的含量受乳母膳食的影响，且这两种微量元素与婴儿神经的生长发育和免疫功能关系较为密切。2013 版《中国居民膳食营养素参考摄入量》建议，乳母碘和锌的推荐摄入量分别应在非哺乳妇女的基础上分别增加 120 μg/d 和 4.5 mg/d。

（五）维生素

维生素 A 能部分通过乳腺，所以乳母维生素 A 的摄入量可影响乳汁中维生素 A 的含量。但膳食中维生素 A 转移到乳汁中的数量有一定限度，超过这一限度则乳汁中的维生素 A 含量不再按比例增加。维生素 D 几乎不能通过乳腺，故母乳中维生素 D 含量很低。维生素 E 具有促进乳汁分泌的作用。2013 版《中国居民膳食营养素参考摄入量》建议，乳母维生素 A、维生素 D 的推荐摄入量分别为 1300 μg RAE/d、10 μg/d，维生素 E 的 AI 值为 17 mgα – TE/d。

水溶性维生素大多可通过乳腺，但乳腺可调控其进入乳汁的含量，达到一定水平时不再增高。2013 版《中国居民膳食营养素参考摄入量》建议，乳母维生素 B_1、维生素 B_2、烟酸和维生素 C 的推荐摄入量分别为 1.5 mg/d、1.5 mg/d、15 mgNE/d 和 150 mg/d，均高于非哺乳妇女。

三、乳母的合理膳食

哺乳期的营养非常重要，因为乳母要分泌乳汁、喂养婴儿，所消耗的能量和营养素较多。为保证乳母和婴儿都能获得足够的营养，乳母的饮食需要合理调配。中国营养学会在《中国居民膳食指南》（2016 版）中，制定了哺乳期妇女膳食指南。在哺乳期间，乳母的膳食安排要注意以下几点。

1. 摄入充足的能量　充足的能量是保证母体健康和乳汁分泌的必要条件。能量主要来自于主食。乳母一日膳食组成中应有 400~500 g 主食，包括大米、面粉、小米、玉米面、杂粮等。

2. 保证供给充足的优质蛋白质　乳母对蛋白质的需要量较高。动物性食物如蛋类、肉类、鱼类等蛋白质含量高且质量优良，宜多食用。每日膳食中鱼类、禽类、肉类及内脏等应达 200 g，蛋类 150 g。大豆及其制品能提供优质蛋白质，并且含丰富的钙质，膳食中应供给 50~100 g。

3. 多食含钙丰富的食物　乳母对钙的需要量大，故要特别注意补充。乳及乳制品含钙量高且易于吸收利用，所以每天应适量食用，乳母应保证每日饮奶 250 mL 以上。鱼、虾类及各种海产品等含钙丰富，应多选用。深绿色蔬菜、大豆类也可提供一定量的钙。

4. 重视蔬菜和水果的摄入　新鲜的蔬菜、水果含有多种维生素、矿物质、纤维素、果胶、有机酸等成分，还可增进食欲，补充水分，促进泌乳，防止便秘，是乳母不可缺少的食物。每日要保证供应水果 350 g、蔬菜 500 g，并多选用绿叶蔬菜和其他有色蔬菜。

5. 少吃盐、腌制品和刺激性食物　避免进食这些食物通过乳汁进入婴儿体内，对婴儿产生不利影响。

6. 注意烹调方式　烹调方法应多用炖、煮、炒，少用油煎、油炸，如动物性食物（畜禽肉类、鱼类）以炖或煮为宜，食用时要同时喝汤，既可增加营养，又可促进乳汁分泌。

7. 膳食多样化，粗细粮搭配　乳母的膳食应多样化，多种食物搭配食用。每日膳食中应包括粮谷类、蔬菜水果类、鱼禽畜肉类、蛋类、乳类、大豆类等各种食物。乳母膳食中的主食也不能太单一，更不可光吃精米细面，应做到粗细粮搭配，每日要食用一定量的杂粮、粗粮。

第三节　婴儿的营养

扫码"学一学"

　　婴儿期指从出生至满1周岁前。婴儿期是人类生命从母体内生活到母体外生活的过渡期，亦是从完全依赖母乳的营养到依赖母乳外食物的过渡时期。婴儿期是人类生命生长发育的第一高峰期。

一、婴儿的生理特点

（一）生长发育迅速

　　在遗传因素和环境因素的共同作用下，婴幼儿阶段机体各组织器官快速增长，功能不断完善。

　　婴儿期是人类一生中生长发育的第一高峰期，尤其是出生后前6个月的生长速度最快。婴儿体重、身长和头围、胸围的增加最为明显。体重是衡量机体所有组织器官生长发育状况、能量和营养素摄入状况的综合指标之一，新生儿出生时平均体重为3250 g左右，5～6个月时体重可增至出生时的2倍，而1周岁时将增加至出生时的3倍，达到9750 g左右。身长是反映骨骼系统生长的指标，婴儿期内身长从出生时的50 cm增长到1周岁时的75 cm，平均增长25 cm。头围的大小反映脑及颅骨的发育状态，出生时头围平均为34 cm，1岁时增至46 cm。婴儿期的脑细胞数目持续增加，至6月龄时脑重增加至出生时的2倍（600～700 g），至1周岁时脑重达900～1000 g，接近成人脑重的2/3。胸围的大小反映胸廓和胸背肌肉的发育情况，出生时比头围小，随着月龄增长速度增加，一般情况下在1岁左右与头围基本相等并开始超过头围（头胸围交叉）。

（二）消化和吸收功能较差

　　婴儿的消化系统尚处于发育阶段，功能不完善，对食物的消化、吸收和利用都受到一定的限制。

　　1. 口腔　婴儿双颊有发育良好的脂肪垫，有助于其吸吮乳汁。婴幼儿口腔狭小，唾液腺发育尚不完善，唾液分泌量少，唾液中淀粉酶的含量低，不利于消化淀粉。口腔黏膜相当柔嫩，且血管丰富，易受损伤，不宜进食过热过硬的食物，避免损伤婴儿的口腔黏膜。应特别注意保持婴儿口腔的清洁，但切勿反复用力擦拭。

　　2. 牙齿　乳牙是儿童咀嚼器官的重要组成部分。从出生6个月左右开始萌出第一颗乳牙，到2岁半左右20颗乳牙萌出完毕。只有健康的乳牙才能发挥正常的咀嚼功能，才有利于食物的消化和吸收。

　　3. 食管和胃　婴儿的食管较成人细且短，呈漏斗状。食管与胃底形成夹角为钝角，不能形成有效的抗反流屏障。婴儿的胃成水平位，胃容量小，新生婴儿的胃容量仅25～50 mL，6个月时约为200 mL，1岁时为300～500 mL。婴儿食管和胃壁的黏膜和肌层都较薄，弹性组织发育不完善，易受损伤。由于贲门括约肌收缩能力较差，在吸吮时常成开放状态，易吞入空气，而胃幽门括约肌发育良好，自主神经调节功能差，故易引起幽门痉挛而出现溢乳和呕吐。

4. 肠道　婴儿的肠管相对较长，是身长的 6 倍（成人仅 4.5 倍），小肠与大肠长度比为 1：5（成人仅 1：4），分泌及吸收面积较大，但是固定性较差，易发生肠套叠。肠壁黏膜细嫩，血管和淋巴结丰富，透过性强，有利于营养物质的吸收。但肠壁肌肉较薄弱，肠蠕动较成人差，食物在肠腔内时间较长，一方面有利于食物的消化吸收，另一方面如果大肠蠕动功能不能协调，可发生大便滞留或功能性肠梗阻。婴儿肠壁屏蔽功能较差，肠腔中微生物、毒素以及过敏物质可渗入肠壁进入血流而引起全身症状。婴儿出生胃肠道已能分泌足够的消化酶，虽其活性比成人低，但有利于乳糖、脂肪和蛋白质的吸收。

5. 胰腺　婴儿的胰腺发育尚不成熟，所分泌的消化酶活力低。5~6 个月以下婴儿只分泌少量胰淀粉酶，因此 3~4 个月以前婴儿不宜添加淀粉类辅食。胰蛋白酶和胰凝乳酶在出生时已很充足，但胰脂酶出生时量少，以后随着月龄增长分泌量逐渐增加，第 1 周内增加 5 倍，1~9 个月增加 20 倍。

6. 肝脏　新生儿时肝重占体重的 4%（成人为体重的 2%），10 个月时增加 1 倍，1 岁前肝脏常在右肋下 1~2 cm 处扪及。婴儿肝脏血管丰富，但肝细胞分化不全，肝功能较差，胆汁分泌较少，影响脂肪的消化吸收。

总之，婴儿消化系统尚未发育成熟，胃容量小，各种消化酶活性较低，消化功能较弱，其消化功能与成人相比明显不全。若喂养不当，易发生腹泻而导致营养素丢失。

（三）脑和神经系统发育迅速

大脑的发育尤其是大脑皮层细胞的增殖、增大和分化主要是发生在孕后期和出生后第一年内，尤其是出生后前 6 个月内，是大脑和智力发育的关键时期。婴儿出生时的脑重量约为 370 g，占体重的 1/8 左右，6 个月时脑重 600~700 g（约为出生时的 2 倍），1 周岁时脑重 900~1000 g（约为成人时的 2/3）。因此，婴儿期营养素供给不足尤其是蛋白质不足，则会影响大脑发育和智力水平。

二、婴儿的营养需要

（一）能量

婴儿需要较多的能量，主要反映婴儿的代谢率较高以及对生长和发育的特殊需要。婴儿生长发育对能量的需要量与生长速度成正比，在最初几个月内，这部分能量占总摄入能量的 1/4~1/3。2013 版《中国居民膳食营养素参考摄入量》建议，0~0.5 岁婴儿膳食能量需要量为 0.38 MJ/（kg·d）（非母乳喂养应增加 20%），0.5~1 岁婴儿膳食能量需要量为 0.33 MJ/（kg·d）。

（二）蛋白质

婴儿因为体内器官的成长发育，需要质优、量足的蛋白质。正常婴儿的蛋白质需要量，按每单位体重计要大于成年人；婴儿比成人所需的必需氨基酸的比例也大。除成人所必需的 8 种必需氨基酸外，组氨酸也是婴儿所必需的。此外，婴儿还必须半胱氨酸和酪氨酸。

一般来说，人乳蛋白质和现时用于婴儿配方食品中的蛋白质都含有婴儿需要的各种必需氨基酸（包括半脱氨酸和酪氨酸）。若蛋白质长期摄入量不足，会影响婴儿的生长发育，但供给量过多，不仅造成浪费，而且蛋白质代谢会造成肾脏负担。2013 版《中国居民膳食营养素参考摄入量》建议，0 ~ 0.5 岁婴儿的蛋白质 AI 值为 9 g/d，0.5 ~ 1 岁婴儿蛋白质 RNI 值为 20 g/d。

（三）脂类

婴儿的胃容积小，因而需要高能量的营养素，脂类正符合此条件。脂肪除提供婴儿相当的能量外，还可促进脂溶性维生素的吸收，并可避免发生必需脂肪酸缺乏。2013 版《中国居民膳食营养素参考摄入量》建议，婴儿每日膳食中脂肪提供的能量占总能量的百分比，0 ~ 0.5 岁婴儿为 48%，0.5 ~ 1 岁婴儿为 40%。

婴儿期脂肪的主要来源是乳类及合理的代乳食品。母乳中脂类所占之能量为 40% ~ 55%，其中不饱和脂肪酸的含量高达 55% 以上，又含有软脂酸易被消化。因此，婴儿摄取母乳，较容易加以消化和吸收。对人工喂养或混合喂养的婴儿不应喂食去脂牛奶或去脂奶粉。

二十二碳六烯酸是大脑和视网膜中一种具有重要功能的长链多不饱和脂肪酸。在婴儿视觉和神经发育中发挥重要作用。婴儿缺乏二十二碳六烯酸，一方面可能影响神经纤维和神经连接处突触的发育，导致注意力受损和认知障碍；另一方面可导致视力异常，对明暗辨别能力降低，视物模糊。早产儿和人工喂养儿需要补充二十二碳六烯酸。因为早产儿脑中二十二碳六烯酸含量低，其体内催化 α - 亚麻酸转变成二十二碳六烯酸的去饱和酶活力较低，且生长较快对二十二碳六烯酸的需要量相对较大；而人工喂养儿的主要食物来源是牛乳和其他代乳品，牛乳中的二十二碳六烯酸含量较低，不能满足婴儿需要。

（四）碳水化合物

碳水化合物的功用是供给机体能量和构成人体组织，促进生长发育，并有助于完成脂肪氧化和节约蛋白质作用。婴儿的乳糖酶活性较成年人高，有利于对乳中乳糖的消化吸收。2013 版《中国居民膳食营养素参考摄入量》建议，0 ~ 0.5 岁婴儿的总碳水化合物的 EAR 值为 60 g/d，0.5 ~ 1 岁婴儿总碳水化合物的 EAR 值为 85 g/d。

母乳的组成中乳糖占 37% ~ 38% 的能量，而牛乳中仅占 26% ~ 30%。若以牛乳代替母乳喂养婴儿，需添加乳糖来增加其营养价值，但添加量不宜超过母乳的含量。

（五）矿物质

母乳中的各种矿物质含量是婴儿矿物质需要量的主要依据之一。2013 版《中国居民膳食营养素参考摄入量》建议，婴儿期各种矿物质推荐摄入量值见表 8 - 2。

表 8 - 2　婴儿矿物质参考摄入量

年龄	钙 (mg/d)	磷 (mg/d)	钾 (mg/d)	钠 (mg/d)	镁 (mg/d)	铁 (mg/d)	碘 (µg/d)	锌 (mg/d)	硒 (µg/d)
0 岁 ~	200 (AI)	100 (AI)	350 (AI)	170 (AI)	20 (AI)	0.3 (AI)	85 (AI)	2.0 (AI)	15 (AI)
0.5 岁 ~	250 (AI)	180 (AI)	550 (AI)	350 (AI)	65 (AI)	10 (RNI)	115 (AI)	3.5 (RNI)	20 (AI)

在婴幼儿时期较容易缺乏的矿物质有钙、铁、锌等。婴儿出生时体内钙含量占体重的0.8%，到成年时增加为体重的1.5%~2.0%，在生长过程中需要储留大量的钙。喂养方式不当或吸收受限、阳光照射不足致维生素D缺乏均会引起婴幼儿钙缺乏。母乳喂养的婴儿一般不会引起明显的钙缺乏。正常新生儿有足够的铁储存，可以满足4~6个月的需要。虽然母乳中的铁易被婴儿有效地吸收，但乳中铁含量较低，因此，母乳喂养的婴儿在4~6个月后应添加含铁辅助食品。

（六）维生素

正常母乳中含有婴儿所需要的各种维生素，只是维生素D稍低。如果母乳不足或出现维生素D的早期缺乏现象，可考虑每日额外补充5~10 μg（200~400 IU）的维生素D。在乳母食物不足时也可以在出生后第二周添加维生素C，并在整个喂哺时期内保持。婴儿的配方奶粉原则上应满足各种维生素的需要。2013版《中国居民膳食营养素参考摄入量》建议，婴儿期各种维生素参考摄入量见表8-3。

表8-3　婴儿维生素参考摄入量

年龄	维生素A（μg RAE/d）	维生素D（mg/d）	维生素E（mgα-TE/d）	维生素B$_1$（mg/d）	维生素B$_2$（μg/d）	烟酸（mgNE/d）	维生素C（μg/d）
0岁~	300（AI）	10（AI）	3（AI）	0.1（AI）	0.4（AI）	2（AI）	40（AI）
0.5岁~	350（AI）	10（AI）	4（AI）	0.3（RNI）	0.5（AI）	3（AI）	40（AI）

三、婴儿的合理喂养

婴幼儿生长发育所需要的能量和营养素必须通过合理的喂养来获得，应该结合母亲的生理状态、婴幼儿生长发育特点以及胃肠道功能尚未完善的特点，确定科学的喂养方式。

6月龄内婴儿喂养方式可分为三种：母乳喂养，人工喂养，混合喂养。满6月龄的婴儿，母乳仍然是重要的营养来源，但单一的母乳喂养已经不能完全满足其对能量以及营养素的需求，必须引入其他营养丰富的食物。

（一）母乳喂养

对人类而言，母乳是世界上唯一的营养最全面的食物，是婴儿的最佳食品。母乳喂养是人类哺育下一代的天性，中华民族有母乳喂养的良好传统，母乳喂养的优点如下。

1. 营养齐全　母乳中的营养素能全面满足婴儿生长发育的需要，且适合于婴儿的消化能力。

（1）母乳含优质蛋白质　与牛乳相比，母乳蛋白质的含量虽低于牛乳，但人乳以乳清蛋白为主，酪蛋白含量相对较少，乳清蛋白和酪蛋白的比例为80：20，与牛乳正好相反，在婴儿胃内能形成柔软的絮状凝块，易于消化吸收。母乳蛋白质中必需氨基酸的组成被认为是最理想的，与婴儿体内必需氨基酸的构成极为一致，能被婴儿最大程度利用。此外，母乳中的牛磺酸含量也多，能满足婴儿脑组织发育的需要。

（2）含丰富的必需脂肪酸　每100 mL母乳含脂肪4.5 g。在构成上以不饱和脂肪酸为主，其中尤以亚油酸含量高。母乳中花生四烯酸和二十二碳六烯酸的含量也很高，很可能对人脑的发育有重要作用。人乳本身含有丰富的脂酶，将母乳中脂肪乳化为细小颗粒，因此，人乳脂肪比牛乳的更易消化吸收。

（3）含丰富的乳糖　乳糖是母乳中唯一的碳水化合物，含量为6.8%，较牛乳高。乳糖在肠道中可促进钙的吸收，并能诱导肠道正常菌群的生长，从而有效地抑制致病菌或病毒在肠道生长繁殖，有利于婴儿肠道健康。

（4）母乳中钙磷比例适宜　加上乳糖的作用，可满足婴儿对钙的需求。母乳中其他矿物质和微量元素齐全，含量既能满足婴儿生长发育需要又不会增加婴儿肾脏的负担。在乳母膳食营养供给充足时，母乳中的维生素可基本满足6个月内婴儿所需（维生素D例外）。

2. 含有丰富的免疫物质　可增加母乳喂养婴儿的抗感染能力。新生婴儿免疫系统处于生长和发育阶段，免疫功能不完善，而且婴儿血中免疫分子水平较低，因此婴儿期易患消化道和呼吸道感染。母乳尤其是初乳含多种免疫物质（如淋巴细胞、抗体、巨噬细胞、乳铁蛋白、溶菌酶、乳过氧化物酶、补体因子及双歧杆菌因子等），可以保护并健全消化道黏膜、诱导双歧杆菌的生长并抑制致病菌的生长、破坏有害菌、保护婴儿消化道及呼吸道抵抗细菌及病毒的侵袭，从而增加婴儿对疾病的抵抗能力。

3. 不容易发生过敏　牛乳中的蛋白质与人乳蛋白质之间存在一定差异，再加上婴儿肠道功能发育不成熟，故牛乳蛋白质被肠黏膜吸收后可作为过敏源而引起过敏反应。估计约有2%的婴儿对牛乳蛋白过敏，表现为湿疹、支气管哮喘及胃肠道症状，如呕吐、腹泻等。而母乳喂养极少发生过敏。

4. 其他　以母乳喂养婴儿，经济、方便、温度适宜、不易污染，而且哺乳行为可增进母子间情感交流，促进婴儿的智能发育，也利于母亲健康和产后康复。近年的许多研究还表明，母乳喂养比人工喂养的孩子较少发生肥胖症。

（二）人工喂养与混合喂养

因各种原因不能用母乳喂养婴儿时，可采用牛乳、羊乳等动物或其他代乳品喂养婴儿。这种非母乳喂养婴儿的方法即为人工喂养。

因各种原因母乳不足或不能按时给婴儿哺乳时，在坚持用母乳喂养的同时，用婴儿代乳品喂养以补充母乳的不足，即为混合喂养。母乳不足，也应坚持按时给婴儿喂奶，让婴儿吸空乳汁，这样有利于刺激乳汁的分泌；如母亲因故不能按时喂奶时，可用代乳品或收集的母乳代替一次。混合喂养时代乳品补充量应以婴儿吃饱为止，具体用量应根据婴儿体重、母乳缺少的程度而定。

由于不同种动物的乳严格来讲只适合相应种类的动物幼子，并不适宜人类婴儿的生长发育，同时亦不适宜直接喂养婴儿。因此，特别对0~4个月婴儿，只有实在无法用母乳喂养时才采用人工喂养。完全人工喂养的婴儿最好选择母乳化的配方奶粉。

婴儿配方奶粉是调整牛乳中营养成分使之接近母乳后制成的乳粉。调配的方法是在牛乳中加入乳清蛋白，降低酪蛋白含量，使乳清蛋白∶酪蛋白=6∶4；提高乳糖含量使其接近母乳（7%）；去除牛乳中的脂肪，添加顺式亚油酸和α-亚麻酸，使n-6∶n-3的比例为（5∶1）~（10∶1），并添加有助于大脑发育的长链多不饱和脂肪酸，如二十二碳六烯酸；降低矿物质含量，使Ca∶P比例为（1.3~1.5）∶1，增加铁、锌等矿物质及维生素A和维生素D。婴儿配方奶粉的营养成分与母乳比较接近，较易消化吸收，是人工喂养婴儿良好的营养来源。随着婴儿配方奶粉的不断发展和完善，目前，市售的配方奶粉中往往添加多种母乳中的免疫因子和生物活性物质，使其在成分和功能上与母乳越来越接近，如强化低聚糖、牛磺酸、核酸或肉碱。

对于一些患有先天性缺陷而无法母乳喂养的婴儿（如乳糖不耐症、乳类蛋白过敏、苯丙酮尿症等），需要在医生指导下选择特殊的婴儿配方食品：乳糖不耐症的患儿要选择去乳糖的配方奶粉；对乳类蛋白过敏的患儿则可选择以大豆为蛋白质来源的配方奶粉；苯丙酮尿症患儿应选用限制苯丙氨酸的奶粉。

（三）婴儿辅食添加

在母乳正常分泌和婴儿食欲正常的情况下，从 4 ~ 6 个月之后，婴儿体重从出生时的 3.2 kg 左右增加至 6 ~ 7 kg，而一般母乳的分泌量并不随婴儿的长大而增加。此时仅单独以母乳喂养已不能完全满足婴儿生长的需要，应逐步地添加婴儿辅助食品作为母乳的补充。

婴儿辅助食品又称断乳食品，主要是用于在充足母乳条件下的正常补充。在母乳喂哺 4 ~ 6 个月至 1 岁断乳之间，是一个长达 6 ~ 8 个月的断奶过渡期。此期应在坚持母乳喂养的条件下，有步骤地补充婴儿所接受的辅助食品，以满足其发育的需要，顺利进入幼儿阶段。过早或过迟补充婴儿辅助食品都会影响婴儿发育。

1. 添加的原则　考虑到婴儿生长发育的特点，在添加辅助食品时要注意以下几点。

（1）婴儿得自母体的免疫力，在出生 5 ~ 6 个月时逐渐消失，因此对疾病的抵抗力相对降低。添加的食物必须具有高度的安全性，包括食物本身及制备过程、使用容器等，都应特别留意清洁卫生条件。

（2）为了避免婴儿对食物的不耐受性，应由一种食物开始，逐渐过渡为多种；添加量亦应从极小量开始，逐步过渡到适当量，且应避免添加过量食物。

（3）考虑到婴儿的咀嚼能力和胃肠适应能力，辅食添加应由细到粗，开始选择粗纤维少、容易消化吸收的食物，避免纤维较粗、脂肪含量高或辛辣刺激类食物。

（4）供应方式是渐进式的，由稀到稠，即流质、半流质、半固体、固体逐步添加。

（5）避免添加特殊口味或调味太重的食物，应以新鲜、天然、未精制的自然食物为主。

（6）由于婴儿在饥饿时容易接受新食物，刚开始添加辅食时，可先喂辅食后喂奶，待婴儿习惯了辅食后，为了不影响其对吃奶的兴趣，可先喂奶后喂辅食，以保证婴儿的营养需求。

（7）婴儿对水分的需求比成人多，添加辅食后，乳汁饮用量减少，故需特别补充水分。

（8）用小匙喂，可训练吞咽和咀嚼功能。

2. 添加的内容

（1）婴儿 3 个月时，因其生理发展状况只能够消化简单食物，此时可以添加菜汁、果汁，以补充维生素和矿物质。

（2）婴儿满 5 ~ 6 个月时，因其体内淀粉酶的活性增加，有能力消化淀粉，此时可以添加米糊、麦糊等食物，以供应足够的能量。

（3）6 个月以后，婴儿开始长牙，可以小心地从小量开始给予半固体、固体食物，如蛋黄泥、鱼泥、豆腐、血豆腐、肉松、肉末、肝末、稀饭、面汤、馒头、饼干、软米饭等，既可补充了营养，又能锻炼小儿咀嚼、帮助牙齿生长。此阶段添加菜泥，可以补充维生素和矿物质，也可以预防婴儿便秘的发生。

（4）日光浴可视为一种添加营养的方法，在适宜的条件下也可在早期开始。

第四节　幼儿的营养

扫码"学一学"

一、幼儿的生长发育特点

从1周岁到满3周岁之前为幼儿期。此期的生长发育虽不及婴儿期迅猛，但与成人相比亦非常旺盛。

（一）体格发育

幼儿的机体是处在生长发育的动态变化过程中，但发育速度并不均衡，一般体格的生长规律，年龄越小，增长越快。

1. 体重　1岁后幼儿较婴儿期增长速度减慢，全年增加2.5～3.0 kg，2岁时体重约12 kg，2岁以后的体重增长更慢，每年增长2.3 kg左右。

2. 身长　在幼儿期身长的增长速度减慢，1～2岁全年增加约10 cm；2～3岁平均增加约5 cm，3岁时身长约为100 cm，为出生时身长的2倍。

3. 头围、胸围、上臂围　1岁时幼儿的头围增至约46 cm，而第二年头围只增长2 cm，第三年与第四年共增加1.5 cm。头围大小与脑的发育有关，头围过小或过大均为病理情况，应查明原因及时进行防治。

1岁时幼儿的胸围与头围基本相等，2岁以后超过头围。胸围反映出胸廓和胸背肌肉的发育。上臂围在出生后第一年内由11 cm增至16 cm，随后维持到5岁。上臂围反映皮下脂肪厚度和营养状况，可用于早期发现营养不良。

（二）脑和神经系统发育

进入幼儿期后，大脑发育速度已显著减慢，但并未结束。2岁时大脑重量可达900～1000 g，为成人脑重的75%，至3岁时脑重超过出生时（脑重约370 g）的3倍；出生时连接大脑内部与躯体各部分的神经传导纤维数量还很少，幼儿期迅速增加；在幼儿期，神经细胞间的联系也逐渐复杂起来。

（三）消化系统发育

幼儿的消化系统尚处于发育阶段，功能不完善，对食物的消化、吸收和利用都受到一定的限制。

乳牙是咀嚼器官的重要组成部分。从出生6个月左右开始萌出第一颗乳牙，一般1岁时出6～8颗牙，1岁后出第一乳磨牙，1.5岁时出尖牙，2岁时出第二乳磨牙，到2岁半左右20颗乳牙萌出完毕。由于幼儿的牙齿还处于生长过程，故咀嚼功能尚未完善。

除此之外，幼儿口腔黏膜柔嫩，易受损伤；胃的容量较婴儿期增加，但仍比成人小；肠蠕动比成人差，肠液分泌和肠蠕动易发生功能性紊乱；各种消化酶活性较低，消化功能较弱，其消化功能与成人相比明显不全。若喂养不当，易发生腹泻而导致营养素丢失。

（四）骨骼发育

在头颅的生长过程中，颅骨领先于面骨。到1～1.5岁时，幼儿的囟门完全闭合。继颅骨后，面骨和鼻骨开始发育。幼儿期胸骨骨骺尚未愈合，维生素D的缺乏、不正确的坐姿等，会影响胸骨的正常发育。

总之，幼儿期也是生长发育的重要阶段，为了满足生长发育的需求，幼儿期应增加营养素的摄入量。

二、幼儿的营养需要

由于幼儿期仍处于生长发育的旺盛时期，对各种营养素的需要量相对高于成年人，如果按照单位体重计算，其对能量和营养素的需求量远远大于成人。

（一）能量

幼儿对于能量的需要通常包括基础代谢、生长发育、体力活动及食物的特殊动力作用的需要。基础代谢占总能量的60%，基础代谢率高于成年人。

2013版《中国居民膳食营养素参考摄入量》推荐婴幼儿每日能量摄入量见表8-4。通常按婴儿的健康状况、是否出现饥饿的症状以及婴幼儿的体重增加情况判断能量供给量是否适宜。

表8-4 1~3岁幼儿能量参考摄入量

年龄	能量（MJ/d）		能量（kcal/d）	
	男性	女性	男性	女性
1 岁~	3.77	3.35	900	800
2 岁~	4.60	4.18	1100	1000
3 岁~	5.23	5.02	1250	1200

（二）蛋白质

为维持机体蛋白质的合成和更新，处于生长发育重要阶段的幼儿，应有充足的蛋白质供给。膳食蛋白质供给不足时，幼儿可表现出生长发育迟缓或停滞、消化吸收障碍、肝功能障碍、抵抗力下降、消瘦、腹泻、水肿、贫血等。2013版《中国居民膳食营养素参考摄入量》建议，幼儿蛋白质的参考摄入量见表8-5。

表8-5 1~3岁幼儿蛋白质参考摄入量

年龄	蛋白质（g/d）	
	平均需要量EAR	推荐摄入量RNI
1 岁~	20	25
2 岁~	20	25
3 岁~	30	30

幼儿对蛋白质的需要不仅在量上相对多于成人，而且质量要求也比成人高。由于婴幼儿的肾脏及消化器官尚未发育完全，膳食蛋白质供应过多也会引起便秘、肠胃疾病、舌苔增厚等不利影响。在保证蛋白质供给量的同时要注意优质蛋白占总蛋白的比例不低于30%~40%，要保证9种必需氨基酸（甲硫氨酸、色氨酸、缬氨酸、赖氨酸、异亮氨酸、亮氨酸、苯丙氨酸、苏氨酸、组氨酸）的摄入充足。

（三）脂类

脂肪是婴幼儿体内所需能量和必需脂肪酸的重要来源。脂肪摄入过多，会影响蛋白质和碳水化合物的摄入并影响钙的吸收；反之，脂肪摄入量过低，会导致必需脂肪酸缺乏。2013版《中国居民膳食营养素参考摄入量》建议，幼儿脂肪的摄入量应占能量推荐摄入量的35%。

在保证脂肪供给总量的同时要注意，亚油酸的摄入应占能量推荐摄入量4.0%，α-亚麻酸的摄入应占能量推荐摄入量0.6%，二十二碳六烯酸DHA的摄入量应保证100 mg/d。

（四）碳水化合物

幼儿活动量大，对碳水化合物的需要量多。尽管幼儿已能产生消化各种碳水化合物的酶类，但富含碳水化合物的食物占体积较大，故2岁以下幼儿不宜用过多的碳水化合物提供能量，2岁以后可逐渐增加碳水化合物的摄入量，占总能量的50%即可，同时相应地减少来自脂肪的能量。

（五）维生素

几乎所有的维生素的缺乏都会影响幼儿的生长发育，其中关系最为密切的有维生素A、维生素D等，2013版《中国居民膳食营养素参考摄入量》建议，幼儿各种维生素的参考摄入量见表8-6。

1. 维生素A　维生素A与机体的生长、骨骼的发育、生殖、视觉及抗感染有关，但维生素A摄入过量也可引起中毒，表现出呕吐、昏睡、头痛、皮疹等症状。不可盲目给幼儿补充维生素A。

2. 维生素D　幼儿是容易缺乏维生素D的人群。维生素D的膳食来源较少，主要来源是户外活动时通过紫外光照射皮肤，在皮下由7-脱氢胆固醇合成维生素D。维生素D缺乏可导致佝偻病。因此，幼儿应多晒太阳，并且可适宜补充维生素D。但如果长期过量摄入维生素D会引起中毒。

3. 其他　B族维生素中的维生素B_1、维生素B_2和烟酸能够促进婴幼儿的生长发育，而且其需要量随能量需要量的增加而增高。人工喂养的婴幼儿还应该注意维生素E和维生素C的补充，尤其是早产儿更应该注意补充维生素E。

表8-6　1~3岁幼儿维生素参考摄入量

指标	维生素A (μg RAE/d)	维生素D (μg/d)	维生素E (mg α-TE/d)	维生素K (μg/d)	维生素B_1 (mg/d)	维生素B_2 (mg/d)	维生素B_6 (mg/d)
RNI或AI	310	10	6	30	0.6	0.6	0.6
UL	700	20	150	—	—	—	20

指标	维生素B_{12} (μg/d)	维生素C (mg/d)	泛酸 (mg/d)	叶酸 (μg DFE/d)	烟酸 (mg NE/d)	胆碱 (mg/d)	生物素 (μg/d)
RNI或AI	1.0	40	2.1	160	6	200	17
UL	—	400	—	300	10/100[h]	1000	—

（六）矿物质

由于生长发育的特殊需求，在幼儿时期较容易缺乏的矿物质有钙、铁、锌等，因此幼儿期尤其要注意多摄入富含钙、铁、锌的食物。2013 版《中国居民膳食营养素参考摄入量》建议，幼儿矿物质的参考摄入量见表 8 - 7。

表 8 - 7   1 ~ 3 岁幼儿矿物质参考摄入量

指标	钙 （mg/d）	磷 （mg/d）	钾 （mg/d）	钠 （mg/d）	镁 （mg/d）	氯 （mg/d）	铁 （mg/d）	碘 （μg/d）
RNI 或 AI	600	300	900	700	140	1100	9	90
UL	1500	—	—	—	—	—	25	—

指标	锌 （mg/d）	硒 （μg/d）	铜 （mg/d）	氟 （mg/d）	铬 （μg/d）	锰 （mg/d）	钼 （μg/d）
RNI 或 AI	4.0	25	0.3	0.6	15	1.5	40
UL	8	100	2	0.8	—	—	200

三、幼儿的膳食指南

幼儿期也是处于生长发育的快速时期，对各种营养素的需要量相对较高，同时幼儿的各项生理功能也在逐渐发育完善，但是对外界的不良刺激的防御性能仍然较差。因此对于幼儿的膳食安排，不能完全与成人相同，需要给予特别的关照。

（一）继续母乳喂养

依据中国营养学会提出的《中国 7 ~ 24 月龄婴幼儿喂养指南（2016）》，1 岁后幼儿可继续母乳喂养，并可持续到 2 岁或以上。继续母乳喂养可显著减少幼儿腹泻、中耳炎、肺炎等感染性疾病；减少幼儿食物过敏、特应性皮炎等过敏性疾病；还可增进母子情感，促进幼儿神经、心理发育。尽管 12 个月后母乳中某些营养素的含量（尤其蛋白质、铁和锌）也逐渐下降，但是一年后母乳仍继续对幼儿的营养起着非常重要的作用。

当然若母乳不足或母亲患有疾病不能继续母乳喂养，以及鉴于母乳喂养超过 12 个月以上对幼儿和乳母健康状况的影响至今仍有一定争议，建议根据实际情况可有取舍。在世界卫生组织早期文件中，关于母乳喂养的最低期望持续时间的措辞更具体些，指出"儿童应该用母乳喂养的时间至少一年，最好持续到两年或更长"。

（二）合理添加辅食

自婴儿 4 ~ 6 个月龄开始，在继续母乳喂养的同时要及时合理添加辅食，这一过程将持续 2 ~ 3 年以上。幼儿要依靠自己还未完全发育成熟的消化器官来取得营养，这种有限的消化能力与机体所需要相对大量的营养物质之间，存在着不同程度的矛盾，这些矛盾提示我们不应过早地让幼儿进食一般家庭膳食，而应继续循序渐进的添加辅食。

幼儿辅食的添加使从婴儿期的饮食以乳类为主过渡到以谷类为主，奶、蛋、鱼、禽、肉及蔬菜和水果为辅的混合膳食；要求食物种类要多样，制作要细、软、碎、烂，营养浓度要高；避免使用带刺激性的食品；口味要清淡，不加调味品，尽量减少糖和盐的摄入。

（三）注意饮食卫生

幼儿的生理功能不完善，对外界的不良刺激的防御性能仍然较差，因此要注意幼儿的饮食卫生和进食安全。选择安全、优质、新鲜的食材；制作过程始终保持清洁卫生，生熟分开;不吃剩饭,妥善保存和处理剩余食物;饭前洗手,进食时应有成人看护,并注意进食环境安全。

(四)合理安排餐次

幼儿的胃容量小,活泼好动,易饥饿,故幼儿的进餐次数要增加,缩短两餐间隔时间。幼儿的餐次要较成人多,一日4~5次,且进餐应有规律。在配餐中,添加的食物要以小量多次方法来代替大量一次的方法,以使孩子取得平衡膳食。

(五)养成良好饮食习惯

幼儿饮食习惯的好坏,关系着幼儿的营养状况及以后的健康,幼儿期也是培养良好饮食习惯的关键时期。因此要逐渐培养幼儿定时、定点、定量的习惯,做到不挑食、不偏食、少吃零食、不过食;要充分咀嚼,专心进食。

四、婴幼儿常见营养缺乏病

(一)佝偻病

佝偻病是婴幼儿常见的一种营养缺乏病,以3~18个月的婴幼儿最多见,主要系由于缺乏维生素D及钙、磷代谢紊乱所引起。北方秋季出生的婴儿常因接受阳光少而发病率较高。佝偻病患儿体质虚弱,易感染各种疾病,如肺炎、心肌炎、腹泻等。预防佝偻病,新生婴儿自2周开始,可添加鱼肝油,从1滴开始,逐渐增加至6滴,亦可服用强化维生素D的牛奶;辅食添加时可多选用含维生素D丰富的食物;适当晒太阳以增加皮下产生的维生素D,每日晒1小时一般可达预防效果。与此同时,增加含钙食物的摄入。

(二)缺铁性贫血

缺铁性贫血是由于体内储铁不足和食物缺铁造成的一种营养性贫血,多见于6个月至2岁婴幼儿。发病原因:①母亲在妊娠期营养不良或早产,使新生儿体内铁储备不足;②婴儿时期生长过快,需铁量增加。但婴儿以乳食为主,奶中含铁低,又未能在辅食中得到及时补充;③有些较大幼儿因营养供应不足或急慢性疾病感染,经常腹泻或长期慢性失血等,都能引起此病。

预防婴幼儿缺铁性贫血,首先要做好母亲的孕期保健,保证孕妇有充足的营养。以防新生婴儿体内铁储备不足;在哺乳期要适时(一般4个月后)添加辅食,特别是含铁丰富的食物如肝泥、肉末、蛋黄、豆类、血豆腐等食物,同时应增加蔬菜、水果等富含维生素C的食物以促进铁吸收。早产儿体内储备铁少,生后4个月更应及时补充。

(三)锌缺乏症

锌是人体中重要的微量元素,人的整个生命过程都离不开锌。一生中最需要锌的时期是胚胎期、新生儿和幼儿期。锌缺乏是婴幼儿的常见病。母乳不足、未能按时增加辅食、锌吸收利用不良、偏食等均可造成锌缺乏。

为防止婴幼儿缺锌,首先应提倡母乳喂养,人乳中锌易为婴儿所吸收;其次在婴幼儿饮食中,增加富含锌的各种动物性食品,如瘦肉、肝、鱼、海产品、坚果类食品等。

(四)蛋白质-能量营养不良

蛋白质-能量营养不良是目前发展中国家较严重的营养问题,主要见于5岁以下儿童。

近些年来，严重的水肿型蛋白质－能量营养不良在我国已很少见，但蛋白质轻度缺乏在一些地区仍然存在。发病原因主要是饮食中长期缺乏能量、蛋白质的结果。

预防蛋白质－能量营养不良最主要的是因地制宜地供给高蛋白（特别要注意优质蛋白质的含量）、高能量食物，改善其营养状况。但应注意食物蛋白质、能量应逐渐增加，以防消化功能紊乱。同时注意各类营养素摄入量之间的平衡。

第五节　儿童及青少年的营养

扫码"学一学"

一、学龄前儿童的营养

学龄前儿童一般是指 3 ~ 6 岁的儿童。学龄前期是人的一生中体格和智力发育的关键时期，在此期间营养和发育状况决定了人一生的体质和智力的发展水平。

（一）学龄前儿童的生理特点

与婴幼儿相比，学龄前期儿童的体格发育速度相对减慢，但仍保持稳步增长。这一时期体重增长每年约 2 kg，身高每年增长 5 ~ 7 cm。学龄前期儿童神经系统发育逐渐完善，1 岁时脑重达 900 g，为成人脑重的 60%；4 ~ 6 岁时，脑组织进一步发育，达成人脑重的 86% ~ 90%；3 岁时神经细胞的分化已基本完成，但脑细胞体积的增大和神经纤维的髓鞘化仍在继续，神经冲动的传导速度明显快于婴幼儿时期。尽管 3 岁时儿童乳牙已出齐。但学前儿童消化器官尚未完全发育成熟，特别是咀嚼和消化能力远不如成人，易发生消化不良，尤其是对固体食物需要较长时间适应，不能过早进食家庭成人膳食。5 ~ 6 岁儿童具有短暂地控制注意力的能力，时间约 15 分钟，但注意力分散仍然是学龄前儿童的行为表现特征之一。这一行为特征在饮食行为上的反应是不专心进餐，吃饭时边吃边玩，使进餐时间延长，食物摄入不足而致营养素缺乏。

（二）学龄前儿童的营养需要

1. 能量　学龄前儿童基础代谢率高，生长发育迅速，活动量比较大，故所需要的能量（按每千克体重计）接近或高于成人。2013 版《中国居民膳食营养素参考摄入量》建议，学龄前儿童能量需要量见表 8 - 8。

表 8 - 8　学龄前儿童膳食能量需要量

年龄	能量（MJ/d）		能量（kcal/d）	
	男	女	男	女
3 岁 ~	5.23	5.02	1250	1200
4 岁 ~	5.44	5.23	1300	1250
5 岁 ~	5.86	5.44	1400	1300

2. 蛋白质　2013 版《中国居民膳食营养素参考摄入量》建议，学龄前儿童每日膳食中蛋白质的推荐摄入量为 30 g。如果每日摄入的总蛋白质在数量上达到蛋白质推荐摄入量标准，而且其中一半来源于动物性蛋白质和豆类蛋白质，则能较好地满足学龄前儿童机体的营养需要。

3. 脂类 2013 版《中国居民膳食营养素参考摄入量》建议，学龄前儿童每日膳食中脂肪提供的能量应占总能量的 20%～30%。这一数量的脂肪不仅能满足儿童所需的必需脂肪酸，而且有利于脂溶性维生素的吸收。

4. 碳水化合物 学龄前儿童每日膳食中碳水化合物推荐的能量摄入量应占总能量的 50%～65%。碳水化合物中的膳食纤维，可促进肠蠕动，防止幼儿便秘。但是蔗糖等纯糖摄取后被迅速吸收，易于以脂肪的形式储存，易引起肥胖、龋齿和行为问题，因此，学前儿童不宜用过多糖和甜食。

5. 矿物质 学龄前儿童正处于生长发育阶段，骨骼增长迅速。在这一过程中需要大量的钙质。铁供给不足，可引起缺铁性贫血，并可损害神经、消化和免疫等系统的功能，影响儿童的智力发育。此外，还要注意碘、锌等矿物质的摄入。2013 版《中国居民膳食营养素参考摄入量》建议，学龄前儿童每日膳食中各种矿物质的参考摄入量如下表 8－9。

表 8－9 学龄前儿童矿物质参考摄入量

指标	钙 （mg/d）	磷 （mg/d）	钾 （mg/d）	钠 （mg/d）	镁 （mg/d）	氯 （mg/d）	铁 （mg/d）	碘 （μg/d）
RNI 或 AI	800	350	1200	900	160	1400	10	90
UL	2000	—					30	

指标	锌 （mg/d）	硒 （μg/d）	铜 （mg/d）	氟 （mg/d）	铬 （μg/d）	锰 （mg/d）	钼 （μg/d）
RNI 或 AI	5.5	30	0.4	0.7	20	2.0	50
UL	8	100	2	0.8	—	—	200

6. 维生素 2013 版《中国居民膳食营养素参考摄入量》建议，学龄前儿童每日膳食中各种维生素的参考摄入量如表 8－10。

表 8－10 学龄前儿童维生素参考摄入量

指标	维生素 A （μg RAE/d）	维生素 D （μg/d）	维生素 E （mg α－TE/d）	维生素 K （μg/d）	维生素 B_1 （mg/d）	维生素 B_2 （mg/d）	维生素 B_6 （mg/d）
RNI 或 AI	360	10	7	40	0.8	0.7	0.7
UL	900	30	200	—	—	—	25

指标	维生素 B_{12} （μg/d）	维生素 C （mg/d）	泛酸 （mg/d）	叶酸 （μg DFE/d）	烟酸 （mg NE/d）	胆碱 （mg/d）	生物素 （μg/d）
RNI 或 AI	1.2	50	2.5	190	8	250	20
UL	—	600	—	400	15	1000	—

（三）学龄前儿童的合理膳食

学龄前儿童的合理膳食指导原则，一般要求如下。

（1）食物种类要多样，合理搭配 每日膳食应由适宜数量的谷类、乳类、肉类（或蛋或鱼类）、蔬菜和水果类四大类食物组成，在各类食物的数量相对恒定的前提下，同类中的各种食物可轮流选用，做到膳食多样化，从而发挥各种食物在营养上的互补作用，使其营养全面平衡。

（2）专门烹调，易于消化　学龄前期儿童食物要专门制作，蔬菜切碎，瘦肉加工成肉末，尽量减少食盐和调味品的使用，烹调成质地细软、容易消化的膳食；随着年龄的增长逐渐增加食物的种类和数量，烹调向成人膳食过渡。

（3）制定合理膳食制度　学龄前儿童胃的容量小，肝脏中糖原储存量少，又活泼好动，容易饥饿。要适当增加餐次以适应学龄前期儿童的消化能力。因此，学龄前期儿童以"三餐两点"制为宜。各餐营养素和能量适宜分配，早、中、晚正餐之间加适量点心。保证营养需要，又不增加胃肠道过多的负担。一日三餐的能量分配为早餐30%、午餐35%、晚餐25%，加餐10%左右。

（4）培养良好的饮食习惯　要使儿童养成不偏食、不挑食、少零食，细嚼慢咽，不暴饮暴食，口味清淡的健康饮食习惯，以保证足够的营养摄入，正常的生长发育，预防成年后肥胖和慢性病的发生。

二、学龄儿童的营养

学龄儿童一般指的是 6～12 岁进入小学阶段的儿童，此期间儿童体格仍维持稳步的增长。除生殖系统外，其他器官和系统包括脑的形态发育已经逐渐接近成人水平，而独立生活能力逐步增强，可以接受成人的大部分饮食。

（一）学龄儿童的生理特点

处于学龄期的儿童生长迅速、代谢旺盛，每年体重增加 2～3 kg，身高每年可增高 4～7 cm。身高在该阶段的后期增长较快，但各系统器官的发育快慢不同，神经系统发育较早，生殖系统发育较晚，皮下脂肪年幼时较发达，肌肉组织到学龄期才发育加速。

（二）学龄儿童的营养需要

1. 能量　学龄期儿童处于生长发育阶段，基础代谢率高，活泼爱动，体力脑力活动量大，故他们需要的能量（按每千克体重计）接近或超过成人，2013 版《中国居民膳食营养素参考摄入量》建议，学龄儿童能量需要量见表 8-11。

表 8-11　学龄儿童能量需要量

年龄	能量（MJ/d）						能量（kcal/d）					
	男			女			男			女		
	轻	中	重	轻	中	重	轻	中	重	轻	中	重
6 岁～	5.86	6.69	7.53	5.23	6.07	6.90	1400	1600	1800	1250	1450	1650
7 岁～	6.28	7.11	7.95	5.65	6.49	7.32	1500	1700	1900	1350	1550	1750
8 岁～	6.90	7.74	8.79	6.07	7.11	7.95	1650	1850	2100	1450	1700	1900
9 岁～	7.32	8.37	9.41	6.49	7.53	8.37	1750	2000	2250	1550	1800	2000
10 岁～	7.53	8.58	9.62	6.90	7.95	9.00	1800	2050	2300	1650	1900	2150
11 岁～	8.58	9.83	10.88	7.53	8.58	9.62	2050	2350	2600	1800	2050	2300

2. 蛋白质　由于学龄儿童学习任务繁重，思维活跃，认识新事物多，必须保证供给充足的蛋白质。2013 版《中国居民膳食营养素参考摄入量》建议，学龄儿童蛋白质参考摄入量见表 8-12。

表 8-12　学龄儿童蛋白质参考摄入量

年龄	蛋白质（g/d）			
	平均需要量 EAR		推荐摄入量 RNI	
	男	女	男	女
6 岁~	25	25	35	35
7 岁~	30	30	40	40
8 岁~	30	30	40	40
9 岁~	40	40	45	45
10 岁~	40	40	50	50
11 岁~	50	45	60	55

3. 脂类　学龄儿童脂肪的适宜摄入量占总能量的 20%~30%。

4. 碳水化合物　学龄儿童膳食中碳水化合物适宜摄入量占总能量的 50%~65% 为宜。

5. 矿物质　由于学龄儿童骨骼生长发育快，矿物质需要量明显增加，为使各组织器官达到正常的生长发育水平，必须保证供给充足的矿物质。7 岁~学龄儿童矿物质参考摄入量见表 8-13，11 岁~学龄儿童矿物质参考摄入量见表 8-14。

表 8-13　7 岁~学龄儿童矿物质参考摄入量

指标	钙 (mg/d)	磷 (mg/d)	钾 (mg/d)	钠 (mg/d)	镁 (mg/d)	氯 (mg/d)	铁 (mg/d)	碘 (μg/d)
RNI 或 AI	100	470	1500	1200	220	1900	13	90
UL	2000	—	—	—	—	—	35	300

指标	锌 (mg/d)	硒 (μg/d)	铜 (mg/d)	氟 (mg/d)	铬 (μg/d)	锰 (mg/d)	钼 (μg/d)
RNI 或 AI	7.0	40	0.5	1.0	25	3.0	65
UL	19	200	4	1.7	—	5.0	450

表 8-14　11 岁~学龄儿童矿物质参考摄入量

指标	钙 (mg/d)	磷 (mg/d)	钾 (mg/d)	钠 (mg/d)	镁 (mg/d)	氯 (mg/d)	铁 (mg/d)	碘 (μg/d)
RNI 或 AI	1200	640	1900	1400	300	2200	男 15 女 18	110
UL	2000	—	—	—	—	—	40	400

指标	锌 (mg/d)	硒 (μg/d)	铜 (mg/d)	氟 (mg/d)	铬 (μg/d)	锰 (mg/d)	钼 (μg/d)
RNI 或 AI	男 10 女 9.0	55	0.7	1.3	30	4.0	90
UL	28	300	6	2.5	—	8.0	650

6. 维生素　由于学龄儿童体内三大营养物质代谢反应十分活跃，学习任务重，用眼时间长，因此有关能量代谢、蛋白质代谢和维持正常视力、智力的维生素必须保证充足供给，尤其要重视维生素 A 和维生素 B_2 的供给。7 岁~学龄儿童维生素参考摄入量见表 8-15，11 岁~学龄儿童维生素参考摄入量见表 8-16。

表 8-15　7 岁~学龄儿童维生素参考摄入量

指标	维生素 A （µg RAE/d）	维生素 D （µg/d）	维生素 E （mg α-TE/d）	维生素 K （µg/d）	维生素 B₁ （mg/d）	维生素 B₂ （mg/d）	维生素 B₆ （mg/d）
RNI 或 AI	500	10	9	50	1.0	1.0	1.0
UL	1500	45	350	—	—	—	35

指标	维生素 B₁₂ （µg/d）	维生素 C （mg/d）	泛酸 （mg/d）	叶酸 （µg DFE/d）	烟酸 （mg NE/d）	胆碱 （mg/d）	生物素 （µg/d）
RNI 或 AI	1.6	65	3.5	250	男 11 女 10	300	25
UL	—	1000	—	600	20	1500	—

表 8-16　11 岁~学龄儿童维生素参考摄入量

指标	维生素 A （µg RAE/d）	维生素 D （µg/d）	维生素 E （mg α-TE/d）	维生素 K （µg/d）	维生素 B₁ （mg/d）	维生素 B₂ （mg/d）	维生素 B₆ （mg/d）
RNI 或 AI	男 670 女 630	10	13	70	男 1.3 女 1.1	男 1.3 女 1.1	1.3
UL	2100	50	500	—	—	—	45

指标	维生素 B₁₂ （µg/d）	维生素 C （mg/d）	泛酸 （mg/d）	叶酸 （µg DFE/d）	烟酸 （mg NE/d）	胆碱 （mg/d）	生物素 （µg/d）
RNI 或 AI	2.1	90	4.5	350	男 14 女 12	250	20
UL	—	1400	—	800	25	2000	—

（三）学龄儿童的合理膳食

学龄儿童的合理膳食指导原则，一般要求如下。

1. 膳食多样化，力争做到平衡膳食　平衡膳食应摄入粗细搭配的多种食物，保证鱼、禽、蛋、肉、奶类及豆类等食物的供应，每日饮用 300 mL 左右牛奶，1~2 个鸡蛋及其他动物性食物 100~150 g。谷类及豆类食物的供应量为 300~500 g，以提供足够的能量及较多的 B 族维生素。此外要注意，学龄儿童机体器官尚未完全发育成熟，咀嚼和消化功能不如成人，肠道对粗糙食物比较敏感，易发生消化不良，因此，食物要比较容易消化，数量和种类应逐渐增加。

2. 注意三餐合理的能量分配　特别是早餐的食量应相当于全日量的 1/3。由于不少学生早起胃纳不佳，食品质量不高，因此，早餐量少质差，能量不够，影响上午上课时集中精力，故应在上午 10 点增加一次课间餐，以补早点不足。

3. 培养良好的饮食习惯和卫生习惯　要定时定量进食，避免偏食、择食；不吃零食，不暴饮暴食。学龄儿童应养成饭前便后洗手习惯，防止病从口入；进食场所必须清洁卫生，食品本身及餐具、饮具也应保证清洁，防止肠道感染。

4. 加强学生考试期间的营养　应加强营养素的质和量，多供给优质蛋白质和脂肪，特别是卵磷脂和维生素 A、维生素 B₁、维生素 B₂、维生素 C 等，以补充在考试期间学生高级神经系统紧张活动时的特殊消耗。

三、青少年的营养

（一）青少年的生长发育特点

青少年期一般指的是 12~18 岁，包括青春发育期和少年期，相当于初中和高中阶段。

这一时期是身高和体重的第二次突增期,身高每年可增加 5 ~ 7 cm,体重每年可增加 4 ~ 5 kg;身体成分也发生变化,在青春期以前,男生和女生的脂肪占体重的比例是相似的,分别为 15% 和 19%,进入青春期后女生脂肪增加到 22%,男生仍为 15%,而此时男生增加的体重约为女生的 2 倍。青春期生殖系统迅速发育,第二性征逐渐明显,心理发育也已成熟。此外,青少年在此期还必须承担一定的学习任务和适度体育锻炼,尤其是男孩更热衷于各项运动,活动量较高,食欲较大。因此,充足的营养是此期体格及性征迅速生长发育、增强体质、获得知识的物质基础。

（二）青少年的营养需求

1. 能量 青少年对能量的需要与生长发育速度及活动量成正比。为满足快速的生长发育和大量活动对能量的需求,一般来说,青春期的能量供给要超过相应体力活动水平的成人。2013 版《中国居民膳食营养素参考摄入量》建议,青少年能量需要量见表 8 - 17。

表 8 - 17 青少年能量需要量

年龄	能量（MJ/d）						能量（kcal/d）					
	男			女			男			女		
	轻	中	重	轻	中	重	轻	中	重	轻	中	重
11 岁 ~	8.58	9.83	10.88	7.53	8.58	9.62	2050	2350	2600	1800	2050	2300
14 岁 ~	10.46	11.92	13.39	8.37	9.62	10.67	2500	2850	3200	2000	2300	2550

2. 蛋白质 青春期是发育旺盛时期,体组织增长很快,性器官逐渐发达。蛋白质是身体各组织的基本物质,因此应摄入足够的蛋白质以满足迅速生长发育的需求。2013 版《中国居民膳食营养素参考摄入量》建议,青少年蛋白质参考摄入量见表 8 - 18。此外,在食物选择上还要注意优质蛋白质的摄入,动物和大豆蛋白质应占 1/2,以提供丰富的必需氨基酸。

表 8 - 18 青少年蛋白质参考摄入量

年龄	蛋白质（g/d）			
	平均需要量 EAR		推荐摄入量 RNI	
	男	女	男	女
11 岁 ~	50	45	60	55
14 岁 ~	60	50	75	60

3. 脂类 青少年脂肪的适宜摄入量占总能量的 20% ~ 30%。

4. 碳水化合物 碳水化合物是供应机体活动的主要能量来源,尤其是对于喜好运动需要较高能量的青少年,足够的碳水化合物供应可以节省蛋白质的消耗,以使蛋白质能更好地发挥建造和修补身体组织的功能。据一般的营养调查,此期青少年碳水化合物提供的能量百分比占总能量的 50% ~ 65%。

5. 矿物质 为满足青少年期的快速成长和调节正常的生理功能,矿物质的供给应足够。钙是组成骨骼的重要材料,青春期钙的需要量增加。青春期女性因月经来潮每个月有固定的血液流失,因此铁的供给量应高于男性。碘是甲状腺素的成分,是维持正常新陈代谢不可缺少的物质，青春期碘的需要量增加。锌对生长发育有重要作用，青春期锌需要量增加。2013 版《中国居民膳食营养素参考摄入量》建议，青少年矿物质的参考摄入量见表 8 – 19。

表 8 – 19 14 岁 ~ 青少年矿物质参考摄入量

指标	钙 (mg/d)	磷 (mg/d)	钾 (mg/d)	钠 (mg/d)	镁 (mg/d)	氯 (mg/d)	铁 (mg/d)	碘 (μg/d)
RNI 或 AI	100	710	2200	1600	320	2500	男 16 女 18	120
UL	2000	—					40	500

指标	锌 (mg/d)	硒 (μg/d)	铜 (mg/d)	氟 (mg/d)	铬 (μg/d)	锰 (mg/d)	钼 (μg/d)
RNI 或 AI	男 11.5 女 8.5	60	0.8	1.5	35	4.5	100
UL	35	350	7	3.1	—	10	800

6. 维生素 维生素在维持机体生理代谢方面有不可替代的作用。为配合青春期较高的能量需求，B 族维生素的供应量应适当增加。维生素 C 能促进发育和增强机体抵抗力，防止骨质脆弱和牙齿松动，在迅速生长发育时期及体力活动增加时，机体对维生素 C 的需要量也增加。2013 版《中国居民膳食营养素参考摄入量》建议，青少年各类维生素的参考摄入量见表 8 – 20。

表 8 – 20 14 岁 ~ 青少年维生素参考摄入量

指标	维生素 A (μg RAE/d)	维生素 D (μg/d)	维生素 E (mg α – TE/d)	维生素 K (μg/d)	维生素 B_1 (mg/d)	维生素 B_2 (mg/d)	维生素 B_6 (mg/d)
RNI 或 AI	男 820 女 630	10	14	75	男 1.6 女 1.3	男 1.5 女 1.2	1.4
UL	2700	50	600	—			55

指标	维生素 B_{12} (μg/d)	维生素 C (mg/d)	泛酸 (mg/d)	叶酸 (μg DFE/d)	烟酸 (mg NE/d)	胆碱 (mg/d)	生物素 (μg/d)
RNI 或 AI	2.4	100	5.0	400	男 16 女 13	男 500 女 400	40
UL	—	1800	—	900	30	2500	

（三）青少年的合理膳食

青少年的合理膳食指导原则，一般要求如下。

1. 养成定时规律用餐的习惯 饮食中忌不定时用餐、以零食取代正餐和暴饮暴食等情况。注意各餐的能量分配，尤其要保证早餐有足够的能量。

2. 摄取平衡膳食 注意养成良好的饮食习惯，不挑食、不偏食，保证饮食多样化。饮食中注意多食谷类，主食的推荐量为 400 ~ 500 g/d。每日应适量摄取鱼、肉、蛋、奶、豆类和新鲜的蔬菜、水果等，以保证机体蛋白质、矿物质和各种维生素的需要，其中鱼、禽、肉、蛋的供应量应达 200 ~ 300 g/d，奶类不低于 300 mL/d，蔬菜类应达 400 ~ 500 g/d，水果 200 ~ 350 g/d。

此外，青春期女性易患缺铁性贫血，应注意适当多食动物内脏、瘦肉、血豆腐及其他富含铁和蛋白质的食物。

3. 提倡课间加餐　为保证营养供给并补充上下午的能量和营养素不足，可推广课间加餐。作为加餐的食品，应统一加工、集中供给，而且应有合理的配方和良好的加工。

4. 维持适当体重　不要轻信广告和媒体宣传而任意节食与减肥，应通过体育锻炼和合理的饮食来控制体重，以避免贫血和营养不良。

拓展阅读

学龄儿童

《中国居民膳食指南》（2016 版）对"学龄儿童"的界定与以往略有不同，其定义为：学龄儿童是指从 6 岁到不满 18 岁的未成年人。并建议，对于学龄儿童膳食，应在一般人群膳食指南的基础上，推荐如下 5 条。

1. 了解食物，学习烹饪，提高营养科学素养。
2. 三餐合理，规律进餐，培养良好饮食习惯。
3. 合理选择零食，禁止饮酒，多饮水少喝含糖饮料。
4. 不偏食节食不暴饮暴食，保持适宜体重增长。
5. 增加户外活动，保证每天活动 60 分钟。

第六节　老年人的营养

老年人由于身体器官功能与生理的改变，以及家庭、经济和社会环境等因素的综合影响，可出现多种营养问题，其中营养不足和营养过剩的问题比较常见。与此同时，老年人群又是慢性病高发群体。营养状况与慢性病相互影响，加重老年人健康损害程度。合理营养有助于延缓衰老、防治老年常见慢性病和并发症，提高生活质量，促进健康老龄化。

扫码"学一学"

一、老年人的生理变化

人体进入老年期后主要的生理变化是身体成分改变和器官功能障碍。表现为老年人易出现体重减少、体脂比例增加、关节柔韧性不同程度降低。肝肾功能、糖耐量、最大耗氧量、神经传导速度等随着年龄增加而逐渐下降。这些变化都会影响老年人的营养代谢和营养需求。

（一）老年人的新陈代谢发生改变

新陈代谢是机体生命活动的基本特征，包括物质代谢和能量代谢。人体进入老年期后，新陈代谢逐渐发生改变，主要表现在机体的合成代谢降低、分解代谢增强，基础能量代谢下降。

1. 物质代谢功能改变　随着年龄的增长，老年人机体的合成代谢降低，分解代谢增高，合成与分解代谢失去平衡，容易出现负氮平衡、细胞功能下降。另外，随着年龄增高，人体的胰岛素分泌能力减弱，组织对胰岛素的敏感性下降，可导致葡萄糖耐量下降。

2. 基础代谢率下降　机体的基础能量消耗随年龄的增长而降低。与中年人相比，老年人的基础代谢率（BMR）降低 15% ~ 20% 。这主要与老年人肌肉占体重的比重大大降低、骨总矿物质减少、机体合成代谢降低分解代谢增高等方面有关。

（二）老年人的体成分发生改变

正常生长发育的机体在 20～35 岁肌肉含量和骨密度达到最高峰，此后，随着年龄的增长，体内肌肉组织逐渐减少而脂肪组织逐渐增加，其变化程度与饮食习惯和体育运动量的多少有密切联系。此外，脂肪在体内储存部位的分布也有所改变，有一种向心性分布的趋势，即由肢体逐渐转向躯干。

1. 细胞数量减少 突出表现为肌肉组织的重量减少而出现肌肉萎缩，易患肌肉衰减症。肌肉衰减症是一种与年龄相关的肌肉组织丢失，与肌力减退、功能受限、失能和心血管功能及代谢健康受损相关。

2. 体内水分含量减少 主要为细胞内液减少。女性从 30 岁到 80 岁总体水分减少 17%，男性减少 11%。细胞内液的减少主要与瘦组织（其中 73% 为水分）的减少有关。

3. 骨组织矿物质减少、骨密度降低 正常人在 30～35 岁时骨密度达到最高峰，随后逐渐下降，到 70 岁时可降低 20%～30%。女性在绝经后，雌激素分泌不足，骨质减少更为明显，40～50 岁骨质疏松发生率为 15%～30%，60 岁以上可达 60%。老年人骨密度降低与营养不良、低体重、维生素 D 和钙摄入不足、缺乏体育锻炼、性激素水平下降等因素有一定关系。

（三）老年人的器官功能发生改变

随着年龄的增高，老年人的消化功能、心肺功能、肝肾功能、免疫功能、内分泌功能、神经功能等都有不同程度下降。

1. 消化系统功能减退 老年人消化器官功能随着衰老而逐渐减退，如由于牙齿的脱落而影响到对食物的咀嚼；由于味蕾、舌乳头和神经末梢的改变而使味觉和嗅觉功能减退；胃酸和胃蛋白酶分泌减少使矿物质、维生素和蛋白质的生物利用率下降；胃肠蠕动减慢，胃排空时间延长，容易引起食物在胃内发酵，导致胃肠胀气。胆汁分泌减少，对脂肪的消化能力下降。此外，肝脏功能下降也会影响消化和吸收功能。

2. 感官能力减退 视觉和听觉及味觉等感官反应迟钝，常常无法反映身体对食物、水的真实需求。

3. 脂类代谢能力降低 易出现血甘油三酯、总胆固醇和低密度脂蛋白胆固醇（LDL－c）升高，高密度脂蛋白胆固醇（HDL－c）下降的现象。

4. 免疫功能下降 老年人胸腺萎缩、重量减轻、T 淋巴细胞数目明显减少，因此免疫功能下降，容易罹患各种疾病。

（四）体内氧化损伤加重

人体组织的氧化反应可产生自由基。自由基对细胞的损害主要表现为对细胞膜，尤其损伤亚细胞器如线粒体、微粒体及溶酶体的膜的损害。自由基作用于膜上多不饱和脂肪酸形成脂类过氧化产物，如丙二醛（MDA）和脂褐素。随着人体衰老，脂褐素在细胞中大量堆积，内脏及皮肤细胞均可发生，老年人心肌和脑组织中脂褐素沉着率明显高于青年人，如沉积于脑及脊髓神经细胞则可引起神经功能障碍。自由基除损害细胞膜产生脂类过氧化物以外，还可使一些酶蛋白质变性，引起酶的活性降低或丧失。

（五）因病长期服用药物影响营养素吸收

老年人既容易发生营养不良、贫血、肌肉衰减、骨质疏松等与营养缺乏和代谢相关的疾病，又是心血管疾病、糖尿病、高血压等慢性病的高发人群。很多人多病共存，长期服用多种药物，很容易造成食欲不振，影响营养素吸收，加重营养失衡状况。

二、老年人的营养需要

（一）能量

随着老年人基础代谢能量消耗的降低、体力活动的减少，老年人对能量的需要逐渐降低。40 岁以后的能量供给每增加 10 岁下降 5%。合理的膳食能量的摄入主要以体重来衡量，以能达到并可维持理想体重为宜。一般而言，老年人的能量需要量因体力活动和生活模式不同，2013 版《中国居民膳食营养素参考摄入量》建议，老年人能量需要量见表8 - 21。

表 8 - 21　老年人膳食能量需要量

年龄	能量（MJ/d）						能量（kcal/d）					
	男			女			男			女		
	轻	中	重	轻	中	重	轻	中	重	轻	中	重
65 岁 ~	8.58	9.83	—	7.11	8.16	—	2050	2350	—	1700	1950	—
80 岁 ~	7.95	9.20	—	6.28	7.32	—	1900	2200	—	1500	1750	—

（二）蛋白质

老年人体内的分解代谢大于合成代谢，蛋白质的吸收利用率也较成年时降低，容易出现负氮平衡，故蛋白质摄入量不宜降低。但是由于老年人肝、肾功能降低，摄入蛋白质过多则可增加肝、肾负担。因此，膳食蛋白质应该以量足质优以维持氮平衡为原则。优质蛋白质应占 1/3 以上，优质蛋白的摄入应以豆类蛋白为主，控制动物蛋白摄入，否则会引起动物脂肪摄入量过多，增加疾病风险。2013 版《中国居民膳食营养素参考摄入量》建议，老年人蛋白质参考摄入量见表 8 - 22。

表 8 - 22　老年人蛋白质参考摄入量

年龄	蛋白质（g/d）			
	平均需要量 EAR		推荐摄入量 RNI	
	男	女	男	女
65 岁 ~	60	50	65	55
80 岁 ~	60	50	65	55

（三）脂肪

由于老年人胆汁分泌减少和酯酶活性降低而对脂肪的消化功能下降，因此，脂肪的摄入量不宜过多。脂肪供能占膳食总能量的 20% ~ 30% 为宜。而且，由饱和脂肪酸、单不饱和脂肪酸、多不饱和脂肪酸提供的能量分别占膳食总能量的 6% ~ 8%、10%、8% ~ 10% 比较合适。注意控制胆固醇的摄入量，以每日不超 300 mg 为宜。一些含胆固醇高的食物如动物脑、鱼卵、蟹黄、蛋黄、肝肾等食物不宜多食。

（四）碳水化合物

随着机体衰老，胰岛素分泌减少，组织对胰岛素的敏感性下降，糖耐量降低，老年人血糖的调节作用常常减弱，容易发生血糖增高情况。并且，过多的糖在体内还可转变为脂肪，引起肥胖、高脂血症等疾病。因此建议老年人的碳水化合物提供的能量占总能量50%～65%为宜。老年人应降低单糖、双糖和甜食的摄入量，增加膳食中膳食纤维的摄入。

（五）矿物质

1. 钙 由于胃肠功能降低、胃酸分泌减少、维生素 D 合成减少等原因，老年人的钙吸收率较低（一般低于20%）；同时，老年人对钙的利用和储存能力也下降，因此容易发生骨质疏松症。2013 版《中国居民膳食营养素参考摄入量》建议，老年人每天膳食钙的 RNI 男、女均为 1000 mg/d，UL 为 2000 mg/d。

2. 铁 老年人对铁的吸收利用率下降且造血功能减退，血红蛋白含量减少，易出现缺铁性贫血。铁摄入过多，则可以通过脂类过氧化引起膜损害，对老年人的健康带来不利的影响。2013 版《中国居民膳食营养素参考摄入量》建议，老年人铁的 AI 男、女均为 12 mg/d，UL 为 42 mg/d。

3. 钠 钠是细胞外最重要的阳离子，对于保持细胞外液和血容量的平衡、维持膜电位、营养物质的主动转运等有重要作用。高钠摄入常伴有高血压出现。因为随着年龄的增长和体内代谢状态的改变，高血压在老年人群中高发。同时考虑到老年人排泄钠的能力降低，老年人钠的摄入量不宜过高，2013 版《中国居民膳食营养素参考摄入量》建议，老年人钠的 AI 值 65 岁～为 1400 mg/d，80 岁～为 1300 mg/d。绝大部分的钠以氯化钠（即食盐）的形式摄入，除此之外，味精、苯甲酸钠、碳酸氢钠、碳酸钠等食品添加剂中也含有钠。火腿、咸肉、午餐肉等加工性食品，以及炸薯片、奶酪、熏鱼或罐装鱼、腌渍坚果等食品均属于高钠食品。食品的营养标签标示出了钠的含量。仔细阅读食品标签是老年人限制钠摄入的有效途径。老年人钠盐摄入应不超过 6 g/d，高血压、冠心病患者应不超 5 g/d。

此外，微量元素硒、锌、铜和铬每天膳食中亦需有一定的供给量以满足机体的需要。

（六）维生素

老年人要注意补充维生素 D、维生素 E、维生素 C、维生素 B_2、叶酸等各种维生素，以促进代谢、延缓机体功能衰退、增强抗病能力。老年人户外活动减少使皮肤合成维生素 D 的功能下降，加之肝、肾功能衰退导致活性维生素 D 生成减少，同时机体对各种维生素的利用率下降，因此易出现维生素 D 等缺乏症状，维生素 D 的补充有利于防止老年人的骨质疏松症。2013 版《中国居民膳食营养素参考摄入量》建议，老年人维生素 D 的 RNI 值为 15 μg/d。维生素 E 是一种天然的脂溶性抗氧化剂，有延缓衰老的作用。维生素 B_2 在膳食中最易缺乏。维生素 E 和维生素 C 对保护血管壁的完整性、改善脂类代谢和预防动脉粥样硬化方面有良好的作用。叶酸和维生素 B_{12} 能促进红细胞的生成，对防止贫血有利。叶酸有利于胃肠黏膜正常生长，有利于预防消化道肿瘤。叶酸、维生素 B_6 及维生素 B_{12} 能降低血中同型半胱氨酸水平，有防治动脉粥样硬化的作用。

三、老年人常见的营养问题

随着年龄的增加，在中老年人群中容易出现营养过剩和营养不足问题。

1. 营养过剩 主要是能量摄入大于能量消耗所导致，与体力活动减少、膳食摄入量过多等有关。营养过剩不仅导致肥胖，而且脂肪细胞分泌一系列细胞炎性因子，会加重老年人原有疾病，如心血管疾病、肾脏病和糖尿病等。

2. 营养不足 老年人常常由于进食不足（偏食、厌食或素食），消化道结构改变或消化道激素分泌降低，活动减少，精神抑郁，合并糖尿病、慢性呼吸道疾病或其他慢性病等情况出现营养不足，主要表现为微量营养素缺乏。研究表明，在老年人常因钙缺乏、铁缺乏、高钠低钾等出现骨质疏松、骨折、牙质疏松、掉牙、贫血、血压增高、水肿等症状。维生素 A、维生素 C、维生素 E 等抗氧化维生素的缺乏，会使体内抗氧化能力减弱，慢性疾病发生风险增加。

能量、蛋白质或其他营养素摄入不足会导致体重下降、伤口愈合延迟、感染加重、脏器负担加重，加之氧供不足，毛细血管功能障碍及多种介质的参与，极易出现多脏器功能损害或衰竭，使老年人病死率明显增高。

四、老年人的合理膳食

合理膳食、均衡营养，能帮助老年人更好地适应身体机能的改变，努力做到减少和延缓疾病的发生和发展，延长健康的生命时间。《中国居民膳食指南》（2016 版）制定了老年人膳食指南。另外，老年人的合理膳食原则如下。

1. 平衡膳食 积极参加体育活动，饮食饥饱适中，维持能量摄入与消耗的平衡，保持理想体重，BMI 在 18.5～23.9 为宜，可适当放宽到 26.9。

2. 多吃粗粮、大豆、新鲜蔬菜和水果等植物性食物 增加膳食纤维、β–胡萝卜素、维生素 E、维生素 C 等维生素、钙、硒、锌、锰等矿物质及多酚类、异黄酮类等植物化学物的摄入，有利于延缓衰老。

3. 注重优质蛋白摄入 适量吃奶、蛋、鱼、禽、瘦肉和海产品。

4. 控制脂肪摄入 少吃荤油、肥肉、油炸食品、动物内脏、甜点等含胆固醇、饱和脂肪酸及能量较高的食品，减缓机体衰老过程。脂肪摄入量以占总能量的 20%～30% 为宜，对于预防高脂血症、糖尿病、冠心病等心脑血管疾病的发生有重要意义。

5. 食物选择荤素搭配、粗细搭配 烹调要讲究色香味、细软易于消化，饮食清淡少盐，足量饮水。不吸烟，少饮酒。餐次和能量在各餐中的比例可因人而异。

6. 定期参加适度的体力活动，心情愉快 运动和营养是相互关联的，有规律的锻炼身体可以改变体成分，保持健康体重，部分抵消衰老引起的身体成分变化，有利于预防心血管疾病、2 型糖尿病和骨质疏松、肌肉衰减症。

第七节 特殊环境人群的营养

一、高温环境人群的营养与膳食

高温环境通常指 35℃以上的生活环境和 32℃以上或气温在 30℃以上、相对湿度超过

扫码"学一学"

80%的工作环境。与机体处于一般温度下不同，在高温环境下，人体很难通过传导、对流和辐射散热，只能依赖大量出汗蒸发散热，以调节和维持正常体温。由于大量出汗加上机体处于应激状态，可引起机体代谢及生理状况发生适应性改变，进而导致机体对营养的特殊需求。

（一）高温环境下机体代谢的特点

1. 高温环境下机体营养素的丢失增多

（1）水和矿物质的丢失　在高温环境下人体的排汗量随环境的温度、劳动强度和个体差异而有所不同，一般为1.5 L/h，最高达4.2 L/h。由于汗液中99%以上是水分，约0.3%为矿物质，因此大量出汗会引起水和矿物质的丢失，严重的可导致体内水与电解质的紊乱。汗液中矿物质主要为钠盐，占汗液矿物质总量的54%~68%（一般通过排汗损失氯化钠可达15~25 g/d），其次是钾盐，占19%~44%；还有钙、镁、铁、锌、铜、硒等。

（2）水溶性维生素的丢失　高温环境下大量出汗可造成水溶性维生素的大量丢失。最容易丢失是维生素C，其次是维生素B_1。有文献报道，每升汗液中维生素C含量可达10 mg，维生素B_1达0.14 mg。若每日出汗5 L，则从汗液丢失的维生素C及维生素B_1分别为50 mg和0.7 mg，而丢失的核黄素也不少，甚至比随尿排出的还多。此外，其他B族维生素也有不同程度丢失。

（3）氮的排出量增加　在高温条件下，人体大量出汗造成可溶性含氮物的丢失。汗液中可溶性氮含量为0.2~0.7 g/L，其中主要是氨基酸，此外还有肌酸酐、肌酸、尿素、氨等含氮物。由于失水和体温升高引起体内蛋白质的分解代谢增强，使尿氮排出量增加。因而在高温环境下，机体易出现负氮平衡。

2. 高温对消化系统的影响　由于在高温条件下机体水分丢失可使唾液、胃液等消化液的分泌减少；由于氯化钠的丢失，影响了胃液中盐酸的生成，从而使胃液的酸度降低，使得食物的消化吸收及胃的排空受影响；此外，由于高温的刺激通过中枢神经系统调节使摄水中枢兴奋从而对摄食中枢产生抑制性影响。因此，在高温条件下机体的消化功能减退使食欲下降。

3. 能量代谢的改变　高温条件下机体的能量消耗增加，主要是由于在高温条件下机体通过大量出汗、心率加快等进行体温调节，此过程可引起能量消耗增加。同时，持续在高温环境下工作和生活，体温上升引起机体基础代谢率增高，耗氧量加大，能量消耗也增加。

（二）高温环境下的营养需要与合理膳食

1. 水和矿物质　高温条件下机体丢失大量水分和矿物质，如补充不及时，不仅会影响活动能力；也可造成体内热蓄积，发生中暑，危及健康。

水分的补充以能补偿出汗丢失的水量、保持机体内水的平衡为原则。根据高温作业者口渴程度、劳动强度及具体生活环境建议补水量范围为：中等劳动强度、中等气象条件时日补水量需3~5 L，补水方法宜少量多次。

矿物质的补充以食盐为主，出汗量少于3 L/d者，补食盐量约15 g/d；出汗量大于5 L/d者，则需补充20~25 g/d。所补食盐主要以菜汤、咸菜或盐汽水等形式分配于三餐之中；含盐饮料中氯化钠浓度以0.1%为宜。随汗液流失的其他矿物质可通过食用富含矿物质的蔬菜、水果、豆类及饮料来补充。

2. 水溶性维生素 根据高温环境下机体水溶性维生素的代谢特点，建议维生素 C 的摄入量为 150 ~ 200 mg/d，硫胺素为 2. 5 ~ 3 mg/d，核黄素为 2. 5 ~ 3. 5 mg/d。日常膳食调配过程中，注意选择含这些维生素较多的食物，必要时可口服维生素制剂。

3. 蛋白质及能量 高温环境下机体易出现负氮平衡，因此，蛋白质的摄入量需适当增加，但不宜过多，以免加重肾脏负担。由于汗液中会丢失一定数量的必需氨基酸，尤其是赖氨酸损失较多，因此，补充蛋白质时优质蛋白质比例不应低于 50%。能量的供给以原供给量为基础，环境温度在 30 ~ 40℃，每上升 1℃，能量供给应增加 0. 5%。

二、低温环境人群的营养与膳食

人类的低温环境主要是由常年居住地区的气候地理因素和特殊作业条件所形成。低温环境多指温度 10℃ 以下的环境，常见于寒带、海拔较高地区的冬季及职业性接触低温，如南极考察、冷库作业等。低温对人体的影响较为复杂，涉及低温的强弱程度、作用时间及方式等。低温也影响当地的食物供应、居民的日照时间。此外，机体本身的生理状况和对低温的耐受能力也有较大差异，因而导致了机体对营养的特殊需求。

（一）低温条件下能量代谢特点及膳食要求

在低温环境下，人体能量的消耗量增加。这主要是由于寒冷使基础代谢增加 10% ~ 15%。低温下机体肌肉不自主的寒战以产生能量，造成能量消耗增加。厚重防寒服增加了身体的负担等亦使能量需要增加。因此，低温环境下人群能量摄入应较常温下增加 10% ~ 15%。在总能量的来源中，脂肪的供能比应提高至 35%；碳水化合物的供能比例有所下降，但仍是能量的主要来源，供能比不低于 50%；蛋白质供能为总能量的 13% ~ 15%。由于含硫氨基酸（如蛋氨酸）能增强机体的耐寒能力，因而含氮氨基酸较多的动物性蛋白质应占总蛋白质的 50%。

（二）维生素和矿物质的代谢特点及膳食要求

由于低温环境使机体能量消耗增加，与能量代谢有关的维生素如硫胺素、核黄素、烟酸等的需要量也随之增加。专家建议，硫胺素的摄入量为 2 ~ 3 mg/d，核黄素为 2. 5 ~ 3. 5 mg/d，烟酸为 15 ~ 25 mg/d。由于维生素 C 可增强机体的耐寒能力且寒冷地区蔬菜、水果供应通常不足，因而维生素 C 应额外补充，日补充量为 70 ~ 120 mg。维生素 A 具有对暴寒机体的保护作用和缓解应激反应，日推荐摄入量应为 1500 μg。寒冷地区户外活动少、日照时间短，使体内维生素 D 合成受限，每日应补充 10 μg。近年来，人们对维生素 E 的耐寒能力及其机制研究很多，认为维生素 E 能改善由于低温而引起的线粒体功能降低，提高线粒体能量代谢功能；还能促进低温环境中机体脂肪等组织中环核苷酸的代谢，从而增强能量代谢，提高耐寒能力。因此，膳食中应补充一定量的维生素 E。

寒冷地区由于食物来源缺乏及机体维生素 D 合成不足，易导致钙缺乏，因而应多提供含钙丰富的食物。寒带地区居民食盐摄入量高达 26 ~ 30 g/d，为温带居民的 2 倍。这种高食盐的摄入量是否引起高血压尚待定论。一般寒带地区居民钠盐的供给量可稍高于温带居民。研究发现，低温作业人员血清中微量元素如碘、锌、镁等比常温中降低，在膳食调配时要注意选择含上述营养素较多的食物供应，以维护机体生理功能，增强对低温环境的适应能力，提高工作效率。

三、高原环境人群的营养与膳食

一般将海拔 3000 m 以上的地区称为高原。因在这一高度，由于大气氧分压的降低，人体血氧饱和度急剧下降，常出现低氧症状。

（一）生理代谢特点

1. 脑组织　脑是机体缺氧的最敏感组织，具有氧消耗量大、代谢率高、氧和 ATP 储存少以及低氧耐受性差的特点。急性低氧使有氧代谢降低，能量产生减少，钠泵功能紊乱，钠和水进入脑细胞，引起脑水肿。

2. 呼吸系统　高原低氧刺激呼吸加深加快，肺活量、气通气量和肺泡内氧分压增高。低氧可使肺血管收缩，后者是形成肺动脉高压和肺源性心脏病的诱因。

3. 心血管系统　高原低氧引起心肌收缩力下降，易导致心肌功能衰竭和猝死，毛细血管损伤，形成局部血栓。长期缺氧可刺激红细胞、血红蛋白和血浆浓度增加。由于大气中氧分压低，使组织细胞不能进行正常的生化代谢。

4. 消化系统　高原低氧时，消化液分泌减少，胃蠕动减弱，胃排空时间延长。同时，还会出现食欲下降、摄食量减少等。

5. 内分泌系统　出现茶酚胺和糖皮质激素分泌增加等。

（二）对能量和营养素代谢的影响

1. 产能营养素　低氧时，能量需要增加；蛋白质合成减少，分解代谢增强，氮排出量增加；脂肪分解加强，血中甘油三酯增高；糖异生作用减弱，糖原合成减少。

2. 矿物质与维生素　急性低氧时，细胞外液转移至细胞内，出现细胞水肿，引起细胞内外电解质平衡紊乱，表现为血中钾、钠和氯增加，尿排出减少；血钙含量增加，可能与日照有关。急性低氧时，尿维生素 B_1、维生素 B_2 和维生素 C 排出增加。

（三）高原环境人群的合理膳食

1. 满足能量需要　在平原环境工作人员推荐摄入量基础上增加 10%，以增加碳水化合物摄入为主，占总能量的 65%～75%。碳水化合物膳食能使人的动脉含氧量增加，能在低氧分压条件下增加换气作用，因此，在高原地区保证充足的碳水化合物摄入对维持体力、提高心肌功能有意义。建议产能营养素蛋白质、脂肪和碳水化合物适宜比例是 1∶1.1∶5。同时，应注意优质蛋白质的摄入。

2. 供给充足的维生素与矿物质　推荐摄入量为：维生素 A，1000 μg RAE/d；维生素 B_1，2.0～2.6 mg/d；维生素 B_2，1.8～2.4 mg/d；维生素 C，100～150 mg/d；锌，20 mg/d。铁的适宜摄入量为 25 mg/d。

3. 合理补水　合理补水可促进食欲，防止代谢紊乱。但初入高原者补充水分要慎重，要注预防脑水肿和肺水肿。

四、职业性接触有毒有害物质人群的营养

职业接触有毒有害物质种类繁多，其中有许多是有毒有害的化学物质，如农药、粉尘、铅、汞、三氯甲烷、四氯化碳、苯、苯胺、硝基苯等。这些化学毒物长期、少量进入机体，将会引起各种毒性反应，破坏机体的生理功能。干扰营养素在体内的代谢，甚至发生特定

靶器官或靶组织的严重病变，危害人体健康。而机体的营养状况与化学毒物的作用及其结果均有密切联系。合理的营养措施，能提高机体各系统对毒物的耐受和抵抗力，增强对有毒有害物质的代谢解毒能力，减少毒物吸收并促使其转化为无毒物质排出体外，利于康复和减轻症状。

（一）铅作业人员的营养

铅作业常见于冶金、印刷、玻璃、蓄电池等工业。铅及其化合物均具有一定毒性。在接触铅的作业环境下，铅经消化道、呼吸道进入人体后，作用于全身，尤其对神经系统和造血系统产生危害。主要病变是阻滞血红蛋白的合成过程，引起贫血；对自主神经及酶系统作用，引起平滑肌痉挛；直接损害肝细胞，引起肝脏病变。

铅作业人员的饮食原则，应参照驱除体内的铅、减少铅在肠道的吸收、修补铅对机体损害的需要，提供合理营养，增强机体免疫力，减少铅对机体的损害。膳食营养调整如下。

1. 补充优质蛋白质 铅进入机体后会影响蛋白质代谢并引起贫血及神经细胞变性。机体蛋白质营养不良则可降低机体的排铅能力，增加铅在体内蓄积和机体对铅中毒敏感性。膳食中充足的蛋白质尤其是含硫氨基酸丰富的优质蛋白质，有利于增强机体的解毒能力并促进血红蛋白的合成。建议蛋白质适宜的摄入量应占总能量的14%～15%，其中有1/2为优质蛋白质。饮食中注意多摄入肉类、鱼类、奶类和蛋类中的蛋白质。

2. 调整矿物质的摄入 调整饮食中钙磷比例（即成碱食品及成酸食品的比例），钙和铅在人体内有相似的代谢过程，在机体内能影响钙储存和排出的因素都同样会影响铅的储存和排出。当体液反应呈碱性时，铅多以溶解度很小的正磷酸铅 $[Pb_3(HPO_4)]$ 的形式沉积于骨组织中。这种化合物在骨组织内呈现惰性不表现出毒性症状。当机体体液反应呈现酸性时，机体内铅多以磷酸氢铅（$PbHPO_4$）的游离形式出现在血液中。当膳食为高磷低钙的成酸食品如谷类、豆类、肉类等时，有利于骨骼内沉积的正磷酸铅转化为可溶性的磷酸氢铅进入血液，并进一步排出体外。这常用于慢性铅中毒时的排铅治疗。而膳食为高钙低磷的成碱性食品如蔬菜、水果、奶类等时，则有利于血中磷酸氢铅浓度较高时，形成正磷酸铅进入骨组织，以缓解铅的急性毒性。建议摄入钙800～1000 mg/d。另外，要注意铁的补充，改善贫血状态，减少铅在组织中蓄积。

3. 补充各类维生素 维生素C具有保护巯基酶中巯基（—SH）的作用，有助于机体对铅的解毒作用。在肠道中维生素C还能与铅结合成不溶性的抗坏血酸铅盐，降低铅在体内的吸收。建议职业接触铅人员补充维生素C 150 mg/d。其他维生素如维生素B_1、维生素B_2、维生素B_6、维生素B_{12}、叶酸等对于改善症状和促进生理功能的恢复也有一定效果，因而铅作业人员膳食调配时要适当补充这些营养素。

4. 适当限制膳食脂肪的摄入 高脂膳食会增加铅在小肠的吸收，因此铅作业人员脂肪的供能比不宜超过25%。铅作业人群应摄入富含碳水化合物而脂肪含量较少的食品。

（二）苯作业人员营养

苯及其化合物苯胺、硝基苯均是脂溶性并可挥发的有机化合物。苯作业时，苯主要经过呼吸道进入人体。长期接触低浓度苯可引起慢性中毒，主要表现是神经系统和造血功能受到损害。

苯作业人群的饮食营养原则，应在平衡膳食的基础上，根据苯对机体造成的损伤和营养紊乱，有针对性地进行营养和膳食调配，其营养和膳食调整如下。

1. 在平衡膳食前提下，增加优质蛋白质的供给 苯工作人员对蛋白质特别是优质蛋白质的需要量增加。这主要是由于苯在体内的解毒需要谷胱甘肽，膳食中含硫氨基酸是体内谷胱甘肽的来源；苯的生物转化需要一系列酶，而酶的数量、活性与机体蛋白质的营养状况有关；修补苯对造血系统的损伤也需要一定数量的蛋白质。因而有专家建议苯工作人员每日至少应摄入 90 g 蛋白质，其中优质蛋白质应占 50%。

2. 适当限制膳食脂肪的摄入 由于苯是脂溶性物质，对脂肪亲和力强，高脂肪膳食容易引起苯在体内蓄积，增加机体对苯的易感性，甚至导致体内苯排出速度减慢。故膳食中脂肪摄入应加以限制，供能比不超 25%（一般 25%~25%），多用植物油，少用动物脂肪。

3. 适当增加碳水化合物的摄入 碳水化合物可以提高机体对苯的耐受性。这与碳水化合物在代谢过程中可以提供重要的解毒剂葡萄糖醛酸和解毒所需的能量有关。

4. 适当补充各类维生素 各类维生素尤其是 B 族维生素及维生素 C，在苯作业人群中普遍缺乏。维生素 C 具有解毒作用，能稳定血管收缩，维持血管壁的通适性，对防止出血与缩短凝血时间有一定效果。由于苯易造成人体维生素 C 的缺乏，因此建议苯作业人员维生素 C 的摄入量应在原推荐摄入量基础上补充 150 mg/d，应多食新鲜蔬菜和水果。维生素 B_6、维生素 B_{12}、烟酸、叶酸等对苯引起的造血系统损害有改善作用，维生素 B_1 还能改善神经系统的功能，因而饮食供给应适量增加。此外，苯作业人员应补充富含维生素 K 的食物及通过其他途径补充维生素 K。因维生素 K 参与体内氧化过程，使谷胱甘肽有明显增加，以利于解毒。

5. 矿物质 苯作业人员应选择含铁丰富的食物，以供造血系统的需要，同时可补充铁、钙制剂。

6. 合理烹调、增进食欲 苯作业人员常会感到食欲不振，因此，在饮食调配和烹调方法上应尽量做到色、香、味俱全，以增进食欲。

? 思考题

1. 从母乳组成及母亲和婴儿间的相互关系两方面阐述母乳喂养的优点。
2. 试述婴儿添加辅食的目的、时机及要领。
3. 试述孕妇和乳母的饮食原则。
4. 学龄前儿童平衡膳食原则。
5. 试述老年人的营养需求特点及膳食安排。

（吕 艳）

第九章 常见营养相关性疾病的营养预防

营养与疾病尤其是慢性病的关系密切，人类在摄取食物从食物中获得营养素的同时，也可能从食物中摄入对健康有害的物质，另外营养素摄入过多、过少或不均衡也是引起健康问题的重要原因。目前人类的前十位死亡疾病中大多数都与饮食有关，如心脑血管疾病、恶性肿瘤、糖尿病等。作为我国死亡"第一号杀手"的心脑血管疾病占多种疾病发病率50%以上，其中的高血压、冠心病和高脂血症与饮食关系更为密切。

第一节 肥 胖

一、疾病特点

（一）概述

肥胖症是机体长期摄入的能量高于消耗的能量而引起的以体内脂肪细胞数目增加和（或）体积增大导致体重过度增加为主要表现的一种慢性代谢性疾病。

肥胖症的常用诊断方法是人体测量法，通过测量身高、体重、腰围、臀围计算标准体重、体质指数和腰臀比。

1. 标准体重法 是 WHO 推荐的衡量肥胖的传统方法。公式如下：

$$标准体重（kg）= 身高（cm）- 105$$

$$肥胖度（\%）= \frac{实际体重（kg）- 标准体重（kg）}{标准体重（kg）} \times 100\%$$

肥胖度 >10% ~ 20% 为超重，≥20% 为肥胖，≥20% ~ 30% 为轻度肥胖，≥30% ~ 50% 为中度肥胖，≥50% 为重度肥胖，≥100% 为病态肥胖。

2. 体质指数（BMI） 是衡量不同性别、不同年龄的成人最常用的超重和肥胖的标准，可反映体脂增加的百分含量。但不适合肌肉过于发达的个体。公式如下：

$$BMI = \frac{体重（kg）}{身高^2（m）}$$

扫码"学一学"

我国的标准是：BMI 处于 18.5～23.9 为正常，24～27.9 为超重，≥28 为肥胖。

3. 腰围（WC）、臀围（HC）和腰臀比（WHR） 腰围是反映腹部脂肪分布的重要指标，臀围反映臀部脂肪分布的重要指标，腰臀比反映了人体的脂肪分布特点和肥胖特点。

WHO 规定 WHR 男性≥0.9、女性≥0.8 为上身性肥胖（或中心性肥胖）的标准。我国规定 WC 男性≥85 cm、女性≥80 cm 为上身性肥胖。

拓展阅读

腰围（WC）、臀围（HC）测量方法

1. 腰围测量方法 采用最低肋骨下缘与髂嵴最高点连线的中点作为测量点，在平静呼气状态下，被测者取直立位，用软尺环绕测量部位，松紧适度，测量过程避免吸气，并应保持软尺各部分处于水平位置。

2. 臀围测量方法 被测者自然站立，臀部放松，呼吸自然。将软尺置于臀部的最高点和股骨大粗隆水平两个测量点，水平围绕一周进行测量。

（二）临床表现

肥胖根据发生原因可分为单纯性肥胖和继发性肥胖。通常按脂肪主要分布的部位，分为上身性肥胖（以腹部或内脏肥胖为主，又称苹果性肥胖，以男性多见）和下身性肥胖（以臀部和大腿肥胖为主，又称梨形肥胖，以女性多见）。

肥胖症患者有气急、关节痛、浮肿、动作迟缓、体力及耐力差等表现，严重者可出现呼吸困难、缺氧、发绀。另外，肥胖与糖尿病、高血压、心血管疾病、痛风等多种慢性病有关，能使多种慢性病的发病率和死亡率增加。

（三）营养相关因素

1. 饮食结构不合理 主要表现为高能量密度的食物如肉类、蛋类和油脂类食物的过多摄入，同时活动量的减少，导致能量摄入长期高于能量消耗，这在肥胖的发病中起重要作用。如膳食模式为动物性食物为主的欧美国家肥胖的发病率就比以植物性食物为主的发展中国家高得多。

2. 不良膳食习惯和嗜好 暴饮暴食、多食、贪食、喜食甜食、进食速度过快、喜吃夜宵、晚餐过饱等均可引起肥胖。

二、膳食指导

（一）营养防治

1. 控制总能量摄入 营养治疗是否有效关键在于总能量摄入的控制，即要保证机体处于负能量状态。能量控制应循序渐进，不宜过多过快，每日减少的量因人而异，轻度肥胖者，每日负能量 125 kcal，每月可减肥 0.5 kg；中度以上肥胖者每天减少 500 kcal，一周约减少 0.5 kg。但每日总能量不得低于 4.184 MJ（1000 kcal），以防过度饥饿等不适感。

2. 调整膳食中三大能量营养素的构成 目前公认的减肥膳食中三大能量营养的构成是：蛋白质、脂肪和碳水化合物的供能比分别是 20%～25%、20%、45%～50%，即高蛋白、

低脂肪、低碳水化合物膳食，减肥效果最佳。坚持食用含高纤维吸收较慢的全谷物，为保证蛋白质质量，应尽量选用优质蛋白食物，脂肪应尽量食用含 EFA 丰富的植物油，禁用饱和脂肪酸含量高的动物油，胆固醇的供给量应控制在每日 300 mg 以下。

3. 增加低糖、高膳食纤维食物的摄入　低糖、高膳食纤维食物既能增加饱腹感，又能减少总能量摄入。主要食物有蔬菜类、豆类等，有条件的个体可以食用成品的糖尿病食品作为补充。

4. 补充足够的维生素、矿物质和生物活性物质　补充 B 族维生素、钙、硒及异黄酮、皂苷等可改善代谢紊乱，利于减肥同时保证机体健康。

5. 改变不良的膳食习惯和嗜好　细嚼慢咽、饮食规律有度，改变多食、贪食、喜食甜食、进食速度过快、喜吃夜宵、晚餐过饱等不良习惯。多素少荤，少喝咖啡和浓茶。

（二）肥胖症的健康教育

1. 正确认识肥胖　肥胖是长期能量正平衡的结果，是多种慢性病的危险因素，应引起足够重视。

2. 减肥应持之以恒　树立信心，加强自我管理，家庭成员监督。增加有氧运动如慢跑、骑自行车等，使心率达到 100 ~ 120 次/分，每天坚持 30 ~ 60 分钟，保证每天有一定的运动量。

3. 谨防体重回升　在达到理想体重后，不要放松，多阶段地、逐步放宽食谱，直到恢复正常膳食。如果骤然终止减肥食谱，恢复正常膳食，会使体重快速回升。可在家购置电子秤，监测体重变化，有回升趋势时，继续坚持减肥食谱和行为。

第二节　高血压

一、疾病特点

（一）概述

高血压为人类最常见的疾病之一，也是心脑血管疾病最主要的危险因素。可导致脑卒中、冠心病、心力衰竭及慢性肾脏病等并发症，严重影响患者的生存质量，因为发病率高，患者多，给家庭和国家造成沉重负担，因此高血压的防治任务十分艰巨。按 WHO 标准，在未使用降压药物的情况下，非同日 3 次测量血压，收缩压≥18.7 kPa（140 mmHg）和（或）舒张压≥12.0 kPa（90 mmHg）可诊断为高血压。

（二）临床表现

高血压一般分为两类：第一类为原发性高血压，此类高血压病因不明，是一种独立的疾病，占所有高血压的 90% 以上，通常所说的高血压指的是原发性高血压；另一类为继发性高血压，此类高血压病因比较明确，血压升高只是某些疾病的临床表现之一，血压暂时性或持久性的升高，约占高血压患者的 5% 左右。

高血压起病缓慢，早期多无症状，不易察觉，多于偶然体检发现，可有头晕、头痛、眼花、失眠、乏力等症状。有时可有心前区不适，甚至心绞痛，或因期前收缩而引起心悸。症状与血压水平未必一致。

（三）营养相关因素

高血压具有比较强的遗传（占 40%）倾向，受遗传内因与后天环境因素（占 60%）共

扫码"学一学"

同作用而发病。在环境因素中，与血压相关的营养因素主要如下。

1. 高钠、低钾膳食　高钠摄入可使血压升高而低钠摄入可降压，与之相反的是高钾可使血压降低而低钾摄入可升压。高钾低钠膳食对降压效果更明显。

2. 超重和肥胖　肥胖者高血压的发病率比正常体重者显著增高，BMI ≥ 24 kg/m^{2}者发生高血压的风险是体重正常者的 3 ~ 4 倍，流行病学调查显示 BMI 与血压呈正相关。有学者估计平均体重减轻 9.2 kg，则收缩压可降低 6.3 mmHg，舒张压减低 3.1 mmHg，说明防止肥胖可以降低高血压的发病率，超重和肥胖已成为我国高血压患病率增长的重要危险因素。

3. 维生素　维生素 C 和 B 族维生素可改善心脏功能和血液循环，故多食新鲜的蔬菜和水果，有助于高血压的防治。

4. 饮酒　饮酒也是高血压的危险因素，在我国高血压患病率随乙醇消费量增加而升高，不管长期少量饮酒还是过量饮酒都能使血压升高，同时还会降低降压治疗的效果，而过量饮酒还可诱发脑出血或心肌梗死。

二、膳食指导

（一）营养防治

随着我国居民生活水平的提高，传统的膳食结构和生活方式在发生改变，表现为油脂摄入量有增加的倾向，人群中超重和肥胖发病率在增加，体力活动量在减少，食盐消费量未见明显下降。

1. 控制能量摄入　总能量与超重或肥胖密切相关，而超重或肥胖是高血压的危险因素之一，控制总能量摄入有利于机体维持理想体重。可根据劳动强度、性别和年龄，使每千克理想体重供给 0.1 ~ 0.13 MJ（25 ~ 30 kcal）的能量或更低一些。

2. 控制钠盐摄入　高血压患者应采用低盐膳食，每天食盐摄入量控制在 6 g 以下。有资料显示，轻度或中度高血压通过严格控制食盐摄入能使 1/3 患者恢复正常。

（1）每天食盐定量化　把每天食盐的用量用量具称量出来，以供一天食盐的摄入。如果菜肴要用酱油和黄酱，应按比例减少其中食盐用量。一般 20 mL 酱油中含有 3 g 食盐，10 g黄酱含盐 1.5 g。

（2）少吃含钠调味品　味精、鸡精等调味品含有钠，加工中少用。馒头、发糕等通过发面做的面食中含有小苏打（碳酸氢钠）少吃。

（3）少吃腌制品　减少腌制品、酱菜、咸菜等其他过咸食品的摄入量。

（4）少喝汤　喝汤要控制总量，过多易造成汤中钠盐摄入过量。

3. 低脂、低胆固醇、高维生素饮食　油脂应选择植物油（椰子油除外）为主，供给量控制在 40 ~ 50 g/d。胆固醇是动脉粥样硬化的重要因素，能促进脂质沉积，加重高血压，故应控制在 300 mg 以内。新鲜的蔬菜、水果含丰富的维生素 C，有利于胆固醇和血脂代谢，有助于高血压的防治，其他 B 族维生素对于心血管疾病有利，应及时补充。

4. 限酒或禁酒　减少饮酒量和限制外出饮酒的次数。如饮酒，建议一天饮用酒中的乙醇不超过 25 g，相当于啤酒 750 mL，或葡萄酒 250 mL，或 50 度的白酒 50 mL。

（二）高血压患者的健康教育

1. 危害的认识　应意识到高血压即是一种独立的疾病，也是其他心脑血管疾病的重要危险因素。

2. 防治的长期性 大部分高血压很难完全治愈，故防治工作要长期坚持，在服用降压药物的同时，膳食防治同样重要。

第三节 糖尿病

扫码"学一学"

一、疾病特点

（一）概述

糖尿病是由于胰岛素分泌减少和（或）作用缺陷引起的碳水化合物、脂肪、蛋白质等代谢紊乱，以长期高血糖为特征的代谢性疾病。

糖尿病是常见病、多发病，发病率及患病率呈逐年上升。1997 年 WHO 报告全世界约有 1.35 亿患者，2015 年全球共有糖尿病患者 4.15 亿，预计到 2040 年这一数字将上升到 6.42 亿。而其中患病人数最多的国家为印度、中国、美国。目前我国糖尿病患病人数已经超过 9200 万人。我国 2005～2015 年因糖尿病及相关心血管疾病导致的经济损伤达到 5577 亿美元。糖尿病已成为新世纪全球最大的人类健康危机之一。

（二）临床表现

WHO 将糖尿病分为 1 型糖尿病、2 型糖尿病、妊娠糖尿病和其他类型糖尿病，我国糖尿病患者中 90%～95% 为 2 型糖尿病。

糖尿病诊断：空腹血糖（FPG）≥7.0 mmol/L 或口服葡萄糖耐量试验（OGTT）2 小时血糖或任意时间血糖≥11.1 mmol/L。

典型症状为"三多一少"，即多尿、多饮、多食和体重下降。全身症状有腰痛、四肢酸痛、手足蚁感、麻木、视力减弱及高脂血症；妇女有外阴瘙痒、性欲减退、月经失调、闭经；男性阳痿；儿童遗尿等。糖尿病患者常伴有心脑血管、肾脏、神经系统和视网膜病变等并发症，是糖尿病患者死亡的重要原因。

（三）营养相关因素

1. 高碳水化合物、高脂肪膳食 长期高碳水化合物或（和）高脂肪膳食使血糖长期维持在较高水平，影响胰岛素 β 细胞的结构和功能，导致胰岛素分泌相对或绝对不足，增加发生糖尿病的危险。

2. 低膳食纤维膳食 低膳食纤维膳食使碳水化合物吸收快、餐后血糖峰值更高，是发生 2 型糖尿病的危险因素之一。

3. 其他 膳食中缺乏铬、硒、B 族维生素、维生素 C、维生素 E 及烟酸等均可诱发或加重糖尿病。

二、膳食指导

膳食营养治疗是糖尿病综合治疗中一项最基本的措施。其目的是通过膳食调控，减轻胰岛 β 细胞负荷，纠正已发生的代谢紊乱，使体重及营养达到理想状况，改善机体健康水平，延缓或阻止并发症的发生。

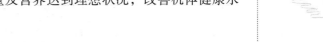

（一）营养防治

1. 合理控制每日总能量，达到或维持理想体重 肥胖尤其是上身性肥胖是糖尿病的危险因素之一，肥胖者对胰岛素敏感性降低；消瘦者对疾病的抵抗力降低，影响健康。故应控制每日总能量，将体重维持在理想范围内。每日总能量摄入量应结合患者的体型、体力活动、生理状况、病情等进行计算，如下表 9 - 1。

表 9 - 1 糖尿病患者每日能量摄入量   单位：kcal/kg

体型	卧床	轻体力劳动	中体力劳动	重体力劳动
消瘦	20 ~ 25	35	40	45 ~ 50
标准	15 ~ 20	30	35	40
肥胖	15	20 ~ 25	30	35

2. 蛋白质、脂肪和碳水化合物的供能比适当

（1）蛋白质 糖尿病患者糖异生作用增强，机体长期处于负氮平衡，因而蛋白质供给应相对提高，占总能量的 15% ~ 20%，其中 1/3 来自优质蛋白质。如肝肾功能正常，儿童、孕妇、乳母或有营养不良者可高于总能量的 20%。如合并肾病变，应视肾功能酌情供给。

（2）脂肪 脂肪摄入量占总能量的 25% ~ 30%，并要求饱和脂肪酸（S）、单不饱和脂肪酸（M）、多不饱和脂肪酸（P）之间的比例为 1：1：1，因为动物性食物的摄入同时会伴有饱和脂肪酸的摄入，所以食用油脂应选用不饱和脂肪酸丰富的植物性油脂为主，如花生油、玉米油、豆油和橄榄油等。胆固醇每日摄入量应低于 300 mg。

（3）碳水化合物 碳水化合物的供给量应占总能量的 50% ~ 60%，且以多糖食物为主，限制简单糖的摄入。多选用低血糖指数（GI）的食物。

GI 是衡量食物摄入量后引起血糖反映的一项有生理意义的指标，指用含有 50 g 糖类的食物与等量葡萄糖相比，在一定时间（2 小时）内体内血糖应答水平的百分比值。该指数通过对比各种食品升高血糖水平的速度来评定食品等级。一般 GI < 55 为低 GI 食物；GI 55 ~ 75 为中等 GI 食物；>75 为高 GI 食物。食物的 GI 值受食品的成熟度、食品的酸性、烹调时间和个体的消化速度的影响。常见食物 GI 值见下表 9 - 2。

表 9 - 2 常见食物 GI 值

食品种类	GI	食品种类	GI	食品种类	GI
二合面窝头	65	黄豆（浸泡、煮）	18	樱桃	22
荞麦面馒头	67	花生	14	鲜桃	28
油条	74.9	豆腐干	23.7	香蕉	52
馒头（富强粉）	88.1	酸奶（加糖）	48	杏干	31
面条（小麦粉）	81.6	牛奶	27.6	梨	36
荞麦面条	59.3	藕粉	33	苹果	36
大米饭	83.2	蔗糖	65	葡萄	43
小米粥	62	蜂蜜	73	猕猴桃	52
玉米面粥	50.9	巧克力	49	菠萝	66
油炸土豆片	60.3	南瓜	75	西瓜	72
苏打饼干	72	胡萝卜	71	四季豆	27

3. 提高膳食纤维的摄入 食物纤维有降低血糖和改善糖耐量的作用，膳食纤维含量高的食物，可延缓食物在胃肠道的吸收，缓解餐后血糖升高。各种粗粮及粗细粮搭配的食物均具有降低血糖的作用，如荞麦面、莜麦面、二合面（玉米面和黄豆面）、三合面（玉米面、黄豆面和白面）的血糖指数均低于白米、白面。

4. 合理的饮食结构和餐次分配 糖尿病饮食能量餐次分配比例非常重要，每日不得少于三餐，可根据患者的病情、用药情况、体力活动情况及饮食习惯等合理分配餐次，一日三餐分别占总能量的 1/5、2/5、2/5，或者 1/3、1/3、1/3；尽量定时、定量。易出现低血糖患者适时加餐 2～3 次，分别为上午 10 点、下午 3 点或睡前，做到加餐不加量。

5. 限酒 酒虽然为高能量食物，但不能维持血糖水平，并可使糖负荷后的胰岛素分泌增加，使接受降糖药治疗的患者容易出现低血糖。同时乙醇对肝脏、心脑血管等刺激较大，长期饮酒可增加或提前发生并发症。

6. 维生素和矿物质 糖尿病患者因代谢旺盛导致维生素和矿物质的消耗和丢失增加，应补充 B 族维生素。同时为纠正代谢紊乱和防治并发症，应摄入足够的维生素 C、维生素 E 和维生素 A。控制钠盐摄入，低钠膳食有利于控制糖尿病的发展和降低血压、预防心脑血管并发症，故要限制钠的摄入量，要求 <2.4 g/d（相当于 6 g 食盐），适当增加锌、铬、硒、镁、钙、钾等，以利于胰岛素的合成和分泌，改善糖耐量。

（二）糖尿病的健康教育

1. 糖尿病的认识和自我管理教育 首先应知道糖尿病是终生疾病，无法完全治愈，但是只要血糖控制得好，同样可延长寿命。糖尿病的自我管理教育包括提高糖尿病患者的知识水平、自我管理能力，提高临床疗效，达到最佳的生活质量。

2. 改变生活方式 包括改变饮食习惯、维持理想体重、禁烟禁酒、增加体力活动的频率和强度，以减少糖尿病并发症的发生风险。

3. 预防低血糖 药物过量、用药时间与进食时间间隔过长、食量不足、酗酒、空腹或剧烈运动均可导致低血糖。因此定时定量用药、定时定量就餐、不空腹运动、外出随身携带点心和糖尿病卡，睡前可用低 GI 食物加餐。

第四节 痛 风

一、疾病特点

（一）概述

痛风是嘌呤代谢紊乱或尿酸排泄障碍导致血尿酸增高的一种多基因遗传性疾病。多见于 40 岁以后，男性明显高于女性，性别比约 20∶1，常有家族遗传史，发病与膳食结构及生活方式有关。痛风的发生直接取决于患者尿酸的浓度。血中尿酸平衡取决于嘌呤的吸收与生成、分解与排泄。体内尿酸 20% 源于富含嘌呤的食物摄取，80% 来自体内嘌呤合成。嘌呤的最终代谢产物是尿酸，正常人约 1/3 尿酸在肠道经细菌降解，2/3 经肾排出。在痛风患者中大多数是由于肾小管对尿酸盐清除率下降，导致尿酸的排泄减少引起。

扫码"学一学"

（二）临床表现

根据病因可分为原发性和继发性两大类，原发性主要与遗传有关，继发性主要由高嘌呤食物、药物、肾病及血液病等引起。两者临床症状基本相同，通常分为 4 期，即无症状期、急性期、间歇期和慢性期。

临床特点为反复发作的急性关节炎及某些慢性表现，如痛风结石、关节强直或畸形、肾实质损害、尿路结石及高尿酸血症等，高尿酸血症是痛风症重要特征，痛风发生前往往有漫长的高尿酸血症史。

（三）营养相关因素

1. 高蛋白、高嘌呤膳食　高蛋白膳食导致嘌呤摄入增加，而食物中的嘌呤绝大部分生成尿酸，使血液中尿酸含量上升，诱发痛风发作。

2. 过度饮酒　乙醇代谢产生的乳酸可抑制尿酸的排泄。另外，乙醇饮料中含有嘌呤，其嘌呤含量依次为陈年黄酒 > 啤酒 > 普通黄酒 > 白酒。

3. 高能量饮食　高能量饮食导致的超重和肥胖是高尿酸血症的危险因素。

4. 矿物质和维生素　膳食中缺乏维生素 B 族、维生素 C、维生素 E 和钙、铁、锌时可诱发痛风发作。但维生素 B 族和铁摄入过多时也可诱发痛风。

5. 水　饮水不足。

6. 其他　激烈运动、缺氧、受凉、体重减轻过快、间断性饥饿减体重等可诱发加重痛风。

二、膳食指导

虽然高尿酸血症主要是由内源性嘌呤代谢紊乱所致，但高嘌呤饮食可诱发痛风发作，所以积极控制外源性嘌呤的摄入，减少尿酸的来源，可减少或控制急性痛风发作。

（一）营养防治

1. 限制高嘌呤食物摄入　高尿酸血症和痛风发作患者应严格限制膳食嘌呤的摄入量。正常人每天的嘌呤摄入量为 600 ~ 1000 mg，急性期嘌呤量应严格限制在 150 mg/d 以内，缓解期可自由摄取嘌呤含量低的食物，对嘌呤中等量的食物可有限制地选用。常用食物嘌呤含量见下表 9 - 3。

表 9 - 3　常用食物嘌呤含量　　　　　　　　单位：mg/100 g

含量		食物
<50	谷薯类	大米、小米、糯米、大麦、小麦、荞麦、白薯、马铃薯、芋头、麦片、通心粉、面包、挂面
	蔬菜类	白菜、卷心菜、芹菜、空心菜、韭菜、苦瓜、冬瓜、南瓜、青椒、萝卜、洋葱、莴苣、葱、蒜、黄瓜、茼蒿、芥菜、茄子、豆芽、西葫芦、青菜叶、番茄、荸荠
	水果类	橙、橘、苹果、梨、桃、西瓜、哈密瓜、香蕉、果酱、果干
	蛋乳类	鸡蛋、鸭蛋、皮蛋、牛奶、奶粉、乳酪、酸奶、炼乳
	坚果	瓜子、杏仁、栗子、莲子、花生、核桃仁、花生酱
	其他	猪血、猪皮、海参、海蜇皮、红枣、葡萄干、木耳、蜂蜜、海藻、枸杞、茶、咖啡、巧克力、可可、油脂

续表

含量		食物
50～149	豆类	绿豆、红豆、花豆、豌豆、菜豆、豆腐干、豆腐、青豆、黑豆
	谷胚糠	米糠、麦麸、麦胚、粗粮
	肉类	猪肉、牛肉、小牛肉、羊肉、鸡肉、兔肉、鸭、鹅、鸽、火鸡、火腿、牛舌
	蔬菜类	鲜蘑、芦笋、四季豆、鲜豌豆、海带、菠菜
	水产类	鳝鱼、鳗鱼、鲤鱼、草鱼、鳕鱼、鲑鱼、黑鲳鱼、大比目鱼、虾、龙虾、乌贼、螃蟹
	内脏类	猪肝、牛肝、牛肾、猪小肠、脑、胰脏
150～1000	水产类	带鱼、白鲇鱼、沙丁鱼、凤尾鱼、鲢鱼、小鱼干、牡蛎、蛤蜊
	肉汁类	浓肉汁、浓鸡汤、鱼汤、火锅汤、酵母粉

2. 限制总能量，防治超重或肥胖　超重或肥胖是痛风的危险因素之一。总能量一般每天按 20～25 kcal/kg 理想体重，肥胖者减少能量摄入应循序渐进，防痛风急性发作。

3. 低脂肪、低蛋白饮食　高脂膳食能减少尿酸排泄，导致血中尿酸增高，还能加重高脂血症；高蛋白膳食使尿酸生成增多，所以高脂膳食和（或）高蛋白膳食均可能诱发痛风发作。一般脂肪的摄入量限制在 40～50 g/d 以内，蛋白质每天 50～70 g。

4. 禁酒　乙醇容易使体内乳酸堆积，对尿酸排出有抑制作用，易诱发痛风。

5. 增加蔬菜水果摄入　蔬菜水果含丰富的维生素、无机盐和膳食纤维，可促进尿酸排出。

6. 足量饮水　液体摄入量充足可增加尿酸溶解，有利于尿酸排出，每日应饮水 2000～3000 mL，为防止夜尿浓缩，夜间也应补充水分。饮料以普通开水、淡茶水、矿泉水、鲜果汁、菜汁、豆浆为宜。

7. 其他　肉类采用蒸、煮、炖等方式烹调，去汤后食用，减少嘌呤摄入。禁用辣椒、咖喱、芥末等刺激性食物和调料。

（二）健康教育

1. 树立信心　痛风的主要原因虽然为遗传因素，但是饮食因素对于预防痛风的急性发作，减轻发作时的痛苦有非常重要的作用。

2. 学会辨别常见食物的嘌呤含量的级别　痛风的营养防治重点在于选用低嘌呤含量的食材，合理地选用中等嘌呤含量的食材，避免高嘌呤含量的食材。

思考题

1. 试列举生活中与肥胖有关的营养方面的因素。

2. 试列举生活中含钠盐较高的调味品和食品。

3. 简述糖尿病营养防治原则。

4. 试找出日常生活中常见的低嘌呤含量的食物。

（刘　峰）

第十章　营养调查与评价

知识目标

1. **掌握**　营养评价的组成部分及膳食调查常用方法。
2. **熟悉**　体格检查、实验室检查。
3. **了解**　人体营养状况评价方法。

能力目标

能运用常用膳食调查方法开展人群膳食调查，积极开展营养相关问题的预防。

营养调查是全面了解人群膳食结构和营养状况的重要手段。国民营养与健康状况是反映一个国家或地区经济与社会发展、卫生保健水平和人口素质的重要指标。良好的营养和健康状况既是社会经济发展的基础，也是社会经济发展的重要目标。世界上许多国家，尤其是发达国家均定期开展国民营养与健康状况调查，及时公布调查结果，并据此制定和评价相应的社会发展政策，以改善国民营养和健康状况，促进社会经济的协调发展。我国曾于1959年、1982年、1992年和2002年分别开展了4次全国营养调查。2012年又开展第五次居民营养与健康状况监测。随着我国经济社会发展和卫生服务水平的不断提高，居民人均预期寿命逐年增长，健康状况和营养水平不断改善，疾病控制工作取得巨大的成就。与此同时，人口老龄化、城镇化、工业化的进程加快，以及不健康的生活方式等因素也影响着人们的健康状况。

第一节　营养调查

营养调查通过对人们膳食组成变化以及营养状况的全面了解，为研究不同时期人们的膳食结构和营养状况的变化提供基础资料，也为我国的食物生产、加工和引导人们合理营养和消费提供依据。

一、营养调查概述

（一）营养调查的目的

1. 了解不同地区、不同年龄组人群的膳食结构和营养状况。

2. 了解与食物不足和过度消费有关的营养问题。

3. 发现与膳食营养素有关的营养问题，为进一步监测或进行原因探索提供依据。

4. 评价居民膳食结构和营养状况的现状，并预测今后的发展趋势。

5. 为某些与营养有关的综合性或专题性的研究课题提供基础资料。

6. 为制定相关政策和社会发展规划提供信息。

（二）营养调查的内容

营养调查通常包括膳食调查、体格测量、营养缺乏或过剩的临床检查和营养状况的实验室检测4个方面，一般这四部分同时进行。根据这四方面进行营养评价，发现营养问题，对人群营养条件、存在问题和改进措施进行研究分析，能够为我国卫生和农业相关政策提供有价值的参考。

膳食调查是调查被调查对象一段时间内提供膳食所摄取的能量和各种营养素的数量和质量，了解其膳食摄入状况以及膳食结构、饮食习惯，用来评价正常营养需要被满足的程度。人体体格测量也可以较好地反映营养状况。根据症状和体征进行临床检查也可以了解调查对象的营养状况。实验室检查则是借助生理、生化手段来判断机体营养不足或过营养状况的主要方法。

一般营养调查的组织是以某一范围内全体居民为对象，并按地址、职业、性别、年龄、经济水平、就餐方式等，按比例抽样，最好一年四季各一次，以反映季节特点，每次不少于4天，节假日不应包括在内。

二、膳食调查方法

现在常用的膳食调查方法大致可分成两类：一类是记录现在摄入量的方法，包括称重法、记账法和化学分析法；另一类是回顾过去摄入量的方法，包括询问法和食物频数法。

（一）称重法

主要是对消耗食物量进行称重或估计，了解调查对象食物消耗的方法。此法可用于团体、家庭几个人的膳食调查。通常每次调查不超过1周，最好在不同季节分次调查。该法准确性较高，能获得可靠的食物摄入量，但费用高、需要的人力多，对调查人员技术要求高，费时麻烦。

1. 调查步骤

（1）准确记录每餐各种食物及调味品的名称。

（2）准确称量食物的生重、熟重、剩余量、零食。

从市场买回的食物称市品；去掉不可食部分后所剩余的食物称食部；食物烹调后的食品重量称熟重；吃剩饭菜的重量称剩余量。

（3）计算生熟比。

$$生熟比 = 生食物重量/熟食物重量$$

（4）将食物按品种分类，求得平均每人每日的食物消耗量。

（5）查食物成分表计算平均每人每日的营养素摄入量。

2. 称重法使用时的注意事项

（1）准确称重和记录熟食的实际摄入量　进行称重记录时，调查者要在调查对象每餐食用前准确称量和记录各种食物，吃完后还要将剩余或废弃部分称重并加以扣除，得出每种食物的实际摄入量。

（2）零食也要称重并记录　三餐之外的水果、糖果和花生、瓜子等零食也要称重并记录。

（3）膳食调查的时间　时间不宜太长，但也不能太短，太长消耗人物力，太短又不能反映真实水平，一般定为 4~7 天。

（4）在不同季节分次调查　不同地区不同季节的人群膳食营养状况往往有明显差异，为了使调查结果具有良好的代表性和真实性，最好在不同季节分次调查。

（二）记账法

由调查对象或研究者称重记录一定时期内的食物消耗总量，研究者通过查这些记录并根据同一时期的进餐人数，计算每人每日食物平均摄入量。适用于集体单位和家庭的调查，记账期间从数周到 1 年，通常 2~4 周。该法所用费用低人力少，能获得大样本，但无法了解食物在个体间的分布情形。具体步骤如下。

1. 在调查前一天（晚上）要称库存食物，（包括厨房的食物）将所剩各种生、熟食物填入栏内进行记账。

2. 从调查之日起至调查最后一日止，将每日新购入的各种食物逐日记账。

3. 在调查最后一天晚饭后，将所剩各种生熟食物称重后记账"剩余数量"栏内。

4. 结存数量 + 新购数量 − 剩余数量 = 调查期间消耗数量。

$$消耗数量/人日数 = 每人每日消耗量（平均值）$$

（三）化学分析法

此法是在实验室中测定受试者进食的食物所含成分，准确地获得各种营养素摄入量。样品的收集常采用双份饭菜法，一份供食用，另一份作为分析样品。要求收集的样品在数量和质量上要与实际食用的食物一致。化学分析法费用高，仅适于较小规模的调查，如营养代谢实验。

（四）询问法

根据调查对象提供的既往膳食组成情况，对其膳食状况进行评价，包括膳食回顾法和膳食史法。膳食回顾法有 24 小时膳食回顾法，要求每个调查对象回顾和描述 24 小时内所摄入的所有食物的种类和数量。膳食回顾法也可以记录数日食物消耗量。膳食史法用来评估每个个体每日总的食物摄入量与在不同时期通常的膳食模式。该法广泛用于流行病学的调查和研究，特别是许多慢性疾病可通过询问法获得包括季节变化在内的长期膳食的数据。调查时注意事项及要求如下。

1. 调查人员必须明确调查目的，语言表达能力强，具有熟练的技能及诚恳的态度。

2. 调查时应佩带或携带有效证件，遵守预约时间并尊重调查对象的习惯。

3. 选用 24 小时回顾调查法应连续进行 3 天。

4. 年龄太小的儿童或年龄太大老人不适合作为"24 小时回顾法"的调查对象。

5. 引导调查对象准确描述进餐情况，力求不遗漏、不多报或少报。

（五）食物频数法

近年来，食物频数法已被应用于研究既往膳食习惯和某些慢性疾病关系。一般认为，持续一定时间的平时摄入量，对评价营养状况与慢性疾病的关系比近来特定日或周的膳食更恰当。食物频数法系指在一定时期内，受试者食用某一种食物多少次。这一特定期间可短至几天、几周到超过 1 年。在实际使用中，可分为定性、定量和半定量的食物频数法。此法的优点是能够迅速获得平时食物摄入量，反映长期的营养素摄取方式，不影响受试者的进餐习惯，容易合作；缺点是回顾的期间不准确，估计的营养素摄入量过高。

三、膳食调查的结果评价

通过膳食调查，可以确定平均每人每日各种食物摄入量；确定平均每人每日营养素摄入量，并对能量的来源和蛋白质、脂肪类的食物作出评价；与 DRIs 比较评价，用来计划和评价健康个体和群体的膳食；进行膳食模式分析，评价调查对象的营养是否符合理想的膳食模式。

（一）膳食结构的评价

膳食结构是指膳食中各类食物的数量及其在膳食中的比例。膳食结构的评价一般可以参考平衡膳食宝塔的模式进行评价。膳食结构的评价要特别注意以下内容。

1. 种类要求　膳食食物是否多样化。

2. 数量要求　差距描述：平衡膳食宝塔是理想化的模式，与个人现实有差距。

3. 适用条件　平衡膳食宝塔是长期模式，不适宜用于个人短期的评价。

（二）能量和营养素摄入量的评价

应用"中国居民膳食营养素参考摄入量（DRIs）"对个体和群体的能量和营养素摄入量进行评价。

（三）能量来源分布评价

能量来源分布评价一般包括食物来源和营养素来源分布评价。

1. 食物来源　我国推荐的膳食目标要求总能量 60% 来自于谷类，动物性食物比为 14%。

2. 营养素来源

（1）蛋白质供能比　10% ~ 15%。

（2）脂肪供能比　20% ~ 30%。

（3）碳水化合物供能比　50% ~ 65%。

（四）蛋白质的来源分布评价

对膳食蛋白质的评价不但要考虑其数量，还要对其质量进行分析评价。一般认为，合理膳食应在蛋白质数量足够（如成年轻体力男性每日 65 g，女性 55 g）的基础上，优质蛋白质（动物性蛋白质及豆类蛋白质）应占总蛋白质的 1/3 以上。

（五）能量餐次分配的评价

一般认为三餐能量分配的适宜比例为：早餐 30%、午餐 40%、晚餐 30%。

第二节　体格测量

根据调查对象的年龄、性别选用恰当的人体测量指标，可以较好地反映出被调查对象

扫码"学一学"

的营养状况。

一、体格检查的内容

常用人体体格来衡量人体的营养状况，主要测量项目包括身高、体重、上臂围、腰围和皮褶厚度。

（一）身高

身高是反映儿童、青少年发育水平的重要指标。若实测身高为同年龄组标准身高的80%以下为矮小、80%~93%为稍低、93%~105%为正常、高于105%为超高。

（二）体重

体重也是一项反映人体营养状况的直观指标，通常用以下几种方法进行评价。

1. 标准体重或理想体重　一般用来衡量成人实测体重是否在适宜范围内。

$$标准体重（kg）= 身高（cm）- 105$$

体重在标准体重的±10%以内为正常，±（10%~20%）为瘦弱或过重，±20%以上为极瘦或肥胖。标准体重的概念虽然容易被接受，但其"真值"却难以估计，所以其准确性优势会受到质疑，作为判断标准已经很少使用。

2. 体质指数（BMI）　是目前评价人体营养状况最常用的方法之一。

$$体质指数 = 体重（kg）/ 身高^2（m）$$

除世界各国广泛采用的 WHO 成人标准外，还有针对亚太地区人群的亚洲成人标准，以及我国国内发布的标准。

（1）WHO 成人标准　见表 10-1。

表 10-1　WHO 成人 BMI 评定标准

等级	BMI 值	等级	BMI 值
营养不良	<18.5	正常	18.5~24.9
肥胖前状态	25.0~29.9	一级肥胖	30.0~34.9
二级肥胖	35.0~39.9	三级肥胖	≥40.0

（2）国内标准　针对亚洲人群的体质特点，中国肥胖问题工作组提出了 18 岁以上中国成人 BMI 标准，见表 10-2。

表 10-2　我国成人 BMI 判定标准

等级	BMI 值	等级	BMI 值
重度蛋白质-能量营养不良	<16.0	正常	18.5~23.9
中度蛋白质-能量营养不良	16.0~16.9	超重	≥24.0
轻度蛋白质-能量营养不良	17.0~18.4	肥胖	≥28.0

18 岁以下青少年 BMI 的参考值为：①11~13 岁，BMI<15.0 时存在蛋白质-能量营养不良，<13.0 为重度营养不良；②14~17 岁，BMI<16.5 时存在蛋白质-能量营养不良，

<14.5 为重度营养不良。

（三）上臂围

上臂围一般测量左上臂肩峰至鹰嘴连线中点的臂围长。我国 1～5 岁儿童的上臂围 <12.5 cm 为营养不良，12.5～13.5 cm 为中等，>13.5 cm 为营养良好。

我国男性上臂围平均为 27.5 cm。测量值 >标准值 90% 为营养正常，80%～90% 为轻度营养不良，60%～80% 为中度营养不良，<60% 严重营养不良。我国北方地区成人上臂围正常值见表 10-3。

表 10-3　我国北方地区成人上臂围（cm，$\bar{x} \pm$）正常值

年龄（岁）	例数		$\bar{x} \pm s$（cm）		变异系数	
	男	女	男	女	男	女
18～25	1902	1330	25.9±2.09	24.5±2.08	0.08	0.08
26～45	1676	1079	27.1±2.51	25.6±2.63	0.09	0.10
46～	674	694	26.4±3.05	25.6±3.32	0.12	0.13

上臂围本身可反映营养状况，它与体重密切相关。上臂围包括皮下脂肪在内，也可反映能量摄取情况。另外，还可根据上臂围计算上臂肌围和上臂肌面积。这些指标可反映肌蛋白消耗程度，是快速而简便的评价指标。

（四）腰围

腰围是反映脂肪总量和脂肪分布的综合指标，也是临床上估计患者腹部脂肪是否过多的最简单和实用的指标，不仅可用于对肥胖的最初评价，在治疗过程中也是良好参考指标。男性腰围最好不要大于 85 cm，女性不大于 80 cm。

（五）皮褶厚度

皮褶厚度是通过测量皮下脂肪厚度来估计体脂含量的方法，是衡量个体营养状况和肥胖程度较好的指标。以皮褶计压力 10 g/cm² 为准，测量点常选用上臂肱三头肌、肩胛骨下角部和脐旁。实际测量时常采用三者的测量值之和表示，并根据相应的年龄、性别标准来判断。皮褶厚度一般不作为单独评价肥胖的标准，通常与身高标准体重相结合来判定。判定方法是：凡肥胖度≥20%，两处的皮褶厚度≥80 百分位数，或其中一处皮褶厚度≥95 百分位数者为肥胖；凡肥胖度 <10%，无论两处的皮褶厚度如何，均为体重正常者。

此外，体格测量还可以测量腰围、臀围、婴幼儿体格检测常用的头围与胸围等指标。

二、注意事项

（一）身高测量的注意事项

测 3 岁以下儿童身高时，要使用卧式量板（或量床）。读数至小数点后 1 位（0.1 cm）。

3 岁以上可采用站立位测量，测定时患者赤足，足底与地板平行，足跟靠紧，足尖外展 60°，足根、骶骨部及两肩间区与立柱相接触，躯干自然挺直，头部正直，耳屏上缘与眼眶下缘成水平位。上臂自然下垂。测试人员站在受试者右侧，将水平压板轻轻沿立柱下滑，轻压于受试者头顶。测试人员读数时双眼应与压板平面等高进行读数，以厘米（cm）为单

位，精确到小数点后1位（0.1 cm）。

（二）体重测量的注意事项

影响体重的因素较多，如季节、疾病、进食，1天之内体重也会随进食，大、小便和出汗等有变化。所以要求体重测量时被测者清晨空腹，排空大小便，穿单衣裤立于体重计中心，读数，以千克为单位。

（三）上臂围测量的注意事项

测量时左臂自然下垂，用软皮尺先测出上臂中点位置，然后测上臂中点周长。

（四）腰围测量的注意事项

测量腰围时应使用无伸缩性材料制成的软尺，刻度需读至0.1厘米（cm）。被测者自然站立，平视前方，保持自然呼吸状态。取肋下缘最底部和髂前上嵴最高点的连线中点，以此中点将软尺水平围绕腰一周所测的数据。

（五）皮褶厚度测量的注意事项

1. 肱三头肌的部位皮褶厚度测定　在左上臂背侧中点，即肩峰至尺骨鹰嘴处的中点上约2 cm处。测量者立于被测者后方，使被测者上肢自然下垂，测定者以左手拇指将皮肤连同皮下组织捏起，然后从拇指下测量1 cm左右处皮褶厚度，应注意皮褶厚度计与上臂垂直。如患者为卧床，则将右前臂舒适地横置在胸部。成年男性 >10.4mm，女性 >17.5mm为肥胖。

2. 肩胛下角的部位皮褶厚度测定　刚好在肩胛下角的下端，皮褶方向与脊柱成40°角。正常人厚度为12.5mm，若 >14mm为肥胖。

3. 腹部的部位皮褶厚度测定　腹部从脐旁5 cm处，沿身体横轴方向捏起皮褶测量，成年男性 >15mm，女性 >20mm为肥胖。

第三节　实验室检查

扫码"学一学"

严重营养不良较易诊断。但较轻的或亚临床的营养不良，只靠膳食调查或体检是很难作出诊断的，必须进行有关的化验检查，才能得出正确的结论。人体营养水平鉴定是借助生化、生理实验手段，发现人体临床营养不足症、营养贮备水平低下或过营养状况，以便及早掌握营养失调征兆和变化动态及时采取必要的预防治施。有时为研究某些有关因素对人体营养状态影响，也对营养水平进行研究测定。

常用的实验室检测项目包括：①血清总蛋白、血清白蛋白、血清球蛋白、血氨基酸的含量。②血中甘油三酯、胆固醇、脂蛋白含量。③血清钙、血清磷、血浆 $1,25(OH)_2 - D_3$、全血血红蛋白浓度、血清运铁蛋白饱和度、血清铁蛋白。④血浆锌、发锌、血清视黄醇、血清胡萝卜素。

我国常用的人体营养水平诊断参考指标及数值如表10 - 4。因这些数值常受民族、体质、环境因素等多因素影响，因而是相对的。

表 10 - 4　人体营养水平生化检验参考指标及临界值

营养素	临界值
蛋白质	1. 血清总蛋白 >60 g/L 2. 血清清蛋白 >36 g/L 3. 血清球蛋白 >13 g/L 4. 白/球（A/G）1.5～2.5：1
血脂	1. 总脂 4500～7000 mg/L 2. 三酰甘油 0.22～1.2 mmol/L（200～1100 mg/L） 　　HDL - C 0.78～2.2 mmol/L（300～850 mg/L） 　　LDL - C 1.56～5.72 mmol/L（600～2200 mg/L） 3. α - 脂蛋白 30%～40% 4. β - 脂蛋白 60%～70% 5. 胆固醇总量（成人）2.9～6.0 mmol/L（1000～2300 mg/L），（其中胆固醇酯 70%～75%） 6. 游离脂肪酸 0.2～0.6 mmol/L
钙、磷、维生素 D	1. 血清钙 90～110 mg/L（其中游离钙 45～55 mg/L） 2. 血清无机磷：儿童 40～60 mg/L，成人 30～50 mg/L 3. 血清 $Ca \times P$ >30～40 4. 血清碱性磷酸酶活性：成人 1.5～4.0，儿童 5～15 菩氏单位 5. 血浆 25 - OH - D_3：10～30 μg/L；1, 25 (OH)$_2$ - D_3 30～60 ng/L
铁	1. 全血血红蛋白浓度（g/L）：成人男 >130，成人女 >120，儿童 >120，6 岁以下小儿及孕妇 >110 2. 血清运铁蛋白饱和度：成人 >16%；儿童 >7%～10% 3. 血清铁蛋白 >10～12 mg/L 4. 血液红细胞压积（HCT 或 PCV）：男 40%～50%，女 37%～48% 5. 红细胞游离卟啉 <70 mg/LRBC 6. 血清铁 500～1840 μg/L 7. 平均红细胞体积（MCV）80～90 μm^3 8. 平均红细胞血红蛋白量（MCH）26～32 μg 9. 平均红细胞血红蛋白浓度（MCHC）(34±2)%
锌	1. 发锌 125～250 μg/g（各地暂用：临界缺乏 <110 μg/g，绝对缺乏 <70 μg/g） 2. 血浆锌 800～1100 μg/L 3. 红细胞锌 12～14 mg/L 4. 血清碱性磷酸酶活性：成人 1.5～4.0，儿童 5～15 菩氏单位
维生素 A	1. 血清视黄醇：儿童 >300 μg/L，成人 >400 μg/L 2. 血清胡萝卜素 >800 μg/L
维生素 B_1	1. 负荷试验：空腹口服维生素 B_1 5 mg 后，4 小时尿中排出量（μg/h） 　　缺乏：<100；不足：100～199；正常：200～399；充裕：≥400。 2. 红细胞转羟乙醛酶活力 TPP 效应 <16%
维生素 B_2	1. 负荷试验：空腹口服维生素 B_2 5 mg 后，4 小时尿中排出量（μg/h） 　　缺乏：<400；不足：400～799；正常：800～1299；充裕：≥1300。 2. 红细胞内 GSHPx 活力系数 ≤1.2
维生素 C	负荷试验：空腹口服维生素 C 500 mg 后，4 小时尿总维生素 C 排出量（mg/h） 不足：<5；正常：5～13；充裕：>13。
烟酸	24 小时尿 >1.5 mg；4 小时 5 mg 负荷尿 >2.5 mg；任意 1 次尿 >1.6 mg/g 肌酐
叶酸	3～16 μg/L 血浆；130～628 μg/L 红细胞
免疫学指标	1. 总淋巴细胞计数：(2.5～3.0)×10^9/L 2. 淋巴细胞百分比：20%～40% 3. 迟发性皮肤过敏反应：直径 >5mm

第四节　营养调查的综合评价

　　膳食调查、体格检查、生化检查与营养缺乏病的发生、发展过程密切相关，应根据各部分营养调查结果进行全面的综合评价。

扫码"学一学"

1. 膳食调查中某些营养素供给不足实验室检查也缺乏,可是缺乏症状检查未能证实,评定为某种营养素供给不足。如立即改善膳食可以起到早期预防的作用。

2. 膳食调查中某种营养素供给量不足,实验室检查及缺乏症状检查均无所见。评定为某种营养素供给不足。这可能是最近发生的现象,及时纠正也可早期预防。

3. 膳食调查中某种营养素供给充裕,但实验室检查及缺乏症状检查均说明某种营养素缺乏。可能是营养缺乏已久,但在调查时暂时改善或是食物烹调方法不当或食物储藏使营养素损失。

4. 膳食调查某种营养素充裕,实验室检查说明缺乏,但机体无缺乏症状。不能评定为膳食中某种营养素供给不足,可能是烹调方法不合理的结果,也可能是最近机体需要量或消耗量增加所造成的。针对原因增加营养素的供应即可预防缺乏症的发生。

5. 膳食调查中某种营养素供给充裕,实验室检查不缺乏,但有缺乏症状。不能评定为某种营养素不足,很可能是某种营养缺乏的恢复期。

拓展阅读

营养监测

营养监测是公共营养工作的主要组成部分。它与传统概念中的营养调查不同之处在于:①以生活在社会中的人群,特别是需要重点保护的人群为对象,进行社会因素分析并探讨可能采取的社会性措施。②将营养状况信息向营养政策上反馈。分析营养状况与影响因素的关系后,直接研究制订或修订营养有关的政策和具体宏观措施,而不是仅将营养状况信息传给其他方面。③以一个国家或一个地区作为研究对象,全面分析掌握全局和常年的动态。在工作深度上,向微观方面深入的程度必须有一定的宏观分析为基础。在传统的营养调查工作中,用称量法进行的膳食调查和实验室中进行的营养水平生化测定虽然是主要的内容,但在营养监测中并非必须进行。营养监测工作首先必须全面掌握常年动态变化,有余力时再进行眼结膜变化、血清维生素 A 含量、血红蛋白等各项检查和测定,作为补充项目。④应比传统营养调查增加一个重要方面,即与营养有关的社会经济与农业畜牧业等方面的分析指标。⑤具体进行方法上不强调每一数据均必须亲自测定,而提倡尽量搜集利用现成资料,如新生儿体重等。

思考题

1. 简述营养调查的组成部分及营养调查结果评价。

2. 膳食调查方法有哪些?膳食营养素摄入量如何计算?

3. 简述营养体格检查项目。

4. 人体营养水平实验室检测有哪些?

(王 丹)

实训一　膳食调查及结果的计算与评价

膳食调查和评价是通过各种不同的方法对膳食摄入量进行评估，从而了解在一定时期内人群膳食摄入状况以及人们的膳食结构、饮食习惯，借此来评定营养需要得到满足的程度。

膳食调查是营养调查中的一个基本组成部分，它本身又是相对独立的内容。随着营养学研究的深入进展，膳食对人体健康的重要影响越来越受到人们的关注。膳食调查所得到的摄入量数据用途很广，它是国家政府机构制定政策、学术界从事科研工作的依据以及企业研发新产品的数据基础；营养教育部门针对居民的膳食问题进行正确的膳食指导也都需要膳食评价方面的数据。为了了解不同地区、不同生活条件下人群的膳食习惯，食物品种及每日从食物中所能摄取各种营养素的量，营养工作者经常选择适当的膳食调查方法对有关人群进行膳食评价。

一、实训目的

1. 能够学会膳食调查和营养素计算方法。
2. 能对调查结果作出初步评价，为进一步改进膳食营养提供资料。

二、实训内容

（一）计划

全面了解一个集体单位的营养状况，应同时进行膳食调查、体格营养状况检查及生化检验。本次实训只进行膳食调查。

1. 膳食调查所需资料

（1）调查期间共消耗食品的种类和数量。

（2）调查期间用膳者人数、年龄、性别及劳动强度等。

2. 膳食调查的方法　膳食调查共有五种方法，即食物平衡法、询问法、记账法、称重法、化学分析法。较常用的有询问法、记账法、称重法。本次实训只用记账法进行。

（二）实施

要求对自己学校食堂进行 5 天的记账法膳食调查，计算各种营养素的摄入量，并与每日膳食营养素的供给量进行比较，同时计算热能和蛋白质的来源分布，最后作出评价。

1. 计算每人每日各种营养素及能量摄入量并与推荐的供给量标准比较，计算有关的数据并填入实训表 1－1。各种营养素均按 RNI 进行评价。

操作步骤：

（1）计算每人每日平均消耗的食物的重量。

（2）计算出可食部分的重量。

（3）按"食物成分表"计算出各类食物所提供的营养素及热能的量。

（4）与营养素推荐摄入量进行比较，作出评价。

【示例】求 500 g 标准粉含多少蛋白质？多少脂肪？

〔解〕标准粉的可食部分是 100%，故仍是 500 g，由食物成分表查得 100 g 标准粉含蛋白质 9.9 g，故 500 g 标准粉含蛋白质如下：

$$100 : 9.9 = 500 : X$$
$$X = (9.9 \times 500) \div 100 = 49.5 \text{（g）}$$

500 g 标准粉含脂肪如下：

$$100 : 1.8 = 500 : X$$
$$X = (1.8 \times 500) \div 100$$
$$X = 9.0 \text{（g）}$$

用同样方法可以计算出 500 g 标准粉中碳水化合物、维生素、无机盐等各种营养素的含量。

实训表 1 - 1　营养素摄入量计算表

食物名称	重量（g）	蛋白质（g）	脂肪（g）	碳水化合物（g）	热能（kcal）	钙（mg）	铁（mg）	维生素A（mg）	维生素B₁（mg）	维生素B₂（mg）	烟酸（mg）	维生素C（mg）
合计												
占 RNI（%）												

2. 计算一日所摄入的三大产热营养素占一天总热能的百分比，填入实训表 1 - 2。

实训表 1 - 2　热能来源比

营养素	摄入量（g）	能量（kcal）	百分比（%）
蛋白质			
脂肪			
碳水化合物			
合计			

3. 计算蛋白质来源百分比，填入实训表 1 - 3。

实训表 1 - 3　蛋白质来源比

食物类别	重量（g）	百分比（%）
动物性食物		
豆类及其制品		
其他植物性食物		
合计		

注意事项：

（1）膳食调查至少连续 5～7 天，调查对象必须具有代表性。

（2）调查前要与被调查单位的领导、伙食管理部门取得联系；说明此次调查的目的，以取得领导层支持，同时亦须与炊事员及伙食管理员说明调查目的、方法、步骤，以取得他们的协助，使调查能够顺利进行并取得满意结果。

（3）准确记录每日每餐所食各种食品重量及用膳人数（包括性别、年龄）。

三、结果与评价

1. 热量摄入量为供给量标准的 90% 以上为正常，低于 80% 为不足。

2. 其他营养素摄入量占供给量标准的 80% 以上，可保证大多数人不致发生缺乏；长期低于这个水平可能使一部分在体内储存降低，有的甚至出现缺乏病症状；低于 60% 则可认为比较严重不足。

3. 三大营养素供热比例：①蛋白质占总热能的 10%～15%；②脂肪占总热能的 20%～30%；③碳水化合物占总热能的 50%～65% 为宜。

4. 三餐热能分配比例：成人最好是早 30%、中 40%、晚 30%。按劳动性质和劳动制度亦可有所增减。

5. 在蛋白质摄入量满足的情况下，动物性和大豆类蛋白质占蛋白质总摄入量的 30% 以上，可认为蛋白质的质量良好，如低于 10% 则认为质量不良。

6. 根据调查结果和存在问题提出改进意见。

（王　丹）

实训二　糖尿病患者的食谱编制

一、实训目的

1. 学会并掌握食谱编制的步骤与方法，能编制一日食谱。

2. 能对食谱进行评价，提出改进建议。

二、实训内容

（一）用食物交换份法制定食谱

1. 食谱编制原则

（1）营养治疗目标　通过平衡膳食，配合药物治疗和体育锻炼，将血糖控制在理想范围，使血脂、血压保持在理想范围；并保证患者体力充沛；有效防治各种糖尿病急、慢性并发症的发生；通过合理的营养改善整体的健康状况。

（2）膳食原则　①制定合理的、个体化的能量供给标准。以个人饮食习惯为基础，结合病情、年龄、身高、实际体重、活动强度等情况确定总能量，以达到目标体重。②调整三大营养素供能比例，限制脂肪、给予适量碳水化合物、优质蛋白质。在合理控制总能量的前提下，碳水化合物供热比占50%~60%为宜，以复合多糖类食物为主，应尽量选择 GI 较低的食物和适量的粗粮、杂粮，适当增加膳食纤维摄入量；脂肪供热比≤30%，按低脂低胆固醇膳食标准配制；蛋白质供热比15%~20%，以优质蛋白为主。③平衡膳食，选择多样化富含多种营养素的食物，保证丰富的维生素、矿物质供给；多饮水，限制饮酒；坚持定时定量定餐。

2. 食谱编制步骤

（1）判断体型。

（2）计算每日所需的总能量。

（3）查表确定全天各类食物的交份分数。

（4）将各类食物的交换份数安排到各餐次。

（5）根据患者饮食习惯和嗜好，选择并交换食物，制定一日食谱。

（6）对食品进行评价与调整。

【示例 2－1】

患者刘女士，女性，56 岁，身高 156 cm，体重 65 kg，退休，2 型糖尿病患者。空腹血糖 7.8 mmol/L，餐后 2 小时血糖 8.6 mmol/L，肝肾功能未见异常。以食品交换份法为该患者编制一日食谱。

1. 判断体型

（1）标准体重法

$$标准体重（kg）=身高（cm）-105$$

$$标准体重指数=（实际体重-标准体重）/标准体重×100\%$$

评价标准：±10% 为正常，≥10% 为超重，≥20% 为肥胖。

（2）体质指数（BMI）法

$$BMI=体重(kg)/身高^2(m)$$

评价标准：18.5~23.9 为正常，24~27.9 为超重，≥28 为肥胖。

本例患者：标准体重 = 156 - 105 = 51 kg；标准体重指数 = （65 - 51）/51 × 100% = 27.5%；BMI = 体重（kg）/身高^2（m）= 26.7

结论：本例患者属超重。

2. 计算每日所需总能量　根据体型和体力活动程度，参考实训表 2－1，确定每千克标准体重所需能量，然后计算出每日所需总能量。

$$每日所需总能量=标准体重（kg）×能量供给标准（kcal/kg）$$

实训表 2－1　成年糖尿病患者每日能量供给量　　　　　单位：kcal/kg

体型	卧床	轻体力劳动	中体力劳动	重体力劳动
消瘦	20~25	35	40	45~50
正常	15~20	30	35	40
肥胖	15	20~15	30	35

本例患者，退休，从事日常家务，属轻体力活动；体型为超重。根据实训表 2 - 1，每 kg 标准体重所需能量为 20 ~ 25 kcal。

每日所需总能量 = 51 × （20 ~ 25）kcal = 1020 ~ 1275 kcal；

根据患者年龄，给予 1200 kcal。

3. 查表（实训表 2 - 2）确定全天各类食物的交换份数

实训表 2 - 2 不同能量饮食中各类食物的交换份数

能量	交换总份数	谷薯类	蔬菜类	水果类	肉蛋类	乳类	油脂类
1000	12	6	1	—	2	2	1
1200	14.5	7	1	—	3	2	1.5
1400	16.5	9	1	—	3	2	1.5
1600	18.5	9	1	1	4	2	1.5
1800	21	11	1	1	4	2	2
2000	23.5	13	1	1	4.5	2	2
2200	25.5	15	1	1	4.5	2	2
2400	28	17	1	1	5	2	2

本例患者：每日所需总能量为 1200 kcal，全天食物交换总份数为 14.5，其中谷类 7 份、蔬菜类 1 份、肉蛋类 3 份、乳类 2 份、油脂类 1.5 份。

4. 将各类食物的交换份数安排到各餐次 一般将食物按 1/5、2/5、2/5 能量比或 1/3、1/3、1/3 能量比分配到早、中、晚三餐。本例患者各餐交换份数，见实训表 2 - 3。

实训表 2 - 3 各餐食物交换份数

食物类别	各餐交换总份数	早餐份数	中餐份数	晚餐份数
谷薯类	7	2	3	2
蔬菜类	1	0	0.5	0.5
水果类	—	—	—	—
肉蛋类	3	0	2	1
乳类	2	2	0	0
油脂类	1.5	0	1	0.5
合计	14.5	4	6.5	4

5. 根据患者饮食习惯和嗜好，选择并交换食物，制定一日食谱 根据食物的来源和性质将食物分成几大类，制定出各类食物等值交换表（实训表 2 - 4）。

每一食物交换份的能量相近（多为 377 kJ，即 90 kcal）。同类食物所含蛋白质、脂肪、碳水化合物相近，可以互换。

实训表 2－4　常见食物等值交换表（每份能量 90 kcal）

食物类别	食物名称	交换量（g）	食物名称	交换量（g）	营养素含量
谷薯类（富含碳水化合物、膳食纤维）	大米、小米、糯米、高粱米、面粉、玉米面、各种挂面	25	烧饼、烙饼、馒头、窝头、面包、生面条	35	蛋白质 2 g、碳水化合物 20 g
	土豆	100	鲜玉米	200	
蔬菜类（富含矿物质、维生素、膳食纤维）	大白菜、油菜、圆白菜、韭菜、菠菜、茼蒿、莴笋、西红柿等	500	白萝卜、茭白、冬笋	400	蛋白质 5 g、碳水化合物 17 g
			丝瓜、南瓜、青椒	350	
			洋葱、蒜苗	250	
水果类（富含矿物质、维生素、膳食纤维）	李子、葡萄、香蕉、苹果、桃、橙子、橘子等	200	西瓜	500	蛋白质 1 g、碳水化合物 21 g
			草莓	300	
肉蛋类（富含蛋白质、脂肪）	鱼虾类、	80	鸡蛋、鸭蛋、皮蛋、	60	蛋白质 9 g、脂肪 6 g
	瘦猪肉、牛肉、羊肉、鸡肉、鸭肉、鹅肉	50	肥瘦猪肉	25	
			火腿、香肠	20	
乳类（富含蛋白质、脂肪）	牛奶、羊奶	160	酸奶	130	蛋白质 5 g、脂肪 5 g、碳水化合物 6 g
	奶粉	20	乳酪	25	
大豆类（富含蛋白质）	南豆腐	150	北豆腐	100	蛋白质 9 g、脂肪 4 g、碳水化合物 4 g
	豆腐干、丝	50	腐竹	20	
油脂类（富含脂肪）	菜籽油、豆油、花生油、棉子油、芝麻油	10	牛油、羊油、猪油（未炼）	10	脂肪 10 g

根据上表，为本例患者粗配食谱如下：

早餐：两面馒头（小麦面 30 g、玉米面 20 g）；无糖酸奶 250 mL。

中餐：米饭（大米 50 g、高粱米 25 g）；素炒小白菜（小白菜 250 g、油 10 g）；清蒸鱼（鱼 150 g）。

晚餐：云吞（面 50 g、瘦肉 25 g、白菜 100 g，油 5 g）；油菜拌豆腐干（油菜 150 g、豆腐干 25 g）。

6. 对食物进行评价与调整。

（二）用营养成分计算法评价食谱

根据食谱的制订原则，食谱的评价应该包括以下几个方面。

1. 食谱中所含五大类食物是否齐全，是否做到了食物种类多样化。

2. 各类食物的量是否充足。

3. 全天能量和营养素摄入是否适宜。

4. 三餐能量摄入分配是否合理，早餐是否可以保证能量和蛋白质的供应。

5. 优质蛋白质占总蛋白质的比例是否恰当。

6. 三种产能营养素（蛋白质、脂肪、碳水化合物）的供能比例是否适宜。

【示例2-2】

1. 计算一日营养素摄入量。参照食物成分表，分别计算该食谱早、中、晚三餐主要营养素摄入量（实训表2-5）。

实训表2-5　一日营养素摄入量

餐次	食物名称	重量（g）	蛋白质（g）	脂肪（g）	碳水化合物（g）	能量（kcal）
早餐						
中餐						
晚餐						
合计						

2. 计算能量来源分配比例及三餐能量分配比例（实训表2-6、实训表2-7）。

实训表2-6　能量来源分配计算表

营养素	摄入量（g）	能量（kcal）	供能百分比（%）
蛋白质			
脂肪			
碳水化合物			
合计			

实训表2-7　三餐能量分配计算表

餐别	能量（kcal）	百分比（%）
早餐		
午餐		
晚餐		
合计		

3. 根据评价结果调整食谱。

4. 根据患者饮食习惯和嗜好，选择并交换食物。

三、实训任务

患者李某，男，52 岁，身高 166 cm，体重 75 kg，汽车驾驶员。近一个多月常觉疲倦、烦渴多饮。临床检查：血压 136/80 mmHg，无糖尿病并发症表现。实验室检查：空腹血糖 7.4 mmol/L，餐后血糖 11.5 mmol/L，血脂正常。请以食物交换份法为其制定一日食谱。

（张 谦）

实训三 普通成人的食谱编制

一、实训目的

能够掌握食谱编制原则、要求及方法，以达到平衡膳食、合理营养、促进健康的目的。

二、实训内容

（一）食谱编制的原则

1. 满足每日膳食营养素及热能的供给量 要根据用膳者的年龄、生理特点、劳动强度，选用计算各种食物用量，使一周内平均每日热能及营养素摄入量能达到膳食供给量标准，以满足人体的需要。

2. 各营养素之间比例适当 除了全面达到热能和各种营养素的需要量外，还要考虑产热营养素的供热比例，各营养素之间的合适比例，充分利用不同食物中营养素之间的互补作用，使其发挥最佳协同作用。

3. 食物多样 "中国居民平衡膳食宝塔"将食物分成谷类、蔬菜水果类、禽兽肉、鱼虾、蛋类、奶、豆类以及油脂类，共五层。每天应从每一层食物中选用 1~3 种适量食物，组成平衡膳食；对同一类食物可更换品种和烹调方法，如以粮换粮、以豆抵豆、以蔬菜换蔬菜，尽量做到主食有米有面有杂粮，副食有荤有素有汤，注意菜肴的色、香、味、形。

4. 食品安全无害 食物要新鲜卫生，符合国家卫生标准；注意防止食物再污染。

5. 科学加工烹调 应选择合理加工烹调方法，尽量减少营养素的损失。

6. 及时更换调整食谱 每 1~2 周可更换一次食谱。食谱执行一段时间后应对其效果进行评价，不断调整食谱。

此外，在编制食谱时，还要考虑到用膳者的饮食习惯、经济能力及当地食物品种、生产情况。

（二）食谱编制的方法和步骤

1. 确定每日供能量 根据用膳者年龄、性别、体重及劳动强度，对照膳食营养素推荐摄入量标准确定能量。

2. 按照食物热能来源分配的原则计算主食量 三大产热营养素合理的热能分配比例为蛋白质占 10%~15%，脂肪占 20%~30%，碳水化合物占 50%~65%。

3. 计算每日副食数量 副食种类很多，主要是肉类、鱼类、蛋类、豆制品和奶类。按消费水平及地区供应情况初步决定每人每日可以供应的副食数量，并计算其中营养素含量，然后加以调整。动物性食物和豆类所提供的优质蛋白质应达到一日蛋白总量的1/3以上为理想，其余由粮食供给。根据平衡膳食的要求，设计食谱时，必须调配足够的蔬菜和水果，以保证各种维生素和无机盐的摄取，通常每人每日进食蔬菜量应为500 g，其中最好有一半是绿叶菜类。由于各种蔬菜各有其不同的营养特点，故以少量多品种的方式进行配制。

4. 将食物合理地分配到全天各餐次中 按合理膳食要求，一般情况下，早餐应占全天热能的30%，午餐占40%，晚餐占30%。

【示例】以18岁女大学生为例，为其编制一日食谱。

1. 确定总热能 根据"膳食营养素推荐摄入量标准"找出18岁女大学生热能供给量为2100 kcal，蛋白质为65 g。

2. 计算碳水化合物、脂肪供给量 蛋白质为65 g，供热比为65×4/2100＝12%；脂肪供热比为25%；碳水化合物供热比为63%。

脂肪：2100×25%÷9＝58 g

碳水化合物：2100×63%÷4＝330 g

3. 计算主食量 330×4×100/350＝377 g〔一般100 g主食可提供350 kcal（1460 kJ）热能〕

4. 参照食物交换份表计算副食的用量 谷类每交换份数（25 g）提供20 g碳水化合物、2 g蛋白质、0.5 g脂肪，377 g主食可提供30 g蛋白质、8 g脂肪，则剩余的35 g蛋白质、46 g脂肪可通过副食提供。参照实训表3-1食物交换份表计算出所需副食的用量。

实训表3-1 各类食物的等值交换表

谷薯类：每交换份提供蛋白质2 g，碳水化合物20 g，脂肪0.5 g，能量377 kJ（90 kcal）

食品	重量（克/份）	食品	重量（克/份）
大米、小米、糯米、薏米、高粱面、面粉、米粉、玉米面、混合面、燕麦面、莜麦面、荞麦面、苦荞面、各种挂面、龙须面、通心粉、绿豆、豇豆、芸豆、干豌豆、干粉条、干莲子	25	油条、油饼、苏打饼干	25
		烧饼、烙饼、馒头、咸面包、窝头、生面条、魔芋生面条	35
		马铃薯	100
		湿粉皮	150
		鲜玉米	200

蔬菜类：每交换份提供蛋白质2 g，碳水化合物17 g，能量377 kJ（90 kcal）

食品	重量（克/份）	食品	重量（克/份）
大白菜、圆白菜、菠菜、油菜、韭菜、茴香、圆蒿、芹菜、莴笋、油菜苔、西葫芦、西红柿、冬瓜、苦瓜、黄瓜、茄子、丝瓜、苋菜、绿豆芽、鲜蘑、水浸海带	500	白萝卜、青椒、茭白、冬笋	400
		倭瓜、南瓜、菜花	350
		鲜豇豆、扁豆、洋葱、蒜苗	250
		胡萝卜	200
		山药、荸荠、藕	150
		百合、芋头	100
		毛豆、鲜豌豆	70

肉蛋类：每交换份提供蛋白质9 g，脂肪6 g，能量377 kJ（90 kcal）

食品	重量（克/份）	食品	重量（克/份）
瘦猪肉、牛肉、羊肉、鱼、虾、家禽（食部）	15	北豆腐	100
		豆腐干	50
肥瘦猪肉、牛肉、羊肉（食部）	25	油豆腐	50
瘦香肠	20	南豆腐	130
鸡蛋、鸭蛋、松花蛋、鹌鹑蛋	60（含壳重）	豆浆	300

奶类：每交换份提供蛋白质 5 g，脂肪 5 g，碳水化合物 6 g，能量 377 kJ（90 kcal）

食品	重量（克/份）	食品	重量（克/份）
奶粉	20	牛奶、羊奶	160
脱脂奶粉、奶酪	25	无糖酸奶	130

水果类：每交换份提供蛋白质 1 g，碳水化合物 21 g，能量 377 kJ（90 kcal）

食品	重量（克/份）	食品	重量（克/份）
柿、香蕉、鲜荔枝、橘子、橙子、柚子、猕猴桃、李子、杏、葡萄、梨、桃、苹果	150～200（带皮）	草莓	300
		西瓜	500

油脂类：每交换份提供脂肪 10 g，能量 377 kJ（90 kcal）

食品	重量（克/份）	食品	重量（克/份）
花生油、香油、玉米油、菜籽油、豆油、红花油	10（1 汤匙）	核桃、花生米、杏仁、葵花籽	25（含壳重）
猪油、牛油、羊油、黄油	10（1 汤匙）	西瓜籽	40（含壳重）

5. 将食物合理地分配到一日三餐 早、中、餐所提供热能比例为 3：4：3。

6. 评价 各种食物的用量基本确定后，即可算出全部食物所能供给的营养素。然后与"膳食营养素推荐摄入量标准"相比较，每日营养素摄入量要求至少达到推荐摄入量标准的80%～90%，否则需要增减或更换食物的种类和数量，直至符合能量和营养素摄入要求。

三、实训任务

用食物成分计算法对实训表 3 - 2 的食谱进行计算，并根据计算结果对食谱进行调整。

实训表 3 - 2　女大学生粗配食谱

餐别	菜单	材料及用量	
早餐	牛奶	鲜牛奶	250 mL
	馒头	精白面	100 g
	煮鸡蛋	鸡蛋	50 g
中餐	米饭	大米	100 g
	红烧牛肉	牛肉	50 g
	麻婆豆腐	豆腐	100 g
	素炒菠菜	菠菜	150 g
	青菜猪肝汤	猪肝	50 g
		青菜	100 g
	水果	香蕉	75 g

续表

餐别	菜单	材料及用量	
晚餐	三鲜烩面	干面条	100 g
		肉片	25 g
		小黄瓜	100 g
		番茄	100 g
	清炒土豆丝	土豆	75 g
	水果	苹果	100 g

（张　谦）

实训四　人体营养状况的测量与评价

一、实训目的

能够掌握生长发育调查常用指标的测定方法及其注意事项；学会常用器械的使用和校准方法。

二、实训内容

（一）人体测量

测量时应注意以下几点：①所用测量仪器应严格校准，器械误差在允许范围内。②被测者在裸露条件下，保持正确的测量姿势，按规定的测量点测量；记录数据精确到小数点后一位。③统一测定时间和记录方法。

（二）人体形态测量

1. 身高　身高是指立位时颅顶点至地面的垂直高度，它是生长发育最有代表性的指标。

（1）测量仪器　①身高坐高计。一个立柱垂直固定于方木底台上，沿立往左侧有 cm 和 mm 刻度；立柱上装有可移动的滑测板；板与底台平行，与立校垂直；40 cm 高处装有可翻开测坐高用的活动坐板。②人体侧高计。内带 mm 刻度的主尺、底座、顶端固定尺座、套在主尺上的活动尺座及直尺组成。③卧式身长计。用于测量 3 岁前婴幼儿身长。应注意的是，卧位身长通常比同一个体所测得的立位身高多 2~3 mm；使用前应用水平仪检查身局计是否放置平稳；用直角尺检查滑测板与立枝（或活动尺）是否垂直；用标标准钢卷尺校正刻度尺，误差不得超过 ±0.2%。

（2）测量方法　受试者脱去鞋帽，仅穿内衣裤，立正姿势站在底板上，两手自然下垂，足跟靠拢，足尖分开约 45°。足跟、臀部、肩部三点紧靠立柱，躯干自然挺直，头部保持眼耳水平位，两眼平视前方。测试者立于右侧，轻轻移动滑测板向下，直到与头顶点接触，读数记录结果。测量误差不得超过 0.5 cm。

2. 坐高　坐高是指坐位时头顶点至椅面的垂立距离，可说明下肢与躯干的比例关系。

（1）测量器材　身高坐高计。

（2）测量方法　受试者脱帽，坐板上，躯干部、两肩紧靠立柱，躯干自然挺直，头部与测身高时姿势相同，两腿并拢，大、小腿成直角；测量者移动滑测板轻压头顶点后读数，测量误差不得超过 ±0.5 cm。

3. 体重　体重是指人体总的质量，综合反映筋骨、肌肉、皮下脂肪及内脏质量，在一定程度上反映营养状况。

（1）测量器械　杠杆式体重秤（不能用弹簧秤）。水平放置，使用前调节零点；用标准砝码校正体重计的准确度（50 kg）和灵敏度（体重0.1 kg）。

（2）测量方法　受试者排空大小便，穿短内裤（女孩可戴胸罩或穿小背心），赤足轻轻踏上秤台，直立于正中或坐于座板上，手不乱动或接触其他物体。调整至杠杆平衡，记下读数至最小刻度，测量误差不得超过0.1 kg。

4. 胸围　胸围是表示胸腔容积、胸背肌发育和呼吸器官发育程度的指标。

（1）测量器材　带毫米（mm）刻度的胸围尺，使用前先用钢尺校正，误差不得超过0.2%。

（2）测量方法　受试者裸上体安静站立，两臂下垂，均匀平静呼吸。测量者面对被测者，将带尺上缘经背侧两肩角下缘绕至胸前两乳头的中心点上缘测量。对乳房已开始发育成熟的少女，以胸前锁骨中线第4肋骨为测量点。在被试者呼气末而吸气尚未开始前读数记录，为平静状态下胸围。再让受试者作最大深吸气终末测其最大吸气胸围，稍停再让其作最大深呼气，终末测其最大呼气胸围。两者之差为呼吸差。胸围测试误差不得超过1 cm。

5. 皮褶厚度　皮褶厚度是人体脂肪测定定量的客观指标之一，常用其来推算全身体脂含量、判断营养状况、评价体成分。

（1）测量器材　皮褶厚度计。使用前调整零点，校正压力，将仪器臂钳的两个接触点间的压力调至 1 g/mm² 范围内。

（2）测量方法　测量者右手持皮褶厚度计，张开两臂，用左手拇、食指将测试皮肤和皮下组织捏紧提起，将皮褶计在距离手指捏起部位附近处钳入约 1 cm，放开活动把柄，读指针数值并记录。测试误差不得超过 ±5%。常用的测试部位如下：①肱三头肌部。位于肩峰点与桡骨点连线中点、肱三头肌的肌腹上；②肩胛下角部。位于肩胛下角下端约 1 cm 处，皮褶方向与脊柱成45°角；③腹部。锁骨中线与肚脐水平线交叉处水平位；④大腿部。腹股沟小点与髌骨顶连线中点和下放长轴平行的皮摆。

6. 围度

（1）上臂围。

（2）小腿围　受试者直立位，使身体重量平均落于两腿间测量。

（三）功能发育的测量

1. 肺活量　肺活量是指一次尽力保吸气后能呼出的最大气量，可反映肺的容量及呼吸肌的力量。

（1）测量器材　常用回转式肺活量计。用前检查有无漏气、漏水，然后盛满与室温相近的清洁水至标志线。使用前进行校正，误差应在 ±50 mL 内。

（2）测量方法　受试者直立位，先做一两次扩胸动作，然后尽力深吸气，吸满后憋住气，再向肺活量计的口嘴内以中等速度尽力深呼气，直到不能再呼气为读数。每人测 3 次，选其中最大值记录，即为肺活量。

（3）注意事项　为使测量结果准确可靠，测量时应做到以下几点：①测试前向受试者扼要说明测试方法及要领，对第一个受试者可先做示范；②注意受试者吸气、呼气是否充分，呼气时是否有漏气或第三次吸气，允许弯腰呼气，但呼气开始后不得再吸气；③测试前检查回转筒。

2. 握力　握力用于反映上肢肌肉的力量。

（1）测量器材　有指针式蹬型握力计和椭圆形钢图握力计两种。前者更常用，它可通过调节内外蹬距，适应受检者手的大小。

（2）测量方法　测前先调整握力计的握距，将握力计指针拨至零点。测量时令受试者取直立位，手持握力计，双脚分开半步，手臂自然下垂，握力计距离身侧 10 cm 左右，勿与身体和衣物相触，也不可使手臂靠腰部或其他物件。全力握紧把柄至不能再用力为止，记录读数，单位为千克（kg）或牛顿（N）。左右手都测，各重复 3 次，记录其中最大值。

3. 血压

（1）测量器材　最常用水银柱血压计。自动血压计虽使用方便，但精确度较低易出现系统误差，除非 3 岁以下小儿用听诊法测定困难时才考虑应用。

（2）测量方法　参见各血压计使用说明书。

4. 脉率　脉搏是在体外触得的动脉搏动，脉率是单位时间内测得的脉搏次数（次/分）。脉率是反映心血管功能的重要指标，可因年龄、性别、健康状况和锻炼水平的不同，在个体间有很大差异。

检测时先令受试者休息 15 分钟，然后将右前臂平放于桌面，掌心向上。检测人用食、中、无名指的指端置于受试者腕部的挠动脉上，施以适当压力即可感到动脉的搏动。连续测量 3 个 10 秒的脉搏数，直到其中两次相同而与另一次仅 1 次之差时，可认为是安静状态。测量 60 秒的脉搏数，记录为脉率。测脉搏所用秒表的误差不得超过 0.2 秒/分。脉率易受体力活动和情绪影响而波动，故测量前 2 小时内不得从事剧烈活动，测量前 10 分钟内应静坐休息。

三、结果与评价

1. 设计生长发育检查结果表，并填写检测记录。
2. 进行结果评价。

（王　丹）

参考文献

［1］中国营养学会. 中国居民膳食营养素参考摄入量（2013 版）. 北京：科学出版社，2014.

［2］王鹏. 烹饪营养与配餐. 长春：东北师范大学出版社，2014.

［3］杨玉红，孙秀青. 食品营养与健康. 武汉：武汉理工大学出版社，2015.

［4］中国营养学会. 中国居民膳食指南（2016）. 北京：人民卫生出版社，2016.

［5］中国营养学会. 中国居民膳食指南（2016 科普版）. 北京：人民卫生出版社，2016.

［6］罗登宏，周桃英. 食品营养学. 北京：中国农业大学出版社，2009.

［7］季兰芳. 营养与膳食. 第3 版. 北京：人民卫生出版社，2014.

［8］刘明清，王万荣. 预防医学. 第5 版. 北京：人民卫生出版社，2014.

［9］黄万琪. 临床营养学. 北京：高等教育出版社，2007.

［10］中国就业培训技术指导中心. 公共营养师. 北京：中国劳动社会保障出版社，2012.

［11］乌建平，刘更新. 预防医学. 第2 版. 北京：科学出版社，2017.

［12］张爱珍. 临床营养学. 第3 版. 北京：人民卫生出版社，2014.

［13］孙长颢. 营养与食品卫生学. 第8 版. 北京：人民卫生出版社，2018.

［14］李新. 社区疾病与预防. 北京：人民卫生出版社，2016.

［15］李新. 预防医学. 北京：人民卫生出版社，2016.

［16］杨月欣. 中国食物成分表. 第2 版. 北京：北京大学医学出版社，2009.